CHANGJIAN
WEICHANG JIBING
ZHENLIAO YU TIAOYANG

常见胃肠疾病诊疗与调养

张景祖◎主编

知识产权出版社
全国百佳图书出版单位

图书在版编目（CIP）数据

常见胃肠疾病诊疗与调养/张景祖主编. —北京：知识产权出版社，2016.10
ISBN 978-7-5130-4478-3

Ⅰ.①常… Ⅱ.①张… Ⅲ.①胃肠病—防治 Ⅳ.①R57

中国版本图书馆 CIP 数据核字（2016）第 226837 号

内容提要

本书从诊断与治疗、康复与调养的角度，以通俗易懂的语言，深入浅出地介绍了胃肠的结构和功能，胃肠疾病的常见症状、诊断方法、治疗和自我调养方法，对患者常用的中西药物进行了具体介绍，并对胃肠病患者在饮食、护理、用药、运动和日常生活等方面所关心和经常遇到的热点问题予以详细解答。本书内容丰富，资料新颖，实用性强，是胃肠疾病患者及其家属必备的医学科普读物，也可供医学院校学生、低年资胃肠病科医生和护士以及非胃肠病专业的医护人员阅读参考。

责任编辑：张筱茶
装帧设计：何睿烨　　　　**责任出版**：刘译文

常见胃肠疾病诊疗与调养
张景祖　主编

出版发行：知识产权出版社有限责任公司　　**网　址**：http://www.ipph.cn
社　址：北京市海淀区西外太平庄 55 号　　**邮　编**：100081
责编电话：010-82000860 转 8180　　**责编邮箱**：baina319@163.com
发行电话：010-82000860 转 8101/8102　　**发行传真**：010-82000893/82005070/82000270
印　刷：三河市国英印务有限公司　　**经　销**：各大网上书店、新华书店及相关专业书店
开　本：720mm×1000mm　1/16　　**印　张**：16
版　次：2016 年 10 月第 1 版　　**印　次**：2016 年 10 月第 1 次印刷
字　数：270 千字　　**定　价**：49.00 元
ISBN 978-7-5130-4478-3

编委会

主　编　张景祖

副主编　史学瑞　付　涛

编　委（按姓氏笔画为序）

王亮卿　王永怀　王亚平　张军帅

佘晓静　单培鑫　秦连平　魏　方

序一 PREFACE I

吾家门四代业医，曾祖父张清连、曾外祖父乔太和均系清朝秀才，著名中医，三祖父张超然，在冀鲁豫医术享有盛誉，大伯父张华甫、伯父张庆瑞均系河南省名老中医，声名远播。由于家学深厚，薪火相传，现家族中已有从医人员达二十余人之多，其中，吾堂兄张景祖主任医师，乃佼佼者也，堪为楷模。

景祖吾兄，少承庭训，立志于岐黄之术，潜心钻研，数十年如一日，未曾懈怠，毕业于河南省中医学徒班，又在大伯父张华甫老中医左右侍诊多年，颇得薪传，后毅然放弃在大城市工作机会，回到家乡，回到基层，业医四十余年，精于医理，勤于实践，善于思考，勇于创新，积累了丰富的临床经验，擅长治疗疑难杂症，尤其是在胃肠病、心脑血管病、肝胆病、肾病、不孕不育诊疗等方面有独到之处。兄从长垣卫校一名普通教师和医生做起，曾先后担任县卫校副校长、县公疗门诊部主任、县妇幼保健院副院长，1996年辞去副院长职务，开设张氏门诊，逐年发展壮大。于2009年投资数千万资金建设了长垣县蒲西医院。景祖兄时刻不忘“医乃仁术，以德为先”的古训，经常对后学者讲：“我首先是个医生，给患者看好病，才是做医生的根本”，从不因为行政工作耽误坐诊、查房。因其出色的工作业绩和良好的患者口碑，2012年他当选为“新乡市首届十大名医”。吾兄并未因为这些名誉而稍有松懈，在长期的临床工作中，他深刻体会到由于患者基本医学常识的缺乏，影响了临床疗效，因此，近年来致力于常见病的医学科普宣教活动，成绩斐然。鉴于目前胃肠病的发病率逐年上升，而老百姓普遍缺乏胃肠病防治的知识，吾兄乃着力编著此书，以惠患者。

几易其稿，是书终成，吾兄欣然邀我作序。我自忖才疏学浅，对胃肠病学所知甚少，实在不敢参言，然深感本书是一部胃肠病科普宣教的力作，对广大患者裨益良多，故不揣谫陋，聊记数语以为序。

张　昱　主任医师　博士生导师

2016 年 7 月 21 日于中国中医科学院西苑医院

序 二 PREFACE Ⅱ

目前中西医对胃肠疾病的研究已经取得很大进展，尤其在诊断学、治疗学的发展，可以说在很大程度上减轻了疾病给人们造成的危害。但是在疾病的早期预防、治疗与调养康复的一系列过程中，尚有很多问题，尤其是需要患者及其家属共同协助配合治疗，才能达到最佳疗效。因此，提高全社会人群的健康防病意识，让更多的人了解、熟悉、掌握胃肠疾病的防治知识，是一件具有重要意义的工作。另外，患了疾病并不可怕，除了科学合理地用药外，生活中的自我调养保健也不容忽视。俗话说“三分治，七分养”就是这个道理。鉴于此，我们选择了几种胃肠常见病、多发病，组织长期工作在临床第一线并热心于大众科普宣教活动的医学专家编写《常见胃肠疾病诊疗与调养》一书，目的就是让患者了解、掌握常见病的基本知识，指导患者怎样通过自我调养和自我保健，预防和治疗常见病及并发症，如怎样安排饮食、怎样选择适宜的运动方式和体育锻炼、怎样掌握和应用简便易行的治疗方法、怎样进行心理康复、以什么样的心态对待疾病、用何种情绪去感染患者以利康复、怎样识别和处理可能发生的症状和急症等，从而使患者认识到自己在保健过程中的地位和作用，由过去单一地、被动地接受治疗转变为积极主动地预防和治疗，从而最大限度地减少疾病带来的生理和心理上的困扰，提高生活质量。

本书从调养康复的角度出发，从患者最关心的问题入手，从疾病的早期发现、基本知识、疾病的发生发展、疾病的预防和药物治疗、辅助检查报告等几方面帮助患者了解疾病的基本知识；另外，还重点介绍了疾病的自我调养方法，向患者介绍怎样制订合理可行的调养康复计划，包括如何观察病情、如何坚持服药、如何调理饮食、如何调节生活、如何调养情绪等。全书编写内容丰富，条理清晰，言简意赅，通俗易懂，有较强的实用性、可读性，是胃肠疾病患者及其家属必备的医学科普读物，也可供医学院校学生、低年资胃肠病科医生和护士以及非胃肠病专业的医护人员阅读参考。

由于我们水平有限，书中难免有疏漏之处，敬请读者批评指正。

张景祖

2016 年 8 月

目 录 CONTENTS

第一章　基本知识

第一节　胃肠的基本结构及功能

消化系统的主要生理功能是消化和吸收，它是保持人体进行正常新陈代谢的一个重要系统。消化系统由消化管和消化腺组成。消化管为肌性管道，全长8~10米，包括口腔、咽、食管、胃、小肠和大肠等；消化腺主要由唾液腺、胃腺、肠腺、肝脏和胰腺等组成，它们密切合作，共同完成消化和吸收全过程。本节着重介绍与本书相关疾病的消化器官和消化腺的大体解剖与生理功能。

一、胃的解剖与生理

1. 胃的形态和位置。胃是消化管中最膨大的部分，上连食管、下接十二指肠。它有两壁、两缘和两口，两壁即前壁和后壁，上缘为凹缘、较短，朝向右上方，称胃小弯，其最低点有较明显的转角，叫角切迹。下缘为凸缘、较长，朝向左下方，称为胃大弯，胃与食管连接处的入口为贲门。食管左缘与大弯起始处所成的锐角，称贲门切迹。胃的下端连接十二指肠处的出口称为幽门，在此处可触知由胃壁环形肌加厚形成的幽门括约肌，幽门与十二指肠交界处在表面可有环形浅沟，为二者分界的标志。胃可分为四部，靠近贲门的部分叫贲门部，但界域不明确。贲门水平面以上，向左上方膨出的部分称为胃底。角切迹右侧至幽门的部分称为幽门部，临床上称为胃窦。在幽门部大弯侧有一不太明显的浅沟，叫中间沟，此沟又将幽门部分为幽门窦和幽门管。胃底与幽门部之间的部分称为胃体。胃的大部分位于左季肋区，小部分位于腹上区，胃的贲门比较固定，位于第十一胸椎左侧，而幽门则可活动，约在第一腰椎的右侧，有时可降至第三腰椎水平。胃前壁相邻器官有肝、膈和腹前壁，胃后壁与胰腺、左肾上腺、脾、横结肠以及膈肌脚等相邻。

2. 胃壁的组织结构。胃壁的组织分为四层，即黏膜、黏膜下层、肌层和浆膜。胃黏膜在活体呈微红的橙色，空虚时形成若干皱襞，充盈时则皱襞减少并展平，皱襞在贲门和幽门附近呈放射状排列，在小弯处恒定地呈现4~5条纵行皱襞，食糜可沿皱襞间纵沟流向十二指肠。在幽门括约肌表面因黏膜覆盖形成环状皱襞，称为幽门瓣，有阻止胃内容物进入十二指肠的作用。黏膜下层为较致密的结缔组织，富含血管、淋巴管和神经丛。胃的平滑肌发达，由三层平滑肌构成，外层纵行，在胃大、小弯及幽门管处较发达，并与食管、十二指肠的纵行肌连续；中层肌纤维环行排列是最发达的一层，分布于胃的各部，在幽门处特别增强，形成明显的幽门括约肌，有延缓胃内容物排空和防止肠内容物逆流至胃的作用；胃的内层平滑肌斜行，由食道环行肌延续而来，自贲门和胃底斜行分布于胃前后壁，趋向胃大弯，最后分散，融合于环形肌。胃壁的最外层为浆膜层，主要由被覆于胃表面的脏层腹膜构成。

3. 胃的血管、神经和腺体。

（1）胃的血管。胃有二条沿大弯、小弯走行的血管弓。小弯侧的动脉弓由来自腹腔动脉的胃左动脉和来自肝固有动脉的胃右动脉汇合而成。大弯侧的动脉弓由来源于脾动脉的胃网膜左动脉和来源于胃十二指肠动脉的胃网膜右动脉汇合而成。此外尚有数条来自脾动脉的胃短动脉分布于胃底。胃静脉和胃动脉伴行。胃冠状静脉即胃左静脉注入于门静脉。胃网膜右静脉注入于肠系膜上静脉，胃网膜左静脉和胃短静脉注入于脾静脉，然后再汇入门静脉。在十二指肠与幽门交界处，还有幽门静脉，这是胃和十二指肠分界标志。贲门部的静脉与食管下端的食管静脉吻合而形成静脉网。门静脉与上腔静脉之间借此静脉网相连接。当门静脉回流障碍时，这些吻合支可曲张而引起出血。

（2）胃的神经。胃的神经来自交感神经及副交感神经系统。交感神经为来自腹腔交感神经丛的分支，伴随腹腔动脉走行。副交感神经为来自左、右迷走神经。分别沿食管的前、后侧经膈的食管裂孔下行。左迷走神经分为肝支和胃前支，肝支经小网膜走行，胃前支沿胃小弯走行并分支到胃前壁。右迷走神经分为腹腔支和胃后支，腹腔支沿胃左动脉至腹腔丛，胃后支沿小弯走行再分支到胃后壁。交感和副交感神经入胃壁内形成黏膜下神经丛和肌间神经丛，调节胃的分泌和蠕动。

（3）胃的腺体。胃的腺体以其部位的不同分为三种，即贲门腺、胃底腺和幽门腺。贲门腺位于贲门部固有膜内，含有黏膜分泌细胞；胃底腺遍布于胃体和胃底，在胃小弯以下，主要有产生和分泌胃蛋白酶原的主细胞，分泌盐酸和内因子的壁细胞，还有黏膜细胞、嗜银细胞和肥大细胞；幽门腺位于幽门部固有膜内，系黏液细胞，分泌碱性液，腺体中部的 G 细胞分泌胃泌素。胃泌素有刺激胃酸分泌和促使胃蛋白酶分泌的作用。此外，在腺体细胞间还有其他多种内分泌细胞。

（4）胃的生理功能。胃具有运动和分泌的功能，当食物进入胃囊后，即刺激迷走神经的抑制纤维，使胃体松弛，即所谓胃的容受性舒张，以接受食物，并将食团磨碎，搅拌使之与胃液充分混合，而形成半流体食糜。当胃底、胃体因受纳而张力增加时，会收缩使液体排空。而固体的排空，是受胃窦控制的，胃窦收缩时，幽门管也收缩，但不完全关闭，可使小于 2 毫米的食糜通过进入十二指肠。大于 2 毫米的食糜，则仍回到胃窦，磨碎后再排空，不能被磨碎的较大固体则在消化间期后幽门管放松时被排空。胃窦运动是受迷走神经控制的。胃液是一种无色而呈酸性反应的液体，pH 为 0.9~1.5，正常人每日分泌的胃液量约为 1.5~2.5 升，胃液的主要成分包括无机物如盐酸、钠和钾盐等以及有机物如黏蛋白、消化酶等。胃液中的盐酸激活胃蛋白酶原，使之转变为胃蛋白酶以消化蛋白质，胃酸有抑菌和杀菌作用，并能作用于十二指肠黏膜，促进促胰液素的分泌，有助于铁、钙的吸收。若盐酸分泌过多，则对胃和十二指肠黏膜有侵蚀作用。胃液中含有少量脂肪酶，但其作用极弱。胃液中的黏蛋白能吸附异物微粒，具有保护胃黏膜的作用。胃分泌的多种物质中，直接参与消化的主要是壁细胞分泌的盐酸和主细胞分泌的胃蛋白酶原。在胃的黏膜和肌层中，存在大量的前列腺素，迷走神经和胃泌素都可引起前列腺素释放的增加，前列腺素对进食、组织胺和胃泌素等引起的胃液分泌有明显的抑制作用。因此，它具有防止或减轻有害物质对黏膜损伤功能。某些胃肠肽如生长抑素等都对胃黏膜有一定的保护作用。此外，胃上皮细胞还分泌 HCO3-，近年来研究认为，黏液与胃黏膜分泌的 HCO3-一起，构成了“黏膜-碳酸氢盐屏障”，对保护胃黏膜具有更为重要的意义，它有效阻止了胃酸和胃蛋白酶对黏膜的侵蚀。胃腺的壁细胞还分泌一种黏液蛋白，称之为内因子，它是胃液中一种非常重要的成分，它与进入胃内的维生素 B_{12}结合，形成一个不透析的复合物，可保护维生素 B_{12}不被小肠内水解酶破坏，并在小肠内被吸收。当内因子功能完全丧失时，食物中的维生素 B_{12}便不能吸收，影响红细胞生成，出现巨幼红细胞性贫血。胃液的分泌受神经（迷走神经刺激分泌、内脏神经抑制分泌）和体液双重调节，两者相互影响。胃壁还可吸收酒精和少量水分，但对食物中营养成分的吸收较少。

二、小肠的解剖与生理

1. 小肠的形态和位置。小肠是消化管中最长的一段肌肉管道，它的上端始于幽门，下端与盲肠相接，全长约 5~7 米，为迂曲的长管状，盘绕在腹腔的中、下部，分为十二指肠、空肠和回肠三部分。十二指肠为小肠的第一段，长度约 25~30 厘米，近侧端接幽门，远侧端借十二指肠空肠曲续于空肠。全部十二指肠围绕胰头弯曲成 C 字形。十二指肠可分为四部：第一部为上部，长约 5 厘米，从幽门向右向后并稍向上到十二指肠上曲，此部几乎都被腹膜所覆盖，活动性较大，其毗邻上为网膜孔，下为胰头，前为肝右叶和胆囊，后为总胆管、胃十二指肠动脉和静脉；第二部为降部，长约 8 厘米，起于十二指肠上曲，在脊柱右侧下行，到第三腰椎处向左弯成十二指肠下曲续接水平部。降部只有前外侧为腹膜所盖，固定于腹膜后。其前为横结肠及其系膜，后有右肾和下腔静脉，外侧邻升结肠，内侧有胰头，胰十二指肠动脉弓和总胆管。总胆管和胰管汇合，穿过十二指肠降部左后壁，开口于十二指肠乳头，有时在乳头上方另有副胰管的开口；第三部称水平部，长约 10 厘米，由降部向左横过脊柱，亦位于腹膜后，其上方有胰头，后方有下腔静脉和腹主动脉，前方有肠系膜上动脉、静脉，下方有空肠袢；第四部为升部，长约 3 厘米，为水平部的延续，沿脊柱左侧向上至第二腰椎左侧，再向前下方扭转形成十二指肠空肠曲，在此曲的左上缘，横结肠系膜根的下方，有一条十二指肠悬韧带（Treitz 韧带），它将十二指肠空肠固定在腹后壁。Treitz 韧带可作为分界十二指肠和空肠的重要标志。十二指肠的血液供给主要来自胰十二指肠上、下动脉。十二指肠神经来自交感神经和迷走神经的腹腔丛和肠系膜上丛。

空肠与回肠。空肠和回肠为腹膜内位器官，表面全盖有腹膜，并通过小肠系膜附着于腹后壁，活动性大。空、回肠又称系膜小肠，盘踞在结肠下区，遇曲回环形成许多小肠袢，空肠袢大致在上部偏左，回肠袢在下部偏右，部分小肠袢位于骨盆腔中。回肠末端形成回盲瓣突入盲肠，内有括约肌以防止盲肠内液体反流。空肠和回肠的血液供应来自肠系膜上动脉，其静脉一般与同名动脉伴行，经肠系膜上静脉回流到门静脉。空肠和回肠接受交感神经和副交感神经支配。

2. 小肠的组织结构。小肠壁的组织结构由内向外分为四层，即黏膜、黏膜下层、肌层和外膜。它的黏膜形成许多环形皱襞和大量小肠绒毛，使黏膜的表面积扩大多倍，从而利于小肠消化吸收功能的完成。黏膜下层是由较致密的结缔组织构成，有黏膜下动脉丛、静脉丛、淋巴管丛和神经丛。肌层由平滑肌组成，分为两层，内层环行、外层纵行，两层之间有肌间神经丛。外膜，十二指肠的外膜为浆膜或纤维膜，空肠和回肠的外膜均为浆膜。

3. 小肠的生理功能。小肠是食物消化与吸收的重要器官，它的主要生理功能有以下几个方面。

（1）运动功能。小肠在副交感神经及体液中的5-羟色胺、P 物质、胃泌素、胆囊收缩素等兴奋性刺激以及交感神经及体液中的肠促胰素、胰高血糖素和肾上腺素的抑制性作用下进行有节律的运动。小肠以紧张性收缩、分节运动、蠕动三种形式进行运动，一是促使食糜与消化液充分混合，便于化学性消化；二是使食糜与管壁紧密接触，创造良好的吸收条件；三是挤压肠壁有利于血液和淋巴的回流；四是推送食糜向下一阶段运动。

（2）吸收功能。食物在小肠内被分解消化为可吸收的小分子物质，并在小肠内停留较长时间，一般为3～8 小时，加之小肠巨大的吸收面积，使小肠成为吸收营养物质的最佳场所。通过被动转运和主动转运两种过程，绝大部分营养物质在小肠内被吸收。蛋白质、糖、脂肪的消化产物大部分以及水和电解质等在十二指肠和空肠吸收，回肠则有其独特的机能即主动吸收胆盐和维生素 B_{12}。

（3）分泌功能。小肠液的分泌是经常性的，当食物及其消化产物对肠黏膜的局部机械刺激和化学刺激，可通过肠壁内神经丛的局部反射，引起小肠液的分泌；体液因素中的胃泌素、胆囊收缩素和血管活性肠肽等胃肠激素，也能刺激小肠液分泌。刺激迷走神经或注射拟副交感神经药，均可引起肠液分泌。小肠液中的肠致活酶能激活胰蛋白酶原，使其转化为胰蛋白酶，与其他酶如淀粉酶、肽酶、脂肪酶及分解二糖的酶一起，分别使相应的食物成分进一步分解为最终可被吸收的产物。

三、大肠的解剖与生理

1. 大肠的形态和位置。大肠分为盲肠、结肠和直肠三部，长约 1.5 米，盲肠附有阑尾，结肠又分为升结肠、横结肠、降结肠和乙状结肠，围成方框。结肠形态有三个特点：一是沿着结肠纵轴排列的三条平行的结肠带是由肠壁纵行肌增厚形成的；二是由于结肠带短于肠管的长度，使肠管皱起，形成有横沟隔成的囊状结肠袋；三是在结肠带附近有许多大小不等的脂肪突，叫肠脂垂。这些特点是区别结肠和小肠的标志。

盲肠和阑尾。盲肠位于右髂窝内，为大肠的起始端，长约6~8厘米。向上连升结肠。回肠末端进入盲肠处，有黏膜和环行肌形成的回盲瓣，具有括约肌的作用，不仅可防止结肠内容物逆流，还可控制食糜不致过快流入结肠，以使食糜在小肠内得到充分的消化和吸收。阑尾是盲肠的后内侧壁突出的一小段细肠管，形如蚯蚓，长度因人而异，一般为7~9厘米，盲肠的内容物可经阑尾口入阑尾。阑尾的位置变化较大，多数位于右髂窝内，阑尾全被腹膜所包被，具有三角形的系膜叫阑尾系膜，在阑尾的管壁内，含有许多大小不等的淋巴小结。

结肠。结肠界于盲肠与直肠之间，是大肠中最长的部分，全长约1.3米，升结肠长约15厘米，从盲肠上端开始，沿腰方肌和右肾前方至肝右叶下方，折向左前下方，移行为横结肠，移行处形成的弯曲叫结肠右曲或肝曲。其前方邻接小肠与腹前壁，升结肠一般无系膜，借结缔组织附着于腹后壁，因此活动性较小；横结肠长约50厘米，起自结肠右曲，向左横行至脾处再向下弯成结肠左曲或称脾曲，而续于降结肠。横结肠全部由腹膜包被，并借横结肠系膜连于腹后壁，其中段下垂，活动性较大；降结肠长约20厘米，起自结肠左曲，借结缔组织固定在腹后壁的左侧，降至左髂嵴处移行为乙状结肠，活动性小，乙状结肠呈“乙”字形弯曲，长约40~45厘米，上端在左髂嵴处接降结肠，下端平第三骶骨处续于直肠。它被腹膜完全覆盖，并借腹膜形成的乙状结肠系膜固定于骨盆后壁，活动性较大。

直肠和肛门。直肠为大肠的末端，长约15~16厘米，起自第三骶椎的上缘，沿小骨盆后壁下行，穿过盆膈，行向后下以肛门终于会阴。直肠在盆腔以上的部分为直肠盆部，盆部的下段肠腔膨大，称直肠壶腹。盆膈以下的部分缩窄为直肠肛门部。直肠有骶曲和会阴曲两个生理弯曲。直肠壶腹内面的黏膜形成2~3条半月状直肠横襞，肛管上段的黏膜形成6~10条纵行的黏膜皱襞，即肛栓，各肛栓的下端有半月形的肛瓣，肛瓣与相邻二柱下端之间有肛窦，各肛瓣与肛柱的下端有锯齿状的齿状线，其下有光滑而有光泽的痔环。肛门周围有内、外括约肌围绕。

大肠的血液供应来源于肠系膜上、下动脉分支，梳状线以上的静脉回流入门静脉，线以下静脉回流入下腔静脉。大肠的神经除肛管和肛门附近皮肤外，均受交感神经与副交感神经支配。梳状线以上为自主神经支配，线以下为脊神经支配。

2. 大肠的组织结构。大肠襞有黏膜、黏膜下层、肌层和浆膜四层组织。

黏膜表面光滑无环状皱襞或绒毛，但有许多肠腺开口。黏膜下层内有许多血管网，其静脉丛迂曲，腔大壁薄，且缺乏静脉瓣，因此直肠下端易形成痔。肌层分为内环、外纵两层，两层之间有肌间神经丛。内环肌在肛门处增厚，形成肛门内括约肌。大肠的外膜，或是浆膜，或是纤维膜，因部位而异。

3. 大肠的生理功能。人类的大肠不是重要的消化场所，它的主要功能是参与机体对水、电解质平衡的调节，其次是完成对食物残渣的加工，形成粪便经肛门排出体外。此外，结肠还能吸收其肠腔内共生菌所产生的维生素，是机体摄取维生素的重要来源之一。

大肠能够吸收来自小肠的水分，约70%~80%水分在左半结肠被吸收，同时可吸收进入其内的90%钠离子和氯离子。大肠能分泌黏液和碳酸氢盐。大肠液中起主要作用的是黏液蛋白，它能保护肠黏膜和润滑粪便。大肠的集团蠕动通常开始于横结肠，可将一部分大肠内容物推送到降结肠或乙状结肠。当结肠内容物被集团运动推至直肠时，人产生便意。正常人的直肠对粪便的刺激有一定阈值，当达到阈值后即可引起排便。人的大肠内有许多细菌，它们来自空气和食物中，由口腔经胃进入大肠。细菌产生的酶能分解食物残渣，并能利用食物残渣合成维生素B族复合物和维生素K，它们由小肠内吸收后，营养人体。

第二节　胃肠疾病的常见症状

一、食欲不振

食欲不振是指病人对食物缺乏摄入的欲望，严重的食欲不振称为厌食。食欲不振可由很多因素引起，有消化道因素，也有消化道以外的因素。在祖国医学中属“纳呆”（指胃的受纳功能呆滞）范畴，多与脏腑功能失调有关，但与脾胃关系最为密切。

（一）病因病理

食欲是一种高级神经活动现象，食欲中枢位于下丘脑。引起食欲不振的原因，最常见的是胃部疾病，如急（慢）性胃炎、胃癌、胃窦炎、不完全幽门梗阻；肠道疾病如肠结核、肠伤寒、结肠癌、慢性痢疾等；肝胆胰疾病如肝炎、肝硬化、肝癌、胆囊炎、胆石症、急慢性胰腺炎、胰腺癌等，可引起严重的食欲不振。全身性疾病也可引起食欲不振，如发热、低血钠症、低血氯症、酸中毒、心衰而致的消化道瘀血、肾上腺皮质功能不全、甲状腺功能低下、垂体功能低下、尿毒症、严重贫血、抑郁症患者，都可引起食欲不振。有些药物如甲硝唑、氨茶碱、阿司匹林、化疗药物等，也可引起食欲不振。

祖国医学认为纳呆的病因大多是由外邪犯胃，饮食内伤，情志失调，脾胃虚弱或滥用有损脾胃的药物和壅补之品而致。虽然引起纳呆的病因很多，外感六淫、内伤脏腑都可导致脾胃运化功能失调，但纳呆与脾胃关系最为密切。脾与胃相表里，一升一降相得益彰。如劳倦过度，脾失健运、不能输布，必纳食呆滞；若饮食失节，胃失和降，亦纳呆无味。饮食先伤胃，胃伤后及脾；劳倦先伤脾，脾伤后及胃，脾胃受损，升降失调，则不思饮食，纳食减少。此外，肝之疏泄失常，肾精的濡润，肾阳的温煦失司，均是胃失和降致使纳呆的常见原因。

（二）诊断

1. 临床资料

食欲不振以食欲明显减退，不思进食，食不知味为主要表现。与恶心、呕吐是程度上的差别。例如有些药物的不良反应，小剂量时仅表现为食欲不振，量大则出现恶心，量再大则发生呕吐。

短时间内出现食欲不振，常常由于发热、服用某些药物、精神紧张、情绪波动等引起。当诱因去除后可自行缓解，临床意义不大，可能是一种疾病的伴随症状。长时间食欲不振，进行性加重，又无明显诱因，则可能是某些严重疾病的早期表现，应积极寻找发生的原因。因此，食欲不振发生时，应详细询问发生的时间，有无诱因，进展情况，伴随症状，如有无发热、恶心呕吐、腹泻、便秘；有无胸腹疼痛，周身乏力，面色苍白，黄疸；有无体重明显减轻；有无服药史，饮酒史，及肝炎、胃炎、胆囊炎、肾炎、甲减、糖尿病、结核病史；有无情绪波动、精神创伤史等。

体格检查时应注意营养及精神状态。有无苍白、黄疸、脱水、水肿、色素沉着，有无毛发脱落，有无强迫体位，心、肺是否有异常体征，肝、脾的大小，硬度，有无腹水征，腹部有无压痛及反跳痛，有无肿物及淋巴结肿大。

2. 辅助检查

实验室检查：血、尿、便常规检查，肝肾功能。引起食欲不振的原因很多，因此应结合病史及体格检查的具体情况，选择做一些辅助检查，如胸部X光片，心电图，心脏彩超，腹部彩超，胸部、腹部CT，必要时做纤维内镜及幽门螺旋杆菌检查。

（三）治疗

首先是病因治疗，这也是最有效的办法。可给予胃动力药如莫沙必利、多潘立酮等，以促进胃的排空，增进食欲。也可用江中健胃消食片、山楂丸等中成药。祖国医学辨证治疗食欲不振，主要以调理脾胃为主。

临床证型有如下几种。

1. 饮食停滞

症状：不思饮食，脘腹胀满、疼痛、嗳气酸腐，大便秘结或秽臭溏薄，舌苔厚腻，脉滑。

治法：消食导滞。

方药：枳实导滞丸、保和丸加减。

2. 肝气犯胃

症状：不思饮食，每因情志不舒而加重，胸闷胁痛，食后胃脘胀满，嗳气、善太息，大便不畅，舌边红，苔薄白，脉弦。

治法：舒肝和胃。

方药：四逆散合四七汤加减。

3. 脾胃阴虚

症状：饥不欲食，胃脘嘈杂，口干唇燥，溲赤便干，舌红少津，少苔或无苔，脉细数。

治法：养阴益胃。

方药：益胃汤合竹叶石膏汤加减。

4. 脾胃虚弱

症状：纳呆食少，无饥饿感，胸脘不舒，倦怠乏力、懒言，大便溏薄，舌淡苔薄白，脉沉弱无力。

治法：益气健脾，升清降浊。

方药：补中益气汤加减。

二、呕吐

引起呕吐的原因很多。其中，由中枢神经系统化学感受器触发区的刺激引起呕吐中枢兴奋而发生的呕吐称中枢性呕吐；由内脏末梢神经传来的冲动刺激呕吐中枢兴奋而引起的呕吐，称反射性呕吐。消化系统疾病引起的呕吐，属反射性呕吐，常见疾病有咽刺激，胃十二指肠溃疡，胃炎，胃切除后，幽门梗阻，急性肠炎，急性阑尾炎，小肠梗阻，急、慢性胆囊炎，胆石症，肝炎，肝硬化和急性胰腺炎等。

（一）祖国医学认为引起恶心呕吐的原因不外乎外感六淫、内伤七情，饮食不节，劳倦过度而引起胃气上逆。其实者因邪气所干，虚者由于胃虚不降。外邪侵袭胃腑，致胃失和降，水谷随气上逆而发生呕吐；饮食不节，可伤胃滞脾，饮食停滞不化，胃气不能下行，上逆而为呕吐；情志失调，肝失条达，横逆犯胃，胃气上逆，胃失和降而呕吐；劳倦太过，耗伤中气，脾虚不能承受、运化水谷，积于胃中而发呕吐；也有胃阴不足，失其润降而引起呕吐。总之，恶心呕吐与胃、肝、脾密切相关。

（二）诊断

1. 临床资料

应详细了解呕吐的特点，持续的时间，与进食的关系，伴不伴恶心，是否为喷射性的，以及呕吐物的量、气味、颜色、性质等；有无不洁饮食，有无毒物及药物服用史，有无精神诱因，有无酗酒史，以往有无同样的发作史；是否伴有头痛、眩晕、视力改变、听力下降、耳鸣、步态不稳；有无胸痛、腹痛、发烧史；有无肝炎、肾炎、胆囊炎、胰腺炎、糖尿病、腹部手术、用药及育龄女性月经史。

例如，呕吐发生的时间不同，所提示的病因也不同。夜间呕吐多见于幽门梗阻，进食后不久就呕吐多见于幽门处溃疡、神经性呕吐，晨间呕吐多见于妊娠呕吐。又如呕吐物中伴血液者，见于上消化道出血。呕吐物混有胆汁，说明梗阻部位在十二指肠以下或胆汁逆流入胃。呕吐物为隔夜食物则说明幽门梗阻。呕吐物伴粪气者，可见于小肠梗阻。神经性呕吐，呕吐物量小；而幽门不完全梗阻、小肠上段梗阻则呕吐物量大。较顽固的呕吐可见于高位小肠梗阻、胆囊炎、胆石症，有时也可见于妊娠剧吐、晕动病等。呕吐呈喷射状可见于颅内高压、青光眼、脑神经疾病。若呕吐群体发生，有共同就餐史则考虑食物中毒。呕吐时的症状也不容忽视。如吐泻交作者应注意细菌性食物中毒、霍乱、副霍乱或其他食物中毒等；伴有高热者应注意急性感染；伴剧烈头痛者，须注意颅内高压病及青光眼；椎基底动脉供血不足、小脑后下动脉供血不全、梅埃氏病则常伴有眩晕；伴胸痛者可见于心肌梗死、肺梗死；伴腹胀者见于幽门梗阻、肠梗阻。伴腹痛者见于腹腔内脏器炎症、梗阻、破裂及扭转等。

体格检查应着重腹部体征。查看有无腹肌紧张、压痛、反跳痛，腹部是否膨隆，有无胃型、肠型、胃蠕动波，有无包块、振水音、移动性浊音，肠鸣音是否正常等。还应注意患者的神志、精神状态，皮肤有无黄染，是否有发热、脱水征。有无项强、眼压增高，眼球震颤，瞳孔的大小有无改变。呼吸是否深大，呼吸有无特殊气味，有无心梗，有无肺梗死体征。必要时查神经系统、前庭神经各项反射及行五官科、眼科检查。

2. 辅助检查

呕吐的原因很多，应针对病因选择有针对性的检查。如血、尿、便常规，肝、肾功能，血、尿淀粉酶，血糖，血气分析，脑脊液常规，腹水常规，呕吐物毒理分析。有指征者可检查 X 光胸片、腹部平片、心电图、B 超、纤维内镜、CT、脑血管造影、核磁共振等。

（三）治疗

应通过临床表现、实验室检查及器械检查尽快做出诊断。治疗时首先是针对原始病因，然后应积极纠正水电解质紊乱、酸碱失衡、代谢紊乱，如果经上述处理仍未见好转，应权衡止吐药的利弊、毒副作用，考虑用止吐药。但妊娠呕吐、手术前一般不宜用止吐药。

止吐药常有以下几类：①5-HT3 受体拮抗剂，如恩丹司酮。②酚噻嗪类，如奋乃静、氯丙嗪、丙氯拉嗪等。③二苯甲酮类，如氟哌定醇。④多巴胺受体拮抗剂，如甲氧氯普胺、多潘立酮。⑤抗胆碱能药，如东莨菪碱。

祖国医学治疗恶心呕吐，首先辨虚实。呕吐实证，多因外邪、饮食、七情犯胃所致，发病急、病程短，治疗以祛邪为主，邪去则正安。虚证常为脾胃虚寒，胃阴不足，失其和降而致，发病缓慢、病程较长，治疗当以温中健脾、滋养胃阴、扶正降逆为主，待胃气恢复，升降得宜，呕吐自愈。

1. 外邪犯胃

症状：突然呕吐，可伴恶寒发热，头痛身痛，胸脘满闷，泛恶，舌苔白腻，脉濡缓。

治法：疏邪解表、芳香化浊。

方药：藿香正气散加减。

2. 饮食停滞

症状：恶心呕吐，嗳腐吞酸，脘腹胀满，得食则剧，吐后反快，大便秽臭、溏薄或秘结，苔厚腻，脉滑实。

治法：消食导滞、和胃降逆。

方药：保和丸加减。

3. 痰饮内阻

症状：呕吐痰涎清水，胸脘痞满，恶心目眩，不欲饮食，心悸不宁，苔白腻，脉弦。

治法：温化痰饮，和胃降逆。

方药：苓桂术甘汤合小半夏汤加减。

4. 肝气犯胃

症状：恶心呕吐，吞酸，嗳气胁痛，烦躁易怒，苔薄腻，脉弦。

治法：舒肝和胃，降逆止呕。

方药：半夏厚朴汤合左金丸加减。

5. 脾胃虚寒

症状：恶心呕吐时作时止，饮食稍多则吐，食入难化，胸脘痞闷，面色恍白，倦怠乏力，口干而不欲饮，四肢不温，大便溏薄，舌质淡，苔白，脉细弱。

治法：温中健脾，和胃降逆。

方药：理中丸加减。

6. 胃阴不足

症状：恶心呕吐反复发作，口燥咽干，饥不欲食，嘈杂烦躁，舌红少津，脉细数。

治法：滋养胃阴，降逆止呕。

方药：麦门冬汤加减。

治疗呕吐，要注意药物的配伍宜忌、服药的方法，凡是对胃有刺激的药物，均应忌服。一般含油脂多、有腥臭气味的药物，亦不宜入止呕之剂，如瓜蒌、桃仁、阿胶、乳香、没药、水蛭、蛇虫等。其次是服药时宜少量多次频服。服药前可用生姜汁煎液漱口，防止呕吐恶心不能服药。热呕者，药液宜凉服，寒呕者药液宜热服，以免病邪与药物格拒，加重呕吐。而橘皮、生姜、清半夏、代赭石、竹茹等均为治呕要药。可辨证选用。

三、腹胀

腹胀是由于胃肠道存在过量的气体、腹水或腹腔内巨大肿物所引起的一个主观感觉或一种客观检查所见。但有时也是病人的一种自觉症状，检查却无阳性发现。腹胀也可以是生理性的，如晚期妊娠。祖国医学认为腹胀是以脘腹胀满、腹部外形胀大而触之无形为特点的病证。在《内经》中称为“腹胀”“䐜胀”“腹满”“中满”或“腹气满”。腹胀为临床常见症状，可单独出现，也常在其他病证过程中作为兼症出现。

（一）病因病理

引起腹胀的原因大多是由于胃肠道积气所致。正常人胃肠道内有少量气体，X 光腹平片可以看到左上腹部的胃泡中积气约 20~80 毫升。结肠、小肠也有少量积气。但胃肠道积气总量不超过 150 毫升。当咽入胃内的空气过多、胃肠道内细菌产气过多、肺排出二氧化碳障碍、肠道气体不能从肛门排出体外及胃肠穿孔时气体进入腹腔，都会发生腹胀。

引起腹胀的第二个原因是腹水。正常人腹腔内仅有少量液体，不超过 200 毫升。如果腹腔内液体增加，则为腹水。

引起腹胀的第三个原因是腹腔内肿物。因肠道内或腹腔内肿物过大，梗阻或压迫胃肠道，使胃肠道内容物通行受阻，气体不能排出体外而引起腹胀。

引起腹胀的疾病很多，常见的有：急性胃扩张，幽门梗阻，肠梗阻，肠麻痹，顽固性便秘，吸收或消化不良，急性肠炎，肠系膜血管栓塞，巨结肠，肝、胆系统恶性肿瘤及炎症，卵巢囊肿，腹膜炎，结核，肠结核，呼吸衰竭，心力衰竭，尿毒症，败血症，肺炎，脊椎骨折，脊髓病变，腹腔神经丛病变，某些内分泌疾患，B 族维生素缺乏，结缔组织病及药物等。

此外，由于生产及生活方式的转变，心理及精神社会因素引起胃肠功能紊乱，腹胀成为主要临床症状，常伴有失眠、焦虑、抑郁等其他症状，近几十年来，此类患者有明显增多趋势。

祖国医学认为，引起腹胀的原因虽多，但多与脾胃功能失调、气机升降失司、肝气失于条达疏泄或脏腑气机失调有关。脾胃虚弱，运化纳谷无力，则出现食后腹胀；肝失疏泄，影响脾气升发则腹胀肠鸣，嗳气或矢气频作；外邪或脾虚水湿内生，湿浊困脾，湿遏脾阴，则中焦壅遏，腹中胀满；饮食伤胃，食滞于内则腹胀，嗳气酸腐；肠腑气机阻滞，小肠难以受盛，分清化浊，则见脐腹胀满；大肠传导失职，则腹胀、口干、便秘。

（二）诊断

1. 临床资料

腹胀的病人临床表现为嗳气、腹部胀满不适、肠鸣音亢进、肛门排气增多，有时伴有腹痛，但也有的病人肛门排气减少。器质性疾病引起的腹胀，常常持续而顽固，并呈进行性加剧。功能性腹胀可因暗示而激发或消失。询问病人时要注意起病的缓急、进展的快慢、腹胀开始的部位及伴随症状，有无恶心呕吐、便秘、腹泻，有无心悸、胸痛、呼吸困难、发热、盗汗、体重减轻，有无浮肿等。

起病缓急对腹胀的病因诊断有帮助。急性发病者，见于肠梗阻、腹腔内炎症、胃肠穿孔或急性胃扩张等。缓慢发病者见于慢性胃炎、胰腺炎、幽门不完全梗阻或吸收不良综合征。伴有嗳气者可见于吞气症、慢性胃炎、幽门不完全梗阻；伴腹痛者可见腹腔内炎症、肿瘤、结核、胃肠穿孔、肠梗阻、腹内脏器破裂；伴腹泻者见于吸收消化不良、肠道感染；伴便秘者见于肠梗阻、顽固性便秘、巨结肠症；伴呕吐者见于胃肠道梗阻；伴腹水者常见于结核、肾病综合征、肝硬化、肿瘤的腹腔内转移、血腹、心衰；伴浮肿者见于心衰、肾病综合征、肝硬化、营养不良；伴呼吸困难者见于肺部疾病、心衰及大量腹水、巨大肿瘤致横膈抬高，影响呼吸；伴腹部肿物者常见肝癌、多囊肝、脾肿大、卵巢肿物、子宫肿物或肾肿物等。

体格检查应注意呼吸、心率，有无浮肿、黄疸、苍白、紫绀，颈静脉有无怒张，有无肝-颈静脉回流征，腹部膨隆是否存在，腹壁静脉是否怒张，有无胃、肠型及蠕动波，腹肌是否紧张，有无压痛及反跳痛，腹腔内有无肿物，肝、脾肋下是否触及，表面是否光滑及硬度如何，腹水征是否阳性，有无肠鸣音亢进或减弱。

腹胀的查体当以腹部为主，腹部的检查，对鉴别腹胀的原因有重要意义。如胃肠胀气或气腹，叩诊为鼓音；若有腹水，则腹水征阳性；若为肿物，叩诊则为实音。又因肿物压迫肠道，鼓音常出现在两侧背部肾区。急性胃肠穿孔引起腹胀时，肝浊音界消失，伴有压痛、反跳痛、腹肌紧张、肠鸣音减弱或消失。

2. 辅助检查

应根据临床症状及体征，选择检查血、尿、便常规，肝、肾功能，腹平片，X 线钡剂造影，CT，核磁共振，B 超，腹腔镜检查及腹水检查。要对原发病做出明确诊断。

功能性腹胀的诊断，应在经过检查并排除可解释性的器质性病变后做出。

（三）治疗

器质性疾病引起的腹胀要针对病因治疗，在此不予赘述。对于神经功能性腹胀，可采用暗示疗法，同时给予镇静剂或抗抑郁、焦虑类药物，抗胆碱能药，减少唾液及吞咽动作以减轻胃肠胀气。对牙齿空隙过大、义齿不适、鼻塞及慢性咽炎症给予纠正。平常注意进食不得太快、过多，不要嚼口香糖及饮用含气饮料。改变食谱，进食高纤维、少糖的食品。

对于胃肠道积气过多的腹胀，可根据腹胀的原因、部位、性质对症治疗：①动力减退性腹胀。可以选用新斯的明、甲氧氯普胺、多潘立酮、莫沙必利等，以改善胃肠平滑肌的张力，加快蠕动。缓泻剂也可能对肠胀气有效。②动力增强性腹胀。可选用胃肠解痉药，如阿托品、东莨菪碱、地巴唑、镇静剂、维生素 K_3 等，使胃肠平滑肌张力减弱，从而缓解因胃肠蠕动增强而引起的腹胀、腹痛。③助消化药：如复合维生素 B、食母生、稀盐酸、多酶片、思密达、药用炭可以帮助消化，保护消化道黏膜，吸附肠内化学毒物及气体，而减轻腹胀。④消胀药：二甲基硅油能消除胃肠道中的泡沫，缓解胃肠胀气。⑤改善肠道微环境，补充肠道益生菌，抑制产气杆菌生长，减少肠内气体产生。⑥其他如胃管、肛管减压排气，腹部热敷、按摩等也能缓解症状。

祖国医学一般将腹胀分为虚实两端，治疗时一是调理气机，使脾胃气机调畅，肝气条达，小肠、大肠受盛传导有序则腹胀自除。二是分清寒热虚实，实则下之则胀已，虚则补之则通运。热者寒之则热结去，寒者温之则胀平。

1. 肝气乘脾

症状：脘腹胸胁胀满、嗳气纳呆、肠鸣矢气、大便溏、苔薄白、脉弦。
治法：疏肝健脾。
方药：柴胡疏肝散加减。

2. 食滞于胃

症状：胃脘胀满、嗳腐吞酸，恶心呕吐，吐后胀减，大便秽臭溏薄或秘结，苔厚腻，脉滑。
治法：消食导滞。
方药：保和丸加减。

3. 肠腑壅塞

症状：脐腹胀满疼痛，日晡潮热，腹中矢气频转，大便秘结，舌苔黄燥，脉滑数。

治法：通腑泻下。

方药：大承气汤加减。

4. 脾虚肠寒

症状：脐腹冷胀，矢气频传，得温则舒，遇寒加重，形寒肢冷，大便溏薄，舌淡苔白润，脉沉迟。

治法：温脾行气。

方药：丁蔻理中汤加减。

5. 中气下陷

症状：腹胀下午加重，少腹坠胀不适，纳呆乏力，食后愈胀，形体消瘦，神疲乏力，舌淡苔薄，脉弱无力。

治法：补中益气。

方药：补中益气汤加减。

四、腹痛

腹痛是临床常见的一个症状。引起腹痛的原因，大致可分为二类，一类是腹内脏器病变所致；一类由腹外脏器或全身性病变所致。由腹内脏器病变所致者，又可分为器质性与功能性两种。

祖国医学认为，临床上凡以胃脘以下、耻骨毛际以上部位疼痛为主要表现者，即属腹痛之范畴。腹痛一证首载于《内经》，其对腹痛的论述多从寒热邪气客于肠胃立论，腹痛的临床辨证，主要根据病因、疼痛的部位、疼痛的性质等，辨别其寒、热、虚、实，在气、在血、在脏、在腑。

（一）病因病理

1. 腹痛的病因

引起腹痛的原因很多，大略分为以下两类。

（1）由于腹内脏器病变所致者。如腹内脏器的炎症、穿孔、破裂、梗阻、套迭、扭转、绞窄、肿瘤等。其疼痛发生的原因可以因平滑肌剧烈收缩或过度伸展而引起疼痛，或者是由于内脏发生炎症时，内脏感觉过敏，降低了神经末梢的痛阈，同时炎症使组织产生缓激肽、组织胺等物质，刺激神经末梢而产生痛感；或者是内脏组织缺血，局部的代谢产物积蓄、增加，这些代谢产物有致痛的作用；或者是实质脏器在短时间内迅速增大，被膜被急剧地扩张而产生疼痛；也有的是因为肿瘤直接侵犯痛觉神经纤维而产生痛觉。

（2）由于腹外脏器或全身性病变所致的腹痛。以胸部疾病所致的放射性腹痛及中毒或代谢性疾病所致的痉挛性腹痛为多见。这种腹痛常伴有腹外其他器官病症，而无明显的腹肌紧张、压痛、反跳痛、肠鸣音减弱或消失等腹膜炎征象。

2. 腹痛的类型

当一个刺激超过痛阈时，可导致内脏的疼痛。腹痛依据其发生机理不同而可分为以下三种。

（1）内脏（原发）性疼痛。腹腔内脏疼痛由自主神经（主要是交感神经）传导。这一类感觉纤维传导速度较慢，疼痛消失也慢，所以疼痛呈弥散性钝痛。因为腹部脏器多接受两侧自主神经支配，同时多个体节的感觉纤维重叠在大部器官上，而且内脏的感觉神经末梢比较少，是由无髓鞘神经纤维传导，疼痛的部位又不能借助视觉定位，故疼痛定位很不明确。一般能引起内脏疼痛的原因是脏器被膜突然扩张，平滑肌痉挛以及化学物质的刺激等。对刀割、钳夹、烧灼并不敏感。

内脏性疼痛的性质常为绞痛、烧灼痛、胀痛、剧痛。疼痛的部位对称，多在中线，疼痛的时间为周期性，改变体位疼痛有时稍缓解。通常伴有皮肤过敏、肌紧张以及自主神经功能紊乱的现象，如恶心、呕吐、出汗、面色苍白等。内脏疼痛常引起牵涉痛。此类疼痛可见于溃疡病、肝炎、肠炎及肿瘤等内脏疾患。

（2）躯体（继发）性疼痛。当传入神经纤维受到局部病变对周围躯体的刺激时，引起分布在相应的脊髓神经所属皮区的疼痛，此类疼痛也称“体性痛”。因腹腔壁层腹膜的感觉神经纤维丰富，有髓鞘，敏感性很强，所以当受到刺激后，比内脏性疼痛更为剧烈，更为局限。疼痛的性质多为持续性刺痛，刀割样痛。体位改变也不能缓解。这种疼痛除横膈的中央部分受刺激时痛觉由膈神经传导，可引起放射到颈部及肩部的牵涉疼痛外，一般不引起牵涉痛。常可见于腹壁炎症、肿瘤、损伤、脊神经损害等。

（3）牵涉性（感应性、反射性）疼痛。是指内脏性疼痛的同时牵涉到身体体表部位也出现疼痛而言。其疼痛的部位与患病脏器相距很远，与疾病的进程无关。牵涉性疼痛所出现的部位，往往和真正患病的内脏之间有着密切关系。阑尾炎早期，疼痛常发生在右上腹部或脐周；胃炎、胃溃疡疼痛往往在上腹中部；结肠引起的疼痛在耻骨上，骨盆深部和肛门；约半数胆囊炎、胆石症的疼痛向右肩背部放射；胰腺炎的疼痛往往向左腰背部放射；约1/3的胃、十二指肠溃疡急性穿孔因膈肌腹面受刺激而感肩痛；输尿管结石绞痛常会向会阴部或大腿内侧放射；等等。可根据牵涉性疼痛的部位和性质来推测内脏病变所在的部位，对早期诊断有重要意义。此外，要防止把牵涉性疼痛误诊为病变部位。譬如大叶性肺炎、心绞痛均可引起上腹部疼痛。如果错误当作上腹部病变处理，将会延误治疗而发生严重后果。所以腹痛时必须重视牵涉性疼痛。

3. 腹痛的性质和程度

一般来说，腹痛的性质可分为两种，一种是因空腔脏器的梗阻、痉挛而发生的疼痛，多为阵发性绞痛。而腹内炎症和肿瘤则引起腹部持续性疼痛。腹痛的程度也不一样，胃和十二指肠溃疡穿孔可突然发生剧烈的刀割样、烧灼样、持续性中上腹痛，常常被迫静卧。胆、肾、肠的绞痛是逐渐加剧，迅速达到高峰，疼痛极剧烈，患者可辗转不安、呻吟、冷汗淋漓，持续约0.5~1小时以上才渐渐缓解。胆道蛔虫症则在剑突下呈阵发性钻顶样疼痛。急性弥漫性腹膜炎则为持续性广泛剧烈的疼痛。

祖国医学认为引起腹痛的病因很多，外感时邪，饮食不节，情志失调及素体阳虚等，致使气机郁滞，脉络痹阻或经脉失养而引起腹痛。如外感时邪、使脾胃运化功能失调，邪滞于中，气机阻滞，不通则痛；饮食不节、伤及脾胃，食滞内停、湿热积滞于肠胃，均可使脾胃气机失于调畅，腑气通降不利而发生腹痛；情志佛郁，肝失条达，气血郁滞或肝气横逆乘脾犯胃，气机不畅而致腹痛；平素阳气虚弱，脾阳不振，运化无权，或寒湿停滞，伤及脾阳，气血不足，不能温养脏腑，遂致腹痛。

此外，腹部手术之后，跌扑损伤亦可导致气滞血瘀、脉络阻塞，从而引起腹痛。

（二）诊断

1. 临床资料

腹痛的诊断，首先应迅速进行细致的病史询问、体格检查，同时有选择地做一些必要的辅助检查。然后综合全面材料进行分析，以确定病变的部位、性质和病因，作为治疗的依据。

（1）详细地询问病史。腹痛的发生，与年龄、性别、婚否、职业有关。如儿童易见肠套叠、嵌顿性腹股沟疝、蛔虫性肠梗阻、胆道蛔虫病等；青壮年多见急性阑尾炎、急性胰腺炎、胃十二指肠溃疡急性穿孔等；老年则多见胆囊炎、胆石症、消化系肿瘤等；女性患者可见卵巢囊肿扭转、破裂、附件炎、盆腔炎、宫外孕；男性患者可见前列腺炎、精囊炎；铅中毒性腹部绞痛者则有长期的铅接触史。

既往史和起病的诱因对诊断有很大帮助。胆道蛔虫病与蛔虫性肠梗阻病常有吐蛔和排蛔史；胃、十二指肠溃疡穿孔常有慢性上腹痛史；胆绞痛、肾绞痛常有类似发作的病史；急性肠套叠常与突然改变饮食有关；急性胃扩张、胰腺炎常与暴饮暴食有关；进食油腻、煎炸食物后常可引起胆绞痛发作；有腹部手术史者，应注意机械性肠梗阻的诊断；夜间疼痛加重，常见于溃疡病、胰腺癌；而溃疡病用碱性药物可以缓解；急性肠炎、痢疾有不洁饮食史，排便后腹痛可暂时缓解；胆、肾、肠绞痛时，变换体位可减轻痛苦，故病人辗转不安；呕吐后腹痛减轻者常见于急性胃炎、幽门不完全梗阻、胆石症。

腹痛的伴随症状，对诊断也很有帮助。如伴有休克，常见于内脏出血，急性梗阻化脓性胆管炎，急性胰腺炎，绞窄性肠梗阻，胃、十二指肠溃疡急性穿孔，腹腔脏器扭转。腹外脏器病变可见急性心肌梗死等情况，伴有呕吐，常见于胆囊炎、胰腺炎、阑尾炎、胃肠道梗阻等；伴有呕吐、腹胀、肛门停止排气，常提示肠梗阻；伴腹泻，常见于急性胃肠炎、急性肠炎、痢疾、溃疡性结肠炎、肠结核、食物中毒、慢性胰腺炎等；伴血便，常见于肠套叠、绞窄性肠梗阻、急性出血性坏死性肠炎、过敏性紫癜及腹腔内大血管急性阻塞等；伴血尿，常见于泌尿系疾病；伴黄疸，常见于肝、胆疾病及胰腺癌、胰腺炎等；伴呕血，常见于溃疡病、胆道出血、胃癌、肝硬化等；伴腹部包块，常见于炎症包裹、肿瘤、肠套叠、肠扭转、卵巢囊肿蒂扭转、蛔虫性肠梗阻等；伴寒战、高热，应考虑腹腔内脏器化脓、大叶性肺炎。

腹痛的部位多与腹腔内脏器所在的部位一致。有些腹痛的病人就诊时常能明确指出腹痛的部位。如右上腹疼痛，多见于肝、胆、结肠、肝区的病变，如肝炎、肝脓肿、肝癌、胆道蛔虫病、胆囊炎、胆管炎、胆石症、胆囊扭转、胆囊穿孔、胆囊癌、结肠癌，腹外病变可见右侧胸膜炎、右肋间神经痛、急性心肌梗死、心衰等；上中腹及脐部疼痛，多见于食管、胃、十二指肠、胰、小肠等病变，如食管裂孔疝、食管炎、贲门癌、胃炎、胃黏膜脱垂症、胃、十二指肠溃疡、穿孔、胃癌、急性胃扩张、心理精神因素、十二指肠癌及梗阻炎症、结核、胰腺炎、胰腺癌、肠结核、急性出血性坏死性肠炎、肠系膜动脉急性梗阻、急性肠系膜淋巴结炎、结核、腹主动脉瘤、夹层主动脉瘤、急性门静脉或肝静脉血栓形成，腹外病变可见急性心肌梗死、心包炎、脊髓痨胃肠危象；左上腹疼痛，多见于脾及结肠脾区的病变，如脾梗塞、脾破裂、急性脾扭转、结肠癌，腹外病变可见左侧胸膜炎、左肋间神经痛；腰部疼痛多见于肾及输尿管病变，如肾结石、肾梗死、肾结核、肾盂肾炎、肾下垂、肾破裂、输尿管结石绞痛；右下腹疼痛，多见于阑尾、回肠及女性的卵巢、输卵管病变，如阑尾炎、急性局限性肠炎、肠结核、回肠远端憩室炎、盲肠癌、右侧腹股沟病或股疝、右侧卵巢破裂、扭转、右侧输卵管炎、盆腔炎；下腹部疼痛，多见于盆腔炎、异位妊娠破裂、妊娠子宫扭转、痛经等；左下腹疼痛，多见于乙状结肠及卵巢、输卵管疾病，如急性乙状结肠憩室炎、直肠癌、乙状结肠癌、痉挛性结肠、左侧腹股沟疝或股疝、左侧卵巢囊肿扭转、破裂及左侧输卵管炎、盆腔炎；弥漫呈部位不定性腹痛，可见于腹膜、肠及大网膜病变，如急性原发性或继发性腹膜炎、腹膜癌、肠穿孔、机械性肠梗阻、结核性腹膜炎、腹型恶性淋巴瘤、缺血性结肠炎、大网膜扭转、肠道寄生虫等，腹外病变可见于铅中毒、尿毒症、急性血紫质病、糖尿病酮症酸中毒、低血糖状态、原发性高脂血症、腹型过敏性紫癜、腹型风湿病、结缔组织疾病、低钙血症、低钠血症、腹型癫痫、心因性腹痛等。

此外，还应注意牵涉痛，明确体表疼痛与内脏的关系，以协助诊断。

（2）认真进行体格检查。应注意患者的面部表情、神态、体位、营养状态、生命体征及有无皮疹。面部表情能提示疼痛的程度。希氏面容（表情痛苦、面色灰白、两眼无神、额部冷汗、眼球凹陷、两颧突出、鼻尖峭立）常提示有急性弥漫性腹膜炎。但也应注意，在胃、十二指肠穿孔的初期休克的反应期中，或在急性弥漫性腹膜炎的晚期，病人可能反而感觉腹痛明显减轻。腹痛时也应注意心、肺的体格检查，防止心梗及大叶性肺炎等误诊。腹部检查应细心，全面，手法轻柔。注意观察腹部是否膨隆，有无胃型、肠型、胃蠕动波、肠蠕动波，有无皮下出血。有无压痛、肌紧张与反跳痛，有无肿物，有无腹水征，肝浊音界是否存在，肠鸣音有无高亢、减弱或消失，有无气过水声、金属音，有无血管杂音、摩擦音。

2. 辅助检查

化验检查血、尿、便常规，粪便隐血、血尿淀粉酶，还应根据病情检查肝功、血糖、肾功、血电解质、血沉、结核抗体、PPD、胃液分泌功能试验、小肠吸收功能试验等。

辅助检查应根据具体情况选择X线钡剂造影、B超、CT、核磁共振、同位素扫描、内窥镜检查、血管造影、心电图、腹腔穿刺、直肠及妇科检查等，对引起腹痛的疾病诊断都有很重要的意义。

（三）治疗

1. 西医治疗

对腹痛的病人，如疼痛尚能耐受，应尽可能在初步诊断后再用止痛剂，以免影响诊断与正常治疗。若腹痛难以忍受，可先用阿托品0.5~1毫克肌注。在诊断未明确之前，禁用吗啡、派替啶等麻醉药，以免掩盖症状，贻误治疗机会。

属于腹腔脏器出血穿孔或梗死者应注意禁食，根据血压、心率、心律、呼吸和精神状态，给予输液、输血、输蛋白或其他营养物质进行抢救。一定要维持水、电解质平衡及酸碱平衡。腹痛的病因多种多样，治疗也不相同。所以腹痛的治疗也应是以祛除病因为主，其次才是对症治疗，缓解疼痛。具体用药如下。

（1）钙通道阻滞剂。①硝苯地平：常用于心绞痛、高血压、原发性肺动脉高压、心衰、雷诺现象、偏头痛、支气管哮喘、弥漫性食道痉挛、各类尿道梗阻、痛经和延迟分娩。硝苯地平对胃肠道平滑肌痉挛具有松弛作用，还能降低结肠内压，从而缓解腹痛。②盐酸氟桂利嗪：能抑制过量的钙内流，从而改善和缓解腹痛、腹泻等肠道症状。

（2）维生素K。维生素K_1、K_3解痉止痛，性质既不同于吗啡类，也不同于阿托品，而是直接松弛内脏平滑肌，对内脏绞痛有良好效果。维生素K_3对肾、输尿管平滑肌有解除痉挛、抑制收缩、使之松弛与舒张的作用，有利于止痛排石。

（3）吲哚美辛片。该药为前列腺素合成酶-环氧化酶抑制剂，使平滑肌松弛，导管扩张，同时分泌减少，导管内压减低，疼痛得以缓解，有利于分泌物、结石、虫体等排出。

（4）硫酸镁。静脉滴注硫酸镁，可使运动神经末梢乙酰胆碱释放减少，引起神经-肌肉传导阻断，使肠、胆道平滑肌松弛、舒张，以缓解痉挛和绞痛。临床有用于胆道蛔虫症、急性胃肠炎、急性菌痢、食物中毒、急性胰腺炎的报道。

（5）镇静抗抑郁药。减轻焦虑，消除抑郁，对功能性腹痛病人治疗有利，如利眠宁、丁螺旋酮、阿米替林、丙咪嗪等。

（6）抗胆碱药。能阻滞胆碱能受体，可缓解胃肠绞痛，对输尿管和膀胱逼尿肌也有解痉作用，如普鲁本辛、双环胺等。

（7）阿片类药物。对于肿瘤晚期引起的慢性腹痛，诊断明确以后，要对疼痛进行评估评分，合理滴定及剂量转化，遵循 WHO 三阶梯止痛原则，以口服为主，采用缓控释制剂，如吗啡缓释片、羟考酮缓释片等，不能口服时可以使用透皮贴剂、直肠给药或镇痛泵等。派替啶虽然镇痛效果好，但其主要代谢产物去甲哌替啶能引起中枢神经系统兴奋，导致烦躁、易激惹、失眠及成瘾，不作为慢性止痛药物使用。

（8）其他。还可选用电刺激、针灸、提高痛阈等方法，以缓解腹痛。对诊断明确者，可施行必要的手术治疗，对诊断未明确者，可进行手术探查。

2. 中医治疗

祖国医学治疗腹痛多以“通”字立法。但“通”法不是单纯地攻下通利。凡降逆、升提、理气、和血、温中、补虚等，使气血调和者，都在“通”法之列。临床常以寒、热、虚、实，在气、在血、在脏、在腑论治。

（1）寒邪内阻。

症状：腹痛暴作，得温痛减，遇寒加重，口淡不渴，小便清利，大便溏薄，舌苔白腻，脉沉紧。

治法：温中散寒。

方药：良附丸合正气天香散加减。

（2）湿热壅滞。

症状：腹痛拒按，大便秘结或澹滞不爽，口渴喜冷饮，自汗，小便黄热，舌苔厚腻而黄，脉滑数。

治法：泄热通腑。

方药：大承气汤加减。

（3）脾胃虚寒。

症状：腹部隐隐作痛，时作时止，喜温喜按，饥饿劳累后加重，神疲气短，怯寒倦怠，大便溏薄，舌淡苔白，脉沉细。

治法：温中补虚，和中缓急。

方药：小建中汤加减。

（4）饮食积滞。

症状：脘腹胀满疼痛，恶食，嗳腐吞酸，腹痛欲泻，泻后痛减，或大便秘结，舌苔腻，脉滑实。

治法：消食导滞。

方药：保和丸、枳实导滞丸加减。

（5）气滞血瘀。

症状：以气滞为主者，脘腹胀痛，与情志有关，痛无定处，痛引少腹，得吸气或矢气则胀痛酌减，脉弦，苔薄；以血瘀为主者，痛势较剧，固定不移，夜间加重，舌质紫黯有瘀斑，脉弦涩。

治法：疏肝理气，活血化瘀。

方药：以气滞为主者予柴胡疏肝散加减；以血瘀为主者予以少腹逐瘀汤加减。

五、腹泻

腹泻是指排便次数多于平时，粪便量增加变稀，含水量增加，有时可伴脂肪增多、不消化食物、黏液、脓血及脱落的肠黏膜等。

正常人每日排便一次，或隔2~3日1次，或每日2~3次不等，只要每日排水量不超过200毫升，且大便成形，就不应视为异常。腹泻可根据病程分为急性腹泻与慢性腹泻。腹泻时间不超过2个月者为急性腹泻，否则为慢性腹泻。腹泻的病人往往伴有肠痉挛所致的腹痛。

腹泻属祖国医学“泄泻”“痢疾”“霍乱”“湿泻”等病范畴。

（一）病因病理

肠道每日可以吸收大量的水分，进入肠道的水有两个来源，一为内生水，系消化器官分泌到肠道中的消化液，共约7000毫升；一为摄入水，每人每日大约要自体外摄入水2000毫升左右。水分的吸收在空肠约4500毫升，回肠约3500毫升，结肠约900毫升。因此，每日粪便排出的水量约100毫升左右。腹泻主要由于大肠的蠕动、分泌与吸收功能的失调而导致。

腹泻根据发病机理可分为以下几种。

1. 高渗性腹泻

水在肠道内以扩散的方式在肠道绒毛上皮被吸收，而后转入血液。因此，肠道内渗透压对水的吸收起关键性作用。当水溶性物质吸收障碍，肠道内有不吸收的溶质，肠腔内渗透压增高，水分不能被吸收，肠容积增大，肠道扩张，肠端动加速而发生腹泻。如口服不易吸收的物质如硫酸镁、芒硝、山梨醇、甘露醇等渗透性泻剂，就会发生腹泻。此外乳糖酶缺乏症引起的腹泻，在我国成人较易见到。乳糖酶系小肠黏膜上皮的一种酶，它可使乳糖分解为半乳糖及葡萄糖被小肠吸收，如乳糖酶缺乏，食入的乳糖不能被小肠分解吸收，肠道内呈高渗状态，会导致腹泻。故有些成人喝牛奶后易于引起腹泻。高渗性腹泻的特点是大多数病人禁食或停药后腹泻停止，粪中可含有未经消化吸收的药物或食物，粪便有泡沫、异臭，肠内容物渗透压高，每日排出便量不超过1000毫升，多不伴腹痛。如因胃、胰腺、肝胆系统疾病引起的消化不良，胃酸、促胰泌素、胰液、胆汁分泌减少，使食物中的蛋白质、脂肪、淀粉的消化发生障碍，未经消化的营养物质不能被吸收而产生腹泻均为高渗性腹泻。肠道吸收功能障碍引起的吸收不良综合征，也属于渗透性腹泻。如热带吸收不良综合征，与营养缺乏及肠道细菌感染有关，临床表现为脂肪泻；非热带吸收不良综合征（又称成人乳糜泻），发病原因是先天缺少一种酶，不能分解麸质中的醇溶麸蛋白，也可能是免疫反应异常。对脂肪吸收障碍，发生脂肪泻、营养不良。肠系膜淋巴管梗阻，使脂肪经消化、吸收后不能通过肠系膜淋巴管进入血液，可发生脂肪泻，如淋巴瘤等。

2. 渗出性腹泻

由于消化道内炎症、溃疡、肿瘤浸润，病变部位的血管、淋巴、黏膜受到损害，局部血管通透性增加，蛋白、血液渗出及黏液分泌增加，进入肠道而发生腹泻。其中感染性者常见于痢疾、肠炎、肠结核等。非感染性者有炎症性肠病、缺血性结肠炎、烟酸缺乏症、结肠癌等。渗出性腹泻不论是否有感染，因肠道都有水肿、渗出等炎症改变，所以粪便可见黏液、脓、血。若病变在小肠，而且出血量不多，可因红细胞在肠道内被破坏而不被肉眼所见，但当出血量大则为血水样便。在升结肠病变发生出血时，因此处肠腔内容物很稀，故脓血与粪便均匀混合。在左半结肠病变时，则脓血或黏液多附在粪便的表面。若病变在直肠，则有里急后重。渗出性腹泻多伴有严重的腹痛，可伴发热。

3. 分泌性腹泻

由于分泌增加超过吸收能力而导致的腹泻。肠黏膜的隐窝细胞为分泌细胞，分泌性腹泻主要在小肠，特别是空肠，分泌大量电解质，继而水分增加，肠腔内容积增大，肠蠕动加速发生腹泻。其中感染性常见于霍乱、弯曲杆菌、致病性大肠杆菌、沙门氏菌属等。非感染性常见心力衰竭、肝硬化门脉压升高、缩窄性心包炎。此类疾病是因肠道静脉压升高，细胞外液容量增大而致。也有发生于有分泌激素或其他物质功能的肿瘤，如胃泌素瘤、胰性霍乱综合征、类癌综合征、结肠和直肠的绒毛腺瘤等。左半结肠癌时因分泌的水不能被吸收而发生腹泻。分泌性腹泻特点是大量水样便，一日可达数升，一般大于1000毫升，大便中含有大量电解质；粪中不含脓血；禁食不减少腹泻，也不增加腹泻；一般不伴有腹痛。

4. 运动性腹泻

由于肠蠕动增快，影响消化与吸收而发生的腹泻。如神经性腹泻、结肠易激综合征、甲状腺功能亢进、肠假性梗阻、糖尿病性胃肠道病变，普萘洛尔、奎尼丁因可改变肠道正常肌电控制也可引起运动性腹泻。肠道运动功能紊乱引起的腹泻常伴有腹痛，肠鸣音亢进，粪便较稀或水样，无渗出物。

5. 小肠吸收面积减少

因小肠被大部切除所致的腹泻。如前文所述，空肠每日吸收水分约4500毫升，回肠吸收水分约3500毫升。如因手术将大部分小肠切除，会因小肠吸收面积减少，不能充分吸收水分，而使大量水分进入结肠。结肠每日最大吸收水量为2500毫升，进入结肠的水分超过其吸收能力，粪便中水分增加，会引起腹泻。若结肠吸收功能不良或结肠分泌增加，也可能发生腹泻。

祖国医学认为腹泻的病因有感受外邪，饮食所伤，情志失调及脏腑虚弱等，但关键在于脾胃的功能障碍。病变在脾胃与大小肠、肝、肾有关。①感受外邪。以暑、湿、寒、热较为常见，尤以湿邪最为多见。外来湿邪困阻脾土，脾失健运，水谷混杂而下，以致发生腹泻。②饮食所伤。饮食不洁或不节，损伤脾胃，致运化失职，水谷精华不能吸收，反停为湿滞，发生腹泻。③情志失调。因情志失调，忧郁恼怒，精神紧张，以致肝气失于疏泄，横逆乘脾犯胃，而成腹泻。④脾胃虚弱。长期饮食失调、劳倦内伤，久病脾胃虚弱，运化、受纳失常，谷反成滞，清浊不分遂成腹泻。⑤命门火衰，年老体弱，久病之后，命门火衰，不能温煦脾土，运化失常，而肾为胃关，肾阳不足，关闭不密则大便泄下。

（二）诊断

1. 临床资料

询问病史应注意流行病学，年龄，起病的缓急，病程的长短，与饮食的关系，腹泻的特征，严重程度，大便的次数、气味、量、性状，有无伴见症状，以往有无类似病史，有无长期使用抗生素史，有无肾炎、慢性胰腺炎、甲亢等病史。

腹泻的诊断，应首先重视流行病学调查。急性细菌性痢疾、霍乱等疾病，常有明显接触史和不洁饮食史。集体暴发的，或同席多人在短期内先后发生腹泻，多由于细菌性食物中毒、化学毒物中毒或其他食物中毒。年龄在诊断时也很重要，如婴幼儿容易因消化不良而引起腹泻。年轻人患慢性腹泻者，多见于炎症性病变。而老年人则应考虑结肠癌、缺血性结肠炎等。

急性起病者，常见于细菌性食物中毒，急性病毒性肠炎，细菌性痢疾，霍乱，金黄色葡萄球菌性肠炎，伪膜性肠炎，白色念珠菌性肠炎，急性阿米巴痢疾，急性血吸虫病，急性出血性坏死性肠炎，急性局限性肠炎，消化不良，急性植物、动物、药物、化学毒剂中毒，以及全身性疾病所致的急性腹泻如急性全身性感染、过敏性紫斑、变态反应性胃肠病、尿毒症、甲状腺危象、慢性肾上腺皮质功能减退危象等。

慢性起病者，常见于慢性痢疾、肠结核、肠菌群失调、肠寄生虫病、局限性肠炎、慢性结肠炎、肠肿瘤、肠吸收功能障碍、胃源和胰源性慢性腹泻、肝胆疾病所致的慢性腹泻以及全身疾病引起的慢性腹泻，如甲亢、慢性肾上腺皮质功能减退症、垂体前叶功能减退症、甲状腺功能减退症、糖尿病、类癌综合征、水电解质失衡、尿毒症、糙皮病、药物及食物性过敏、嗜酸粒细胞性胃肠炎、放射性肠炎、低丙种球蛋白血症、免疫球蛋白 A 重链病、硬皮病、痉挛性结肠和神经功能性腹泻。

腹泻的某些特点与诊断有很大关系。如因便意而致晨起者，多见于器质性肠道疾病，而肠易激综合征则夜间无腹泻；腹泻与便秘交替出现者，常见于肠结核、肠易激综合征、结肠不完全梗阻等；排便每日超过 10 次以上量多者，多为炎症性肠道疾患或分泌性腹泻；在 10 次以上，但排便量少者，见于痢疾、溃疡性结肠炎、克隆病、直肠病、盆腔肿瘤侵犯直肠等；餐后立即发生腹泻者，见于肠易激综合征、肠结核；餐后 2～24 小时发生急性腹泻，且集体发病，见于食物中毒；食某些食物后即发生腹泻，提示食物过敏；禁食后腹泻停止，见于渗透性腹泻。

粪便的性状对腹泻的病因诊断可提供线索。如大便中有血液，提示黏膜溃疡或糜烂，大便中有白细胞提示结肠或远端回肠有炎症，海水样便或蛋花汤样便见于伪膜性肠炎，绿水样便见于小儿肠毒性大肠杆菌肠炎，白陶土样便见于脂肪泻，洗肉水样便见于嗜盐杆菌性肠炎，米泔水样便可见于霍乱及急性砷中毒，腥臭血水样便见于急性出血性坏死性肠炎，脓血便见于痢疾、慢性非特异性溃疡性结肠炎、结肠癌、血吸虫病，黏液便见于肠易激综合征、结肠绒毛瘤。水样便见于肠毒性大肠杆菌、金葡菌食物中毒、胃泌素瘤。粪便酸臭见于乳糖酶缺乏症、脂肪泻、烟酸缺乏症。

腹泻的伴随症状亦可协助诊断。如伴有高烧者常见于急性痢疾、急性出血性坏死性肠炎、伤寒、淋巴瘤、结肠癌；伴有慢性低烧者常见于肠结核、克隆病、霉菌性肠炎、慢性非特异性溃疡性结肠炎；伴里急后重症病变在直肠；伴下腹痛多见于结肠腹泻；脐周绞痛、肠鸣音亢进多见于小肠腹泻。皮肤改变也很有临床意义，如食物过敏者常伴荨麻疹，类癌综合征可有皮肤潮红，色素沉着可见于阿狄森病、非热带吸收不良综合征，结节红斑者见于慢性结肠炎、肠结核，伴有明显消瘦者常见于甲亢、肠道恶性肿瘤、吸收及消化不良、各种原因引起的分泌性腹泻等。

体格检查应注意病人是否有脱水征以及有无舌炎、口角炎，甲状腺、浅表淋巴结是否肿大，皮肤有无色素沉着，腹部是否有肿物，肝、脾是否肿大，肠鸣音是否亢进。

2. 辅助检查

实验室检查中粪便常规检查与培养，对腹泻病人非常重要。粪便中若有坏死组织，应做病理检查。针对病人的具体情况，可做其他必要的检查，如血红蛋白、二氧化碳结合力、电解质、肝功、肾功等。

辅助检查可做吸收功能检查、胃肠 X 线钡造影、B 超、CT、内窥镜。

（三）治疗

腹泻患者应低纤维饮食，但要注意维生素量要充足，及时纠正水、电解质和酸碱失衡。出现营养不良时补充足够的营养物质，治疗通常需要静脉补充液体。病因治疗是治疗的重点。对感染引起的或寄生虫病引起的腹泻，要进行抗病原体治疗。胆汁瘀积症和肠壁淋巴阻塞性腹泻，可用中链甘油三酯代替一般脂肪。当回肠切除在 90 厘米以内，引起短肠综合征者，每天给胆酪胺 8～12 克或氢氧化铝凝胶 45～60 毫升，以控制由于胆盐吸收障碍引起的腹泻。分泌性腹泻可给含钠的葡萄糖液体而达到补充体液的目的。由于血管活性肠肽瘤及类癌综合征引起的腹泻，可用奥曲肽皮下注射，减少瘤体分泌促进肠分泌因子以达到控制腹泻的目的。乳糖酶缺陷时给无乳糖饮食。对乳糜泻患者给免麦胶或谷胶饮食。肿瘤患者宜早期手术治疗。

对排便太频或已引起明显的水、电解质紊乱者，可以用止泻药，但应尽量避免使用可引起药瘾性的药物，必要时也只限短时间服用。在诊断不明时止泻药一定要慎重，不能因症状控制而放弃对原发病的诊断、处理。传统止泻药有鞣酸蛋白、次碳酸秘、活性炭、复方樟脑酊、可待因。较新的药有易蒙停、思密达。

腹泻在祖国医学中属“泄泻”“痢疾”“霍乱”等范畴，在此仅以“泄泻”为例。

泄泻有暴、久之分，急性者多由实邪所致，属实证，治以祛邪为主。此类病人虽起病急暴，但常于数日内得到控制。慢性者内伤为主，多见于脾胃肾虚弱或肝脾不和，或急性泄泻失治、误治，损伤脾胃迁延不愈所致，多属虚证，治以扶正为主。治疗时应注意：初起者不可骤用补涩，以免固闭邪气；久泻不止者不可分利太过，以免重伤阴液。此外应注意饮食，禁食生冷荤腥油腻等物。

1. 寒湿伤脾

症状：大便清稀或如水样，腹痛肠鸣，脘腹胀闷，不思饮食，或伴有恶寒发热等表证。舌苔薄白，脉濡缓。

治法：散寒解表，芳香化浊。

方药：藿香正气散加减。

2. 湿热下注

症状：大便急迫而下，或泻下不爽，粪便黄褐色，腹痛肠鸣，肛门灼热，口渴烦热，小便短赤，苔黄腻，脉濡数或滑数。

治法：清热利湿。

方药：葛根芩连汤加减。

3. 脾胃虚弱

症状：大便时溏时泻，水谷不化，饮食减少，脘腹胀闷，稍进油腻之物，则大便次数增多，面色萎黄，肢倦乏力，舌苔薄白，脉细弱无力。

治法：健脾益胃。

方药：参苓白术散加减。

4. 肾阳虚衰

症状：黎明之前、腹痛肠鸣即泻，泻后则安，形寒肢冷，腰膝酸软，舌淡苔白，脉沉细。

治法：温肾健脾、固涩止泻。

方药：四神丸加味。

此外，因饮食停滞者，当消食导滞，保和丸加减；肝气乘脾者，抑肝扶脾，痛泻要方加减等。

六、便秘

便秘是指粪便在结肠内停留时间过久，变干、变硬不易排出而言。诊断便秘应根据排便的习惯和困难程度而定。正常人大便由1日2~3次或2~3日1次不等，只要粪便不干硬而易于排出，均属正常。如改变了习惯，延长了时间，且大便少而干硬，则为便秘。有的排便长期用力，有直肠胀感，排便不完全感也属便秘之列。

祖国医学将便秘称为大便难、大便不通、大便秘涩。便秘之病位在于大肠，系由大肠传导功能失常所致，但与肺、脾、肝、肾关系亦很密切。

（一）病因病理

结肠的功能有两种：一种为吸收功能，一种为贮存功能。在正常情况下．每天进入结肠的食糜约500~1000毫升，它们在升结肠内呈液态，在横结肠内呈半流体，在降结肠内呈固体粪便。每天约有100毫升左右的水从粪便中排出。大部分的水和电解质被近端结肠吸收，然后将食物残渣经过结肠远端推动前进。每当进食后数分钟，结肠会有一次推进性运动，也称“集团运动”。这种运动常自横结肠起，将降结肠、乙状结肠已形成的粪便向直肠推进。粪便被推入平常呈空虚状态的直肠后，会因突然的膨胀而兴奋直肠感受器，传入神经经过脊髓的排便中枢后，再向中枢神经发出冲动，于是就产生了便意。如果环境、条件许可，则通过排便中枢反射再由传出神经而引起排便动作，在一系列神经肌肉的作用下，将粪便排出体外。如果环境、条件不允许，则可有意识地控制肛门括约肌，控制粪便排出。如果人为地控制排便，几分钟后排便反射自行消失。直到下一次“集团运动”出现，排便反射才重新出现。所以，正常排便需要有一定的条件：①胃肠道的消化、吸收、蠕动正常，无梗阻现象。如果胃肠道的蠕动减慢、肠道平滑肌张力减低或发生痉挛均不利粪便的排出。有梗阻时，胃肠内容物不能正常通过，滞留在胃肠则易发生便秘。②食欲正常，能进食足够的食物纤维及水分。饮食量如果太少，食入的食物纤维不足，食物在肠管内通过的速度减慢则引起便秘。纤维素对肠管的运动有重要作用，在正常情况下，每克纤维素能增加粪便量约12~20克。在脱水和饮水过少时，粪便干燥、坚硬，也可引起便秘。③排便反射通路正常，腹肌、膈肌、提肛肌等有足够的力量协助排便动作，肛门排便正常。④结肠应激性正常。正常情况下，结肠内容物可刺激肠黏膜，引起结肠蠕动。当结肠应激性减退，虽有粪便进入直肠，并不能引起便意及排便动作而引起便秘。

常见的引起便秘的原因有：①器质性疾病引起的便秘。如肿瘤、肠梗阻、结肠憩室炎、肠结核、阿米巴肠病、克隆病、溃疡性结肠炎、肠黏连、先天性巨结肠症、硬皮病、肛周脓肿、肛裂、痔疮、甲状旁腺亢进、甲减、垂体前叶功能减退、尿崩症失水、高热、糖尿病并发神经病变时、老年人、多次妊娠、严重的营养不良、截瘫、多发性神经根炎以及吗啡、阿片等药物。铅中毒引起肠痉挛也能导致便秘。②功能性便秘。常见于进食过少或过于精细、精神因素、长途旅行改变生活规律、滥用泻药、肠易激综合征引起的痉挛性便秘等。

祖国医学认为，便秘的病变主要在大肠，又与肺、肝、脾、肾等脏器密切相关。肺与大肠相表里，肺气宣降正常，则大肠的传导功能正常，如肺之燥热移于大肠，则可导致便秘；脾主运化，脾虚运化乏力，则糟粕内停，大便难以排出；肝气不疏，气机不畅，或气郁化火伤津，亦可使肠道失润而成秘结；肾藏元阴元阳，肾虚精亏，津少肠涩；肾阳不足，命门火衰则可致阴寒凝结，均可使大肠传导失职，引起便秘。一般导致便秘常见的原因有热盛伤津，气机郁滞，气血虚衰，阴寒凝结等。

（二）诊断

1. 临床资料

应注意便秘病人的年龄，便秘发生的缓急，病程的长短，饮食习惯，排便习惯，工作、精神是否紧张，有无食欲不振、腹痛、便血、苍白、消瘦等。

一般来讲，从婴儿起就发生严重的腹胀、便秘，多为先天性巨结肠；儿童的便秘多为消化不良、发热的并发症；老年人近期发生进行性加重的便秘，应考虑肿瘤的可能。急性便秘多见于肠梗阻、肠套叠、急性腹膜炎等疾病。慢性便秘多与精神因素、饮食习惯、排便习惯有关。

体格检查不应遗漏一般检查，以发现由全身疾病引起便秘的原发病表现。此外重点在于腹部检查。如系幽门梗阻引起的便秘，则上腹部膨隆，可见胃型及胃蠕动波，有振水音。如系肠梗阻引起的便秘，则腹部可见肠型及肠蠕动波，肠鸣音亢进。肠麻痹时则肠鸣音消失。便秘时有时可在横结肠、降结肠、乙状结肠触到粪块。应留心与肠道肿瘤、结肠痉挛相鉴别，可以清洁灌肠、排便后再检查，如是粪便，腹部检查可见粪块消失；如是肿瘤，则依然存在，且形态不变；如是结肠痉挛，触到的结肠似光滑的腊肠状，移动度大，按压时间较久则自动消失；若为炎症包块则压痛明显。

2. 辅助检查

首先是病因检查，以尽快明确诊断。粪便检查也很重要。先做粪便的外形观察；直肠便秘时，粪便粗大、坚硬，表面可附有黏液；结肠便秘时粪便呈球状；痉挛性便秘时大便呈羊粪状。应做大便潜血试验、常规检查。直肠指诊有助于发现直肠癌、痔、肛裂、炎症、狭窄以及外来压迫、肛门括约肌痉挛等，如系结肠便秘则直肠空虚。还可以根据情况选择直肠感觉测定、球囊通出试验、肛管压力测定、胃肠X线检查、B超、CT、核磁共振、纤维内窥镜等。

（三）治疗

明确病因，针对病因解决便秘十分重要。对于中老年人的便秘，需认真检查，除外结肠癌。对单纯性便秘的病人应调整饮食结构，多食蔬菜，增加纤维素摄入，多饮水，多运动，加强腹肌、肠肌、提肛肌的肌力锻炼，多散步、腹部按摩，养成定时排便习惯，保持情绪稳定。

对便秘严重者，可选择泻药。泻药又可分为以下几种：①容积性泻药：琼脂、甲基纤维素等。②润滑性泻药：甘油、液体石蜡、香油等。③高渗性泻药：硫酸镁、氧化镁、山梨醇、乳果糖等。④刺激性泻药：蓖麻油、番泻叶、大黄、通便灵等。⑤软化性泻药：二辛基硫酸琥珀酸钠等。⑥灌肠和栓剂的使用。⑦胃肠动力药：莫沙必利等。

补充肠道益生菌，改善肠道微环境，也是重要的治疗慢性便秘手段之一。

祖国医学认为，便秘是由多种病因引起的，应根据发病原因和临床表现分辨虚实论治，不能机械地一概用泻下之法。

1. 热秘

症状：大便秘结，面赤身热，口臭口干，腹胀而痛，小便黄赤，舌质红、苔黄厚腻，脉滑数。

治法：清热润肠。

方药：麻子仁丸加减。

2. 气秘

症状：大便秘结，涩滞不畅，胸闷嗳气，食少纳呆，舌苔薄腻，脉弦。

治法：顺气行滞。

方药：六磨汤加减。

3. 气虚

症状：虽有便意，临厕努挣乏力，汗出气短，便后疲乏，大便并不干硬，舌淡嫩、苔薄，脉沉弱无力。

治法：益气润肠。

方药：黄芪汤加减。

4. 血虚

症状：大便秘结，头晕目眩，面色不华，心悸不寐，舌质淡红、苔薄白，脉细。

治法：养血润燥。

方药：四物汤合增液汤加减。

5. 冷秘

症状：大便艰涩，排出困难，腹中冷，四肢不温，小便清长，舌淡苔白，脉沉。

治法：温阳通便。

方药：济川煎加减。

七、呕血

呕血是由上消化道疾病（指屈氏韧带以上部位的器官如食管、胃、十二指肠、胃空肠吻合术后的空肠、胰腺、胆道疾病）或全身性疾病所致的上消化道出血，血液经胃自口腔呕出。祖国医学称呕血为“吐血”，以经口吐出或呕出，血色鲜红或紫黯，伴有食物残渣为临床特征。吐血部分病例有胃脘痛史。多由胃热壅盛、肝火犯胃、气不摄血、胃气上逆、损伤胃络所致。

（一）病因病理

引起呕血的原因很多，常见的有食管与胃底静脉曲张破裂、食管炎、食管憩室炎、食管溃疡、食管癌、食管异物、食管贲门黏膜撕裂综合征、胃及十二指肠溃疡、胃炎、胃癌、胃黏膜脱垂症、胃动脉硬化、十二指肠憩室、十二指肠炎、胆道疾病、胰腺癌、壶腹周围癌、胃肠道血管瘤以及药物所致，如肾上腺皮质激素、水杨酸制剂、抗生素等可致消化道出血。全身性疾病如血液病、尿毒症、应激性溃疡、心血管疾病、结缔组织疾病、钩端螺旋体病等。呕血以消化性溃疡最为常见，其次为急性胃黏膜损害、肝硬化食道静脉曲张及胃癌。

食管及胃部疾病引起的呕血，多是因为静脉曲张、溃疡、肿瘤、黏膜撕裂等原因。胆道出血临床较罕见，可因胆道手术后、感染、结石等引发。胰腺疾病引起呕血的原因可能是由于胰腺的炎症、肿瘤肿大压迫脾静脉、发生脾静脉血栓，血栓发展累及门静脉造成门静脉高压，食管下端静脉曲张破裂出血，也可由肿瘤侵犯胃或十二指肠后溃烂出血。全身性疾病多由于血小板功能减退或数量减少、出凝血机制紊乱而引起呕血。应激性溃疡、服药后引起的呕血，则大多是急性胃黏膜损伤所引起。

祖国医学认为吐血病位在胃。胃为水谷之海，多气多血之腑，若因外邪犯胃或胃本虚弱，或因他脏影响，均可使胃络受伤而吐血。吐血的病因病机，主要有如下几个方面：①胃热壅盛：平素嗜食辛辣炙煿之品而致燥热结于胃腑，胃火内炽，扰动血络而血外溢；或因饮酒过度，酒热壮胃而致吐血。②情志内伤，肝火犯胃，火扰血动，气逆而升以致吐血。③劳倦内伤，脾气虚弱，脾虚则血失统摄，血溢脉外，上逆而吐血；或因脾胃素虚，又因贪食生冷，寒郁中宫，胃气大伤，脾气亏虚，统摄无权，血溢胃腑，上逆而吐。此外，暴饮暴食，可致食滞胃腑，化热化火损伤胃络，亦可导致吐血。

（二）诊断

1. 临床资料

详细询问病史十分重要。要注意此次呕血有无诱因，以往有无呕血史；呕血前有无恶心、腹胀、腹痛、胃灼热、反酸、吞咽困难；呕血时血中有无食物残渣及呕血的量、次数、色泽；呕血后是否伴头晕、心悸、四肢冷、汗出、昏迷；既往有无肝炎、溃疡病、胃炎、血液系统疾病、肾衰及嗜酒、长期服药史。

详细询问病史及临床症状，有助于病因的诊断。呕血之前，常有上腹痛及恶心，呕吐物多为暗红色、咖啡色、混有食物残渣，呈酸性，呕血后伴有黑便；食管静脉曲张破裂出血往往突然发作，血色鲜红、涌吐而出，多见于食管癌、食管溃疡；由反复恶心呕吐而致呕血，是食管黏膜撕裂征的特点；有肝炎、肝硬化、脾大病史，则有助于食管及胃底静脉曲张破裂出血的诊断；多年来慢性上腹疼痛，或有溃疡病病史，提示出血可能来自胃、十二指肠溃疡，如呕血反复发生并进行性加重，则提示可能是胃癌；长期服用大量糖皮质激素、水杨酸制剂及应激性溃疡引起的呕血，往往突然发生，出血量大，甚至致死。

首先了解呕吐物、大便的颜色及血压、心率、血红蛋白含量、尿量，对判断出血量的多少及部位有很大帮助。当胃内出血积存约 300 毫升左右时，可发生恶心、呕血。呕血的性状主要决定于出血的量与在胃内停留的时间。出血量少、在胃内停留时间较长，由于胃酸的作用，呕血呈棕黑色、咖啡渣样。在进餐后呕血可伴有食物残渣。反之，若短时间内大量出血，则呕血呈鲜红色或暗红色。其次是出血的部位，食管或胃体上部的出血、呕血多为红色；胃内出血则多为咖啡色。

上消化道出血 25 毫升时，粪便隐血试验可呈阳性反应；当出血量达 50 毫升以上时，则可表现为黑便，这时因为血中血红蛋白的铁与肠中硫化物结合成为硫化铁，大便呈柏油样。呕血时粪便的颜色主要决定于出血量及血液在肠道停留的时间，其次是出血位置的高低。一般来讲，幽门以下出血常引起黑便，幽门以上出血则往往兼有呕血。如幽门以下部位出血量多，血液反流入胃，也可引起呕血。而幽门以上出血量少，血液在胃内不引起呕吐反射，则全部血液流入肠内由肛门排出。可有黑便而无呕血，但呕血者则都有黑便。大量上消化道出血 4 小时后即可排出赤便，如出血量大，肠蠕动过快则出现暗红色或鲜红色血便。这时表明上消化道出血至少有 500~1000 毫升的快速出血。既往有上消化道出血的病人，可因进食大量动物血、活性炭、某些中草药、铁剂、铋剂而出现黑便，须注意与出血相鉴别。

对出血量的估计，还应注意对血压、心率、神志改变、尿量及血红蛋白含量的观察。一般反复多次小量的慢性出血，仅可引起贫血症状，如头晕、头痛、耳鸣、乏力、心悸、食欲不振等。而短时间大量出血，可引起急性循环衰竭，一般病人都会有软弱、乏力、眩晕、眼花、苍白、手足厥冷、出冷汗、心悸不安、脉搏细数，甚至昏倒等急性循环衰竭症状。少数病人可出现躁动、谵妄等精神症状。如失血量达到总量的 35%~45%，心输出量及血压则接近于 0。一般来说，当一次出血在 500 毫升以内时，病人血压，心率无明显变化，坐位与卧位的血压、脉搏无明显差别，血红蛋白偏低，活动时有乏力、头晕；一次出血在500毫升以上，部分病人坐位时血压、心率有变化，平卧位时正常，病人有头晕、眼黑、心悸；一次出血在1000毫升左右时，出现轻度休克，心率达100次/分，血压下降，收缩压降至90毫米汞柱左右，这时平卧位血压也下降、心率增快，坐位时更加明显，尿少。血红蛋白在70～100g/L之间，病人可有一时性晕厥，口渴，面色苍白，四肢厥冷，出冷汗；一次出血在1500毫升左右，可出现中度出血性休克，心率达100～120次/分，收缩压为70～60毫米汞柱，静脉下陷，尿量很少，血红蛋白小于70克/升，病人表现为淡漠、严重口渴、面色苍白、末梢紫绀；一次出血在2000毫升以上可出现危险的重度出血性休克，心率可达120次/分以上，收缩压在60毫米汞柱以下，无尿、血红蛋白小于50克/升。病人表现为意识模糊甚至昏迷，皮肤呈花斑样，呼吸困难。所以说，当急性大出血血容量减少时，首先出现的临床表现是心率加快。心率加快是急性大出血时最敏感的指征。但也应注意原有冠心病、病窦的病人，心率可无明显变化，临床应注意鉴别。其次是血压下降，但原来患有高血压病的病人，注意不要将已经下降的血压误认为是血压正常。如果大出血的病人，卧位与坐位的血压相差超过10毫米汞柱、心率相差超过20次/分，此时提示出血量可能超过1000毫升。大出血时血红蛋白的动态监测也很重要。一次大量出血后约1小时，血红蛋白即开始下降，但血液被充分地稀释约需要24～48小时，所以需要连续测定血红蛋白含量，以估计出血量。一般来讲，每丢失300毫升血液，血红蛋白下降10克/升。此外，当肾功能正常时，尿素氮的测定有助于对出血量的估计。血液滞留在肠道，被消化吸收，血尿素氮会升高。

临床判断出血是否停止，不应只凭黑便来估计，可考虑下列情况：①对胃部出血的病人下胃管或三腔管，以盐水洗胃持续吸引，若仍有血液，说明出血未止。②反复呕血或黑便次数增加，肠鸣音亢进，呕吐物或大便颜色由黑变红，说明仍有活动性出血。③周围循环衰竭症状，经足够的扩容一度好转又恶化，或无明显缓解者，说明出血未止。④肾功能正常情况下，大出血之后血尿素氮升高，2～3天后仍不下降反升高者，说明出血未止。⑤血红蛋白继续下降。⑥心率、血压未达正常，患者需卧位才不头晕，均说明出血未止。

体格检查：应特别注意生命体征的监测。注意皮肤黏膜是否苍白，有无出血、黄染、皮疹、蜘蛛痣、肝掌，神志是否有改变，口腔、鼻、咽部有无血痕及损伤，浅表淋巴结是否肿大，胸骨是否有压痛，腹壁静脉是否怒张，颜面、四肢是否水肿，肝、脾是否肿大，腹部有无肿物及腹水征是否阳性。

2. 辅助检查

（1）内镜检查：内镜检查是消化道出血定位、定性诊断的首选方法，其诊断正确率达80%~94%，可解决90%以上消化道出血的病因诊断。胃镜检查可在直视下观察食管、胃、十二指肠球部甚至降部，从而判断出血的部位、病因及出血情况。一般主张在出血24~48小时内进行胃镜检查，称急诊胃镜。急诊胃镜最好在补足血容量、纠正休克、生命体征平稳后进行。急诊胃镜尚可进行内镜下止血治疗。

（2）实验室检查：血、尿、粪常规，粪隐血试验，血型，凝血常规，尿素氮，肝、肾功能等。

（3）其他检查：如不适合行胃镜检查，可考虑X线钡餐造影、肠系膜动脉造影、胶囊内镜等检查，以尽快明确出血原因及部位。

（三）治疗

1. 西医治疗

呕血的处理原则应是迅速恢复有效循环血量，适当有效地止血；根治病因，以防再出血。

（1）一般治疗：应卧床休息，保持呼吸道通畅，避免呕血时吸入血液引起窒息。活动性出血期间应禁食。严密观察心率、血压等生命体征，及时复查血常规及血尿素氮。

（2）积极补充血容量：失血性休克的紧急处理以扩容为主。立即查血型和配血，及时建立有效的静脉输液通道，尽快补充血容量。如情况紧急，不能立即输血，可选用平衡液或葡萄糖盐水，一般失血的病人血红蛋白低于70克/升就应立即输血，及时评估贫血改善情况。

（3）止血：①抑制胃酸分泌。对溃疡病及急性胃黏膜损害引起出血的治疗，在最初24~72小时内尽量保持胃内pH大于6，静脉给予质子泵抑制剂如奥美拉唑、H2受体拮抗剂如雷尼替丁等是较好选择。②生长抑素及其拟似物。这类药物通过收缩内脏血管和减少内脏血流量来控制急性出血。止血效果肯定，短期使用几乎没有严重不良反应。③经内镜止血。可通过局部注射药物或用高频电灼、激光、微波或上止血夹等。对于门脉高压症所致的食管胃底静脉曲张破裂出血，内镜直视下注射硬化剂或组织黏合剂或皮圈套扎曲张静脉，不但能达到止血目的，而且可有效防治早期再出血，是目前重要手段。④手术。对病因已明确、内科综合抢救无效者应果断手术治疗。对病因不明确、出血不止、输血 800～1000 毫升仍不能维持血压者，应考虑手术探查。

2. 中医治疗

祖国医学认为，治疗血证，当以止血、消瘀、宁血、补血为法。吐血一证，无论初发或是久病，均可见卒然大吐血而致气随血脱者，此当急则治其标、速以益气固脱之法治之，待病情稳定，再随证治之。

（1）胃中积热

症状：脘腹胀闷，甚则作痛，吐血鲜红或紫黯，或夹有食物残渣，口臭便秘，大便色黑，舌红、苔黄腻，脉滑数。

治法：清胃泻火，化瘀止血。

方药：泻心汤合十灰散加减。

（2）肝火犯胃

症状：吐血量多，色鲜红或紫黯，口苦胁痛，心烦易怒，寐少梦多，舌质红绛，脉弦数。

治法：泻肝清胃，凉血止血。

方药：龙胆泻肝汤加减。

（3）气虚血溢

症状：吐血缠绵不止，时轻时重，血色黯淡，食少纳呆，神疲乏力，心悸气短，面色苍白，舌质淡，脉细弱。

治法：补中健脾、益气摄血。

方药：归脾汤加减。

八、便血

便血是指血液自肛门排出。大便带血，或全为血便，色鲜红、暗红或柏油样，通称为便血。这里主要指出血部位在屈氏韧带以下的肠道。上消化道出血也会出现便血，已在呕血中述及，不在此赘述。

祖国医学认为，凡血自大便而下，或在便前，或单纯出血，或血便混杂，均称便血，又名“血便”“下血”“泻血”等。便血的发生多由胃肠脉络受损而血液下渗肠道所致。

（一）病因病理

引起便血的原因很复杂，有炎症病变、血管病变、结核、肿瘤、先天性疾病、自身免疫性疾病、血液病等。常见的原因有痔、肛裂、肛疹、直肠损伤、非特异性直肠炎，直肠肿瘤、急性细菌性痢疾、阿米巴痢疾、慢性非特异性溃疡性结肠炎、结肠憩室、结肠息肉病、结肠癌、急性出血性坏死性肠炎、肠结核、局限性肠炎、肠套叠、肿瘤、血管瘤、缺血性小肠结肠炎、急性门静脉血栓形成、血液系统疾病、尿毒症、遗传性出血性毛细血管扩张症、流行性出血热、暴发型病毒性肝炎、斑疹伤寒、恙虫病、伤寒、副伤寒、败血症、副霍乱、钩端螺旋体病、回归热、钩虫病、血吸虫病、维生素 C 或维生素 K 缺乏症、细菌性食物中毒、有毒植物中毒、药物毒性作用、化学性毒物中毒。

祖国医学认为，各种原因导致血热妄行或肠中络脉损伤，络破血溢出，血溢肠中，均可导致便血。如大肠湿热，可因久卧湿地，屡犯雾露，湿浊蕴积，日久化热而成，或湿浊积热，湿热之邪下注大肠，灼伤阴络，而致便血，或因脾胃虚寒，久病劳倦，损伤脾胃。脾主统血，脾虚摄血无权，血离脉道，渗于肠间而成便血。

（二）诊断

1. 临床资抖

详细的病史，对便血的病因诊断有很大帮助。要注意发病的缓急，病程的长短，是否反复发作，年龄的大小及各种伴随症状，如是否有恶心、呕吐，有无腹痛、里急后重，有无发烧、盗汗、体重下降，有无贫血症状及其他部位的出血等。大便的量、颜色、次数及血液是否与粪便混合。

便血的颜色取决于消化道出血的部位、出血量和在肠道停留的时间。小肠出血时，因小肠内容物为液体，故多呈水样血便，如血液在肠道内停留时间较长，可呈柏油样大便；当出血量多，肠蠕动快则呈暗红色，甚至鲜红色稀便或紫红色血块，有的血块上有空肠黏膜环纹印迹。升结肠病变引起出血时，血多呈暗红色，与粪便相混。降结肠、乙状结肠、直肠病变出血时，由于血液在肠内停留时间较短，常呈新鲜血液附着于成形的大便表面。血在大便后滴下，与粪便不相混合者，多见于痔、肛裂，也可见于直肠息肉与直肠癌。血与粪便混合，伴有黏液者，应注意结肠癌、结肠息肉、慢性结肠炎。粪便呈脓血样，或血便伴有黏液浓液，则可能是痢疾、结肠结核、慢性结肠炎等。粪便呈果酱样脓血便，恶臭，多见于阿米巴痢疾。

下消化道出血多为小量或中等量，大量出血不多见。大量便血应考虑上消化道出血或急性出血性坏死性肠炎、肠伤寒或肠结核、回肠远端憩室溃疡等。

便血时伴见症状也很重要。伴剧烈腹痛、休克见于肠系膜血管阻塞、出血性坏死性肠炎、缺血性结肠炎、肠套叠等；伴高热见于伤寒、流行性出血热、钩端螺旋体病等；伴腹泻、便秘交替，见于肠结核；伴腹部肿块，见于结肠癌、肠套叠等；伴皮肤或其他器官出血现象者，见于血液病，维生素C、维生素K缺乏症，尿毒症，肝脏疾病等。老年人突然出现便血，应考虑到缺血性肠病及大肠癌。

查体时需注意一般情况，皮肤黏膜有无出血倾向，有无黄染、皮疹、毛细血管扩张、褐色斑，肝、脾、淋巴结是否肿大，腹部有无肿物，有无腹肌紧张、压痛、反跳痛，有无血管杂音，肠鸣音是否正常。直肠指诊对诊断原因不明的便血十分重要。注意手套上是否带有脓、黏液及血液，注意有无痔、肛裂、肛瘘、肛周触痛、肿物。大多数直肠癌可被触及。

2. 辅助检查

实验室检查：血常规、出凝血时间、凝血酶原时间、肝功、肾功、骨髓检查等。粪便常规检查，注意粪便与血液是否混合，血的颜色、量，有无黏液、脓血。隐血试验鉴别黑便的性质。

此外纤维结肠镜检查、X线钡剂造影检查、选择性动脉造影、B超、CT、核磁共振、放射性核素检查对诊断发病原因有重要帮助。

（三）治疗

应根据病人凝血机制有无缺陷来选择止血剂。治疗主要是针对病因，病因去除后便血方可止住。

祖国医学治疗便血，主要是辨证求因，审因论治。辨证时一要注意便血的颜色或性状。如便血色黑或黯，量多质稀，病位多在胃及小肠；便血色红，附在粪便表面，病位多在大肠、直肠；便血先大便而下，滴沥鲜红，病位多在直肠、肛门。二要辨别病性之寒热，要四诊合参，兼证、舌脉并识之。

1. 肠道湿热

症状：便血鲜红，或先血后便，大便不畅，或溏而不爽，或伴腹痛，舌苔黄腻，脉濡数。

治法：清化湿热，凉血止血。

方药：赤小豆当归散合地榆散加减。

2. 脾胃虚寒

症状：便血紫黯，甚则色黑，或先便后血，或血便混合，腹痛隐隐，喜温喜按，大便溏薄，神疲微言，面色不华，舌质淡，脉细。

治法：温中健脾，养血止血。

方药：黄土汤加减。

第三节　胃肠疾病的常用检查方法

一、电子胃镜检查

（一）适应证

①各种胃病的随诊；②X 线检查发现溃疡、肿物及其他病变不能明确性质者；③急性胃出血及慢性原因不明的失血；④凡有上腹部不适怀疑胃病，经过检查不能确诊者；⑤食管癌、胃癌高危人群的普查；⑥需经内镜的治疗者。

（二）禁忌证

①严重心、肺、肝、肾等器质性疾病伴功能不全或全身状况极度衰竭不能耐受者；②严重高血压不能承受检查者；③内镜插入困难或易致危险者，如急性化脓咽炎、急性支气管炎、食管胃穿孔等；④不合作的精神病患者。

（三）并发症

电子胃镜检查虽较安全，但也有一定的并发症。尤其对老年人和危重病人，并发症包括吸入性肺炎、出血、穿孔、心律不齐及感染的传播，应提高警惕。

（四）定位法

病人的体位一般均采取左侧卧位，头部稍前倾或后仰，两腿膝部略屈曲，取下受检者活动义齿，松解领扣和腰带，放置并嘱患者轻咬口圈。若因故变换了体位如平卧位、右侧卧位或坐位时则必须注明。

胃镜插入深度：一般胃镜前端距门齿40厘米是贲门，45厘米左右为胃底部，50厘米是体部，60厘米是窦部，70厘米进入十二指肠。

镜面方向：镜面视野按钟盘分点，如3点、9点等。在视野边缘可见一三角指标代表镜面方向，位于12点处相当于小弯侧，6点处为大弯侧，9点处为前壁，3点处为后壁。

镜角位置：胃镜操作部旋钮顺时针旋转，镜头向下，即背离吸引、充气孔方向，逆时针旋转，镜头向上抬。外旋钮顺时针旋动，镜头向右弯，反之向左弯曲。

图像变化：胃内有四个定位的重要标记，分别为胃体大弯皱襞、角切迹、幽门及十二指肠上角。

（五）操作程序

1. 局麻

术前10~15分钟用2%的利多卡因或地卡因喷雾或口含麻醉，每隔1~2分钟一次，共1~2次，病人感到咽部麻木时为止。充分麻醉才能保证检查的成功。遇有敏感的病人再给肌注安定针10毫克及阿托品针0.5毫克。嘱病人左侧卧位，解开领扣及腰带，头略低向左侧，腿微曲，松弛腹壁。

2. 术前检查胃镜

插入胃镜前要检查照明、注水、注气及吸引各部分是否健全灵活。若胃镜功能完好再擦上滑润剂，准备插管。

3. 前视式胃镜插入法

前视式胃镜送入口腔后即可开始观察，镜前端与进入食管的解剖位置一致，可看到环咽肌的开放情况，开放时可顺势将胃镜送入食管，轻轻注气开始观察。食管与胃连接处的黏膜分界，犬牙交错，称齿状线。食管侧是白色，胃侧为红色，血管清楚、细小，平行排列。胃镜从食管进入胃时，镜身应轻左旋并稍向上抬镜角。进入胃腔后注气可见胃体大弯侧的纵行屈曲的皱襞和黏液池，由此可定位小弯侧及前、后壁。胃镜沿大弯皱襞顺势而下。进入45~50厘米时调整胃镜的上下角度，即可看到拱门形的胃角，圆顶向上。进到60厘米时充分注气可看胃角的正面像，如一根横梁，两端宽，中间窄，将胃分为两腔，上方为胃体，下方为胃窦，将镜角稍向下则可看到幽门，为一圆形黑影，再沿大弯前进，暴露于视野者为胃窦部，与胃体部不同，其皱襞减少或消失，但蠕动明显增强。观察胃窦后，使幽门保持在视野当中，继续前进即可进入十二指肠球部。胃镜前端顶住十二指肠球顶部，再向后稍拉，可见位于视野右下方的十二指肠球上角，呈半月形，其相对的则是十二指肠球上壁，上角部为下壁，视野左下为前壁，右上为后壁。镜下可见十二指肠球黏膜略呈粗糙、微绒毛样。退出十二指肠球以后，镜角向上接近 180°时，可从幽门部观察胃角、胃小弯及胃底部，所见物像与胃镜不弯曲时正相反。胃角在视野下方，呈一个倒的半圆形拱门，与在胃体部的观察相反。自胃角流下的黏液自下而上，蠕动波由远到近。物像传入接物镜后，经过折射再传入观察者视野为正面像。边退镜边观察，退至贲门时，抽吸胃内气体。

4. 侧视镜和斜视镜

侧视镜进镜使物镜面对病人的舌面，其顶端为圆形，较易咽下，在食管内为盲区，且不宜过多活动胃镜角，通过食管有阻力时不应推进，一般使用轻柔力量。必要时可先行前视镜检查。正常通过贲门时有轻微的阻力，进入胃内使镜角向下，吸尽黏液中的胃液并充气。进镜时保持镜角向下，侧视镜对近端胃的四壁均为正面像，可通过转动镜身观察。当镜顶端达体部大弯侧时使镜角向上即可看到贲门像。通过幽门，镜角稍向下，使幽门保持在视野下方，再使镜角向上即可进入十二指肠球。略退镜并使镜角向下，则前端正好钩在幽门环上，可得到十二指肠球图像。所见为上壁，通过转动胃镜可看到前后壁，下壁常不易观察。斜视镜的特点介于前视镜与侧视镜之间，观察前面时须使镜角向下。

（六）正常胃表现

正常胃的黏膜光滑、细致，呈淡红色，表面有一层透明黏液。正常胃皱襞，以大弯处皱襞最大，起自胃底经体部达胃窦，胃体部最明显，胃窦部则逐渐细小，小弯侧皱襞很少甚至没有。正常胃内有黏液池，空腹时约有黏液 30 毫升，老年人或患有萎缩性胃炎时黏液减少，十二指肠溃疡时增多。黏液池黏液一般呈透明状，如混有胆汁时呈黄绿色，或深或浅。如有出血则呈暗褐色，幽门梗阻时伴有食物残渣。

胃角正常呈半圆形拱门，边缘光滑，一旦发生病变则显示不整齐，是定位的重要部位。幽门边缘整齐，呈圆形或椭圆形空洞，也是定位的重要部位。幽门边缘不整齐则可能球部有变形或溃疡。幽门一般随蛹动波起闭，蠕动波到达幽门时幽门关闭，过后又开放。开放关闭的形式可概括为 4 种方式：Ⅰ型，胃窦蠕动差，当蠕动波传过时，幽门持续开放，其变化很小。Ⅱ型，幽门不能闭合，但可部分收缩。Ⅲ型，幽门关闭欠紧。Ⅳ型，蠕动波传到胃窦时幽门紧闭。胆汁反流者多见于Ⅳ型，幽门不关闭者反不见反流。

正常胃黏膜看不见血管，在胃底部偶可看见1~2条细的血管，若注气后胃内压过高，则正常黏膜也可看到小血管网。重度萎缩性胃炎在胃内压较小时也可见到血管，而轻度萎缩性胃炎胃内压力须达10~15毫米汞柱时方可见到血管。胃正常蠕动波自体中部开始明显，向胃窦部推进，在幽门消失，约15秒进行一次，所以常是一波未平，一波又起。蠕动强度也不尽相同，有的很强，有的很弱。

（七）胃镜特殊检查

1. 活组织检查

行胃镜检查时若发现黏膜颜色及质地改变，有糜烂、溃疡及肿瘤等均应做活检。胃炎因其病变较广泛，可在胃窦及胃体的大小弯及前后壁各取一块组织。遇有溃疡在边缘至少要取4~6块组织，以免漏掉胃癌。

2. 细菌学检查

近年来幽门螺旋杆菌与胃病的关系越来越引起人们的关注，故幽门螺旋杆菌的检查可为胃病治疗提供一定参考。该检查可取活组织检查，将组织块加入快速尿素酶试剂，观察组织块颜色的改变。

3. 细胞学检查

细胞学检查对于诊断恶性肿瘤有重要意义。具体检查方法有多种，其中一种方法是用细胞刷在溃疡或病变处刷拭，然后将细胞刷退到胃镜内使刷子不致外露，连同胃镜一并拔出做涂片。

4. 黏膜染色

为了提高各种胃病的诊断及鉴别诊断，可采用黏膜染色法。目前采用的有美蓝、刚果红、靛胭脂、黥墨和碘溶液。临床上美蓝使用比较普遍，一般术前1小时左右口服美蓝0.1克，充分变换体位后再做胃镜检查。也可以在胃镜检查中注入染料，根据胃内病变染色的不同，能够确诊胃癌的部位，对于决定是否需要手术及手术范围也有帮助。

5. 摄影及录像

在检查中遇有病变或可疑病变时可先摄影，然后取活检。摄片时可正侧位结合，多方向的像片易于分析并决定病变的性质及形态。录像比摄影更先进，对动态观察病变的性质更有价值，有利于保存资料和病例讨论。

（八）胃镜治疗

1. 药物注射

用特大号注射针头，连接塑料管导入胃内，可做各种药物注射，如抗生素、抗癌药、硬化剂及酒精等。主要应用于上消化道出血、上消化道肿瘤及息肉、黏膜异型增生的切除。用抗癌药物注射可治疗食管癌，解除癌性狭窄，可部分缓解病人症状。溃疡病出血的治疗可局部注射医用肾上腺素、高渗盐水及99.5%的酒精混合液。对于食管静脉曲张的治疗，常用的硬化剂有聚氧乙烯余月桂醇醚（聚桂醇）、5%鱼肝油酸钠、乙氧硬化醇、纯酒精等。

2. 高频电外科技术

主要利用高频电流产生高温起到切开凝固和产生电火花的作用。高频电流根据其主要作用可分为切开波、凝固波和混合波三种。切开波主要用于切割组织。凝固波可使组织发热和凝固，主要用于凝固组织止血。混合波为上述两种波形的混合，兼有切开及凝固作用。如用电切刀切开黏膜，用套圈围住息肉可做息肉切除。具体应用需根据病变的性质、大小而定。胃镜必须绝缘。

3. 异物取出

很多异物可由于自杀或误服进入胃内，如硬币、戒指、刀片、发针、图钉等，近年来使用前视式胃镜，用各种不同式样的钳子取出异物，避免了手术。

4. 激光治疗

激光能被组织吸收产生热能，高温能使组织气化、凝固，用以切割、止血等。胃镜操作时通过光束将激光导入胃内，用于止血，食管、胃及十二指肠出血均适用。

5. 微波

微波是通过急速变化的电场，使组织中所含水分子旋转，运动自身生热，用于组织的凝固、切割及止血，尚用于早期胃癌及解除癌性狭窄的治疗。

（九）胃镜的清洗消毒

检查完毕后，用纱布或海绵蘸肥皂水清拭镜身，然后用流水充分冲洗，取标本的管道用毛刷反复刷洗，尽量洗净血液及黏液，再冲洗干净，管内不要存有液体以防堵塞。放入1%的洗泌太或新洁尔灭中20~30分钟，用2%戊二醛液浸泡1分钟可使各种病毒包括乙型肝炎病毒失去活力，再用清水洗净吹干。胃镜的主要部分是两条玻璃纤维束，容易折断。使用时要轻取轻放，物镜目镜部分不应碰撞在坚硬物品上，以防玻璃损坏。

（十）胃镜检查的感染传染问题

病人间的传染是胃镜检查感染的主要问题，前一被检病人体内的病毒和细菌可黏附到胃镜上，在未经严格消毒的情况下可随内镜进入后一被检者的体内，造成感染传播的危险。另外，也存在病人向工作人员感染传播的潜在危险，因为工作人员经常接触到带毒的唾液、血液、胃液和痰液。感染的预防关键是有效的清洗和消毒，以及采取有效的防护措施。

二、超声胃镜简介

我国于1985年开始了超声胃镜的临床应用。超声内镜除具备全部纤维光学内镜的结构外，在纤前端还装有一小型超声探头，通过纤维内镜在体外与超声波诊断仪相连接，除可通过肉眼直接观察胃肠道黏膜外，还可利用超声探头对胃肠壁及其相邻器官进行探查。据研究，食管、胃、肠壁的正常超声图像基本上分为五层，其与管壁的组织学结构有很好的相关性。第一层为高回声带，相当于黏膜的界面回声，第二层为低回声带，相当于黏膜层，第三层为高回声带，相当于黏膜下层，第四层为低回声带，相当于固有肌层，第五层为高回声带，相当于浆膜层或外膜及界面回声。超声内镜主要用于上胃肠道的检查，尤其对胃癌浸润深度的诊断有重要价值。根据肿瘤回声的特点及部位可判断出肿瘤起源的部位及发育方式，对其组织学特点及病变的良恶性也能做出一定的估计。超声内镜也可探查胃溃疡的深度并能估计其治疗的难易性，因为难治性溃疡表现为深达浆膜层的溃疡底及边缘组织为低回声结构。超声内镜对胆囊及胰头部病变也可进行探测，沿胃后壁对胰体、尾部均能探测，可较好地检测胆囊结石、胆囊肿物、壶腹部及周围病变、慢性胰腺炎、胰腺癌等。下消化道病变的检测，最多应用检测直肠及周围器官病变，同时也是局部切除包括内镜黏膜切除（EMR）和内镜黏膜下层切除（ESD）的必要检查。

三、色素内镜

色素内镜是通过各种途径（口服、直接喷洒、注射）将色素导入内镜下要观察的黏膜，使病灶与正常黏膜颜色对比更加明显，从而有助于病变的辨认及目的性活检的检查方法。适用于食管癌、Barrett 食管、食管炎、食管溃疡、胃癌、肠上皮化生、泌酸区染色等。

食管疾病：用 1%～5%的碘作为染料，正常食管黏膜被染成棕褐色，而癌组织不着色。用 0.1%～0.5%的亚甲蓝为染料，Barrett 食管呈蓝色。

胃癌：用 0.1%～0.5%的靛胭脂，不需黏液清除剂，直接喷洒，显示蓝色凹陷部位。对平坦、平坦凹陷型早期胃癌的诊断有帮助。用刚果红-亚甲基蓝双重染色，先按亚甲基蓝染色法染色，当其蓝色消退时，直接喷洒 0.3%～0.5%的刚果红，癌灶呈白色褪色斑，易辨认。用此法可将早期胃癌的检出率由 28.3%提高到 88.9%。

肠上皮化生：用亚甲蓝染色，肠化生上皮呈蓝色，斑片状，色度中等，如为均匀之深蓝色，考虑恶变。

泌酸区染色：先肌注 250μg 五肽促胃液素 10 分钟左右，再行胃镜，直接喷洒 0.3%～0.5%的刚果红，观察数分钟后阳性呈黑色，为泌酸区，主要用于异位黏膜的诊断，评价手术疗效，术中染色可指导高选择性迷走神经的切除。

四、放大内镜

放大内镜作为一种诊断用内镜，其放大倍数介于肉眼和显微镜之间，放大倍数可到 100 倍，能发现黏膜的细微病变，提高疾病的早期诊断率。与碘染色结合便于发现微小病变，如早期食管癌、胃癌。通过对微小血管的观察有助于分辨正常的黏膜和病变黏膜，了解食管鳞癌的浸润深度，消化性溃疡的愈合程度，肠化、萎缩性胃炎、良性增生性息肉与腺瘤的诊断等。

附：胶囊内镜

胶囊内镜全称是智能胶囊消化道内镜系统，是通过受检者口服内置摄像与信号传输装置的智能胶囊，在消化道内拍摄图像，利用无线体外图像记录仪的影像工作站，了解受检者的整个消化系统情况，从而对病情做出诊断的智能诊断系统。适用于不明原因的消化道出血、小肠疾病的诊断等。

五、胃液检查

胃是重要的消化器官之一，胃底和胃体含有大量腺体。壁细胞分泌盐酸和内分子，盐酸具有激活胃蛋白酶原的功能，并使蛋白变性易消化；内因子能帮助维生素 B_{12}的吸收。主细胞分泌胃蛋白酶原，在酸性溶液中变为具有活性的胃蛋白酶，参与蛋白质消化。黏液细胞分泌碱性黏液，起中和胃酸及保护黏膜作用。胃窦腺还有内分泌细胞可分泌胃泌素和生长抑素，后者能抑制胃泌素的分泌。胃液 pH 约为 1.0~1.5，成人每 24 小时分泌的胃液量约 1.5~2.5 升，呈强酸性反应。胃液的成分较复杂，除水分外，主要有游离酸、结合酸、有机酸和电解质等。目前胃液检查分析采用插胃管法取材。胃液分析包括一般性状检查、化学检查及显微镜检查。病人禁食 12 小时，次日晨起空腹插管，胃管深度可达 50~55 厘米，以能顺利抽取最大量胃液为佳。

凡患者食管静脉曲张、食管狭窄、严重高血压、心脏病、心力衰竭、晚期妊娠及身体衰弱者均为不适宜。

（一）一般性状检查

1. 量

常人正常空腹胃液量约为 50 毫升，最多不超过 100 毫升。胃液增多见于十二指肠溃疡。胃分泌量小于 10 毫升为减少，主要见于胃蠕动亢进。

2. 色

正常胃液多为清晰无色液体，若胆汁反流则呈黄色或草绿色，红色则表示有新鲜出血，如系少量新鲜血丝则为插管时损伤黏膜所致。当有多量唾液及黏液时可呈混浊灰白色。棕褐色或咖啡残渣样外观，提示胃内有陈旧性出血，常见于胃癌、十二指肠溃疡及胃炎等。

3. 黏液

正常胃液中含有少量分布均匀的黏液，胃中的黏液是由胃黏膜表面上皮细胞、胃腺中的黏液细胞、贲门腺和幽门腺细胞分泌的。胃黏液分为两种：肉眼可见的黏液为不溶性黏液，黏稠度较大，此种黏液由黏膜的表面上皮细胞分泌而来。可溶性黏液在空腹胃液中不存在。黏液可起到润滑及保护黏膜的作用，还可起到中和、缓冲胃酸，抵抗胃蛋白酶的消化作用。胃部有炎症时则见黏液大量存在，慢性胃炎常见黏液增多。黏液一般呈弱碱性。

4. 气味

正常胃液略带酸味，消化不良或胃液明显潴留、有机酸增多时则有发酵味，常见于幽门狭窄，胃张力高度缺乏。粪臭味见于小肠低位梗阻，胃大肠瘘等。氨味见于尿毒症，晚期胃癌则胃液有恶臭味。

5. 食物残渣

在空腹10小时以上时胃液中仍有食物残渣，见于胃排空障碍，如幽门梗阻等。

6. 组织碎片

胃癌、胃溃疡病人胃液中有时发现组织碎片，必要时需做病检以助诊断。

7. 反应

正常胃液为酸性，萎缩性胃炎、胃癌及十二指肠液大量反流时酸度均降低。

8. 分层

胃液静止片刻即形成两层，上层为黏液，下层为胃液。

（二）化学检查

胃液化学检查，包括胃酸的定性及定量，隐血、乳酸及胃蛋白酶的测定等试验。

1. 胃酸分泌测定

这是胃分泌功能的主要客观指标。通常所说的胃酸即指盐酸，其存在方式，一种为解离的游离酸，一种是与蛋白质疏松结合的盐酸，这两种酸结合在一起称为总酸。在纯胃液中，绝大部分酸是以游离形式存在的。胃液中总酸的浓度约为125~165毫摩尔/升，其中游离酸为110~135毫摩尔/升。测定基础胃液分泌量（BAO）及注射组胺或五肽胃泌素后测定最大泌酸量（MAO）及高峰泌酸量（PAO）以判断胃泌酸功能。

目前一般以总酸排出量来表示胃液中的盐酸量。研究认为，在五肽胃泌素刺激下排出量最大，约为15~20毫摩尔/时。男性分泌多于女性，50岁以后分泌速度即有下降。临床上使用五肽胃泌素作为胃酸分泌功能检查的刺激剂，是因其具有反应小、刺激反应强等优点。

2. 游离酸及总酸的测定

取胃液10毫升置于烧杯中，加入托弗指示剂，以0.1摩尔/升氢氧化钠溶液滴定，若胃液有游离酸则呈红色，再由滴定管加 0.1 摩尔/升氢氧化钠溶液至橘红色为止，即为游离酸滴定的终点。记录能用去的 0.1 摩尔/升氢氧化钠毫升数。在原测定的胃液内加酚酞指示剂 1~2 滴，继续用 0.1 摩尔/升氢氧化钠溶液滴定直至微红色不消退为止，即为总酸度滴定的终点。记录用去的 0.1 摩尔/升氢氧化钠溶液总量，计算出每 100 毫升胃液中游离酸及总酸含量，以毫摩尔/ 升或临床单位表示。游离酸度等于游离酸滴定至终点所用去的 0.1 摩尔/升氢氧化钠毫升数的 10 倍。总酸度等于两次滴定所用去的 0.1 摩尔/升氢氧化钠毫升数的 10 倍。

胃酸分泌增加见于十二指肠球部溃疡；胃酸分泌减少常见于胃癌、萎缩性胃炎，均与胃黏膜受损程度及范围有关。

3. 乳酸定性检查

正常空腹胃液中有少量乳酸，一般方法不易查出，但患者幽门梗阻、慢性胃扩张时常见乳酸增加。乳酸为弱酸，在酸分泌正常的胃液中不解离，不与所加的试剂起反应，当酸分泌降低，其含量增加时，游离的乳酸与氯化高铁离子结合成为乳酸高铁，使胃液呈亮黄色的乳酸高铁。

4. 胃蛋白酶测定

胃蛋白酶在酸性较强的环境中才起作用（pH1.5~5.0），随 pH 的升高，胃蛋白酶的活性降低。慢性胃炎、慢性胃扩张、慢性十二指肠炎等，胃蛋白酶的分泌常减少；恶性贫血、胃癌等胃内无游离盐酸者，常无胃蛋白酶。

5. 隐血试验

正常胃液不含血液。食管损伤胃黏膜或牙龈出血咽下后均可呈阳性反应，故需结合临床来判断结果。急性胃炎、消化性溃疡、胃癌等可有不同程度的出血，隐血试验呈阳性。尤其胃癌多为持续性阳性，胃溃疡则在发病时出现隐血试验阳性。

6. 显微镜检查

胃液的显微镜检查应采取空腹胃液标本，吸管挑选胃液异常部分，置于载物片上以盖玻片后进行检查。因胃液内存在盐酸及胃蛋白酶等，对细胞及细菌均有破坏、分解作用，故抽取胃液后须即刻送检。正常空腹胃液中可见少量淀粉颗粒。

（1）红细胞：正常胃液内无红细胞，若有少量红细胞出现，大多是由于胃酸的作用使其溶解，也可能是由于胃酸损伤胃黏膜所致。若经常于标本中出现红细胞，则表示胃部有溃疡、炎症、肿瘤等。

（2）白细胞：正常胃液中可见有少量白细胞，若有大量白细胞出现，则为病理性变化，可见于胃黏膜的各种炎症。

（3）上皮细胞：正常胃液内可见少数来自口腔、咽部及食管黏膜的鳞状上皮细胞。患胃炎时大量柱状上皮细胞出现。

（4）癌细胞：抽取新鲜胃液离心沉淀法，取沉淀物涂片、染色做显微镜检查。在沉淀物中如见成堆的大小不匀或大而不规则，具有大核、核畸形而带核小体的细胞，则是癌细胞的可能性大，应做巴氏染色进一步鉴定。

（5）细菌：正常胃液仅见咽喉部天然寄居菌或酵母菌。若将胃液涂片做革兰氏染色或抗酸染色后检查，发现八叠球菌、酵母菌、化脓性球菌、抗酸杆菌、幽门螺旋杆菌等，则属病理变化。正常人12小时空腹胃液中食物残渣极少，如有少量淀粉颗粒、脂肪小滴和肌纤维是常见的食物残渣成分，大量出现时常见于幽门梗阻、胃扩张、胃下垂等。

7. 胃肠道激素测定

胃肠道激素来源于胃肠道分泌细胞和神经细胞多肽的小分子活性物质，包括胃泌素、胆囊收缩素、P物质、生长抑素、神经降压素等。胃肠道激素分泌异常往往与一些疾病有关，如胃泌素分泌过多可产生卓-艾综合征，血管活性肠肽（VIP）分泌过多可造成“胰性霍乱”，胃动素能强烈刺激上消化道电活动和机械活动，因此胃肠道激素测定对疾病的诊断具有重要意义。

（三）胃黏膜活组织检查

下文主要讨论几种常见胃病的病理特点及诊断标准。

1. 慢性非特异性胃炎

该型为黏膜活检中最常见的一种胃炎，活检取材时应包括胃的各部，至少在胃窦、胃体及移行区取材。根据炎症的程度和固有腺破坏的程度可将慢性胃炎分为浅表性胃炎、萎缩性胃炎和胃萎缩三个基本类型。

（1）浅表性胃炎。浅表性胃炎是慢性胃炎的早期阶段，炎症从浅层黏膜开始，在表面上皮下、小凹之间，有淋巴细胞和浆细胞浸润，炎症严重者，炎症细胞浸润黏膜全层，直达黏膜肌层。若黏膜浅层有较多中性白细胞浸润，即为活动性浅表性胃炎。按炎症细胞在黏膜层浸润的深度，将浅表性胃炎分为三级：

轻度：炎症局限于黏膜浅层，未超过黏膜全层厚度的1/3。

中度：炎症浸润超过黏膜上 1/3，未超过 2/3。

重度：炎症浸润超过黏膜层的上 2/3，扩展至下 1/3。

（2）萎缩性胃炎。此型胃炎的病变比较复杂，主要病理有炎症细胞浸润、腺体萎缩、上皮增生及化生等。淋巴细胞和浆细胞的浸润较重，常波及黏膜全层，形成淋巴滤泡。在黏膜浅层出现中性白细胞浸润，即为活动性萎缩性胃炎。腺体萎缩是此型胃炎的基本病变，也是病理诊断的主要依据。萎缩区常有大量炎症细胞浸润，有增生的纤维组织及平滑肌纤维，并常见上皮和腺体的化生。黏膜肌层平滑肌有增生，增生的肌纤维分散入固有膜中。

在萎缩性胃炎的发展过程中，常见上皮增生性变化，增生的上皮细胞或分化成熟，或分化不成熟，表现为异型增生。化生是萎缩性胃炎的一种常见病变。化生有假幽门腺化生和肠上皮化生两种。假幽门腺化生发生于胃底及胃体，由腺颈部增生，形成类似幽门腺的黏液腺，代替胃底及胃体腺。化生腺体主要由柱状黏液细胞组成，一般不见内分泌细胞。化生的腺体常群集，或与残留的胃体腺混杂存在。

（3）胃萎缩。多由萎缩性胃炎发展而来。黏膜变薄，固有腺大部或全部消失，代之以肠化生膜体，小凹加深，并可扩张成囊状。固有膜的炎症已不明显或完全消退，但淋巴滤泡仍保留，黏膜肌层常增厚。

2. 幽门螺旋杆菌感染

幽门螺旋杆菌原称幽门弯曲菌，该菌是人体上消化道的感染菌，传播途径尚不清楚，可能经口传染至胃。食管、胃和十二指肠是幽门螺旋杆菌的感染部位。食管的感染较少见，胃各部幽门螺旋杆菌的感染率无明显差异。幽门螺旋杆菌见于胃黏膜浅层，在黏膜表面的黏液层及其下方常见大量幽门螺旋杆菌存在。其引起黏膜炎症的特点是，既引起慢性炎症，又可诱发急性炎症。前者以淋巴细胞及浆细胞浸润为主，由黏膜浅层向深层发展。后者出现中性白细胞浸润，主要在黏膜浅层。相应检查包括有创伤性检查和无创伤性检查：有创检查主要指胃镜检查获得胃黏膜标本的相关检查，包括快速尿素酶试验、病理 Hp 检查、组织细胞培养、组织 PCR 技术；无创伤性检查不需要通过胃镜检查获得标本，包括血清抗体检测、13C 和 14C 尿素呼气试验、粪幽门螺旋杆菌抗原检测。

3. 巨大肥厚性胃炎

这是一种原因不明的胃炎，病变主要见于胃体及胃底，尤其是大弯区。本病属于癌前状态，临床表现有上腹痛、消化不良、呕吐、腹泻、胃酸减少、血浆蛋白降低等。特点为黏膜层高度增厚，皱襞增高，增宽，高度可达3~4厘米，宽度达1.5厘米，皱襞分布不规则，常盘曲或平行排列。黏膜表面还可呈结节状或息肉状，覆盖厚层黏液。常伴有糜烂和出血。

4. 手术后胃炎

胃部分切除后，残胃首先发生急性弥漫性炎症，黏膜充血、水肿及白细胞渗出，一般数周后即可消退。急性炎症可能与手术创伤有关。急性炎症消退后即逐渐发生生理性炎症，先由慢性浅表性胃炎很快转变成萎缩性胃炎。

术后慢性胃炎特点如下：固有膜明显充血水肿，有程度不等的淋巴细胞和浆细胞浸润。表面上皮、小凹上皮及颈腺常有增生。表面上皮增生可形成乳头状，小凹增宽加深，弯曲并常发生异型增生。吻合口区常发生糜烂、溃疡及息肉。残胃属于癌前状态，异型增生属于癌前病变，癌变率随术后时间的延长而增高。

5. 糜烂性胃炎

此型胃炎在胃镜、X线及病理检查均具有一定特点。可形成小的火山口状糜烂，呈圆形或卵圆形，中心四陷，周围呈脊状高起。常见于胃窦，或弥漫分布于全胃，多发生于胃大弯的黏膜皱襞上。镜下观察，糜烂底部为坏死组织，有多数中性白细胞和纤维素渗出。糜烂周边，小凹上皮及颈腺有明显增生，固有膜内有多数淋巴细胞和浆细胞浸润。

6. 嗜酸性胃炎

嗜酸性胃炎是嗜酸性胃肠炎在胃中的表现，主要病变是大量嗜酸性粒细胞浸润，浸润限于黏膜层，或深入至黏膜下层甚至浆膜，可引起幽门狭窄。单独发生于胃部患者很少见，病人周围血中嗜酸性粒细胞和IgE水平增高。少数病人有全身过敏或哮喘史。

7. 胃癌

由于胃镜检查技术的发展，胃癌的检出率已大大提高，而且发现了早期胃癌。早期胃癌是指癌浸润局限于黏膜层或黏膜下层，而不管淋巴结是否有转移。早期胃癌的组织学类型与进展期胃癌相同，隆起型常为高分化腺癌。早期癌的诊断结合胃镜所见仅可做出初步判断，最后诊断要根据手术切除标本的全面检查才能确定。早期胃癌在大体上多呈凹陷病灶，形成糜烂或溃疡，活检取材应于溃疡内缘或底部。镜下见溃疡边缘黏膜有癌组织生长，溃疡底常有癌细胞浸润。

良性溃疡边缘黏膜常有不同程度的异型增生。重度异型增生与高分化腺癌有时不易鉴别。高分化腺癌由于增生速度较快，周围常出现挤压现象。腺管的结构有明显紊乱，可出现生芽、共壁、搭桥和不规则分支。

常见的胃癌组织学类型分为：乳头状腺癌、管状腺癌、黏液腺癌、黏液细胞癌、低分化腺癌及未分化癌。

8. 胃息肉

凡是突向胃腔生长的病变均可称为息肉。息肉由上皮细胞或间质成分增生所形成。

（1）增生性息肉。是胃息肉中最多见的一种，可发生于胃的各部，胃窦部多见，单发或多发。息肉一般呈圆形或橄榄形，小者无蒂，大者可带蒂，色泽与周围黏膜相同，可发生糜烂。此型息肉主要病变是小凹上皮增生，小凹加深、弯曲、分支，并常见扩张。扩张多见于小凹底部，形成小囊状。有的息肉固有腺中有成群的增生黏液腺，很少见到主细胞和壁细胞。息肉表面可形成糜烂，有中性白细胞浸润。息肉的间质为疏松结缔组织，有多数淋巴细胞及浆细胞浸润，并可形成淋巴滤泡。息肉基底与息肉旁黏膜无截然分界。此型息肉是因胃黏膜遭受慢性炎症的长期刺激及组织损伤后过度增生所致。

（2）腺瘤性息肉。又称腺瘤，好发于胃窦，常为单发。息肉表面不光滑，多呈乳头状，少数可呈绒毛状。少数息肉呈扁平高起，表面平坦，似花坛状。大的息肉常有一较宽的蒂，小的无蒂，基底宽。

按组织学观点，息肉主要由表面上皮、小凹上皮和腺体增生形成。表面形成乳头，乳头中心为结缔组织和血管。乳头之间有深沟直达息肉基底。息肉基底增生的上皮与息肉周围黏膜上皮交界清楚，截然分界。息肉的间质为疏松的结缔组织，有少量淋巴细胞浸润，黏膜肌层无明显增生，肌纤维无分散现象。

（3）炎性纤维性息肉。为非上皮性息肉，发生于慢性炎症基础上，也见于溃疡边缘。息肉呈圆形或卵圆形，表面光滑，常有糜烂，无蒂或有蒂，多发生于胃窦。病变主要在黏膜下层，血管及纤维组织增生，疏松结缔组织围绕血管，有淋巴细胞、浆细胞、嗜酸性粒细胞及组织细胞浸润。

9. 异型增生

异型增生是胃癌重要的癌前病变，各种具有癌变倾向的胃病通过异型增生发展为胃癌。研究异型增生对胃癌的防治具有重要意义。异型增生多见于癌旁黏膜，肠型胃癌的癌旁常见异型增生。早期胃癌的癌旁黏膜，异型增生更多见。异型增生可发生于胃各部黏膜，以胃窦及移行区多见，单发或多发。病灶小者胃镜不易查见，大者呈隆起或凹陷型，直径小于 2 厘米，与早期胃癌不易区别。

六、纤维结肠镜检查

结肠镜是纤维内窥镜家族中的普通一员。它通过肛门插入逆行向下可检查到直肠、乙状结肠、降结肠、横结肠、升结肠和盲肠以及与大肠相连的一小段小肠（回盲末端）。通过镜子不但可以清楚地发现肠道病变，还可对部分肠道病变进行治疗，如：大肠息肉等良性病变镜下直接摘除，对肠道出血进行镜下止血，对大肠内异物进行清除。结肠镜检查技术是目前其他诊疗手段无法替代的主要手段。

（一）检查前准备

（1）术前应充分了解病情，包括详细的病史、体格检查、生化检查和钡剂灌肠等其他影像学资料，了解有无凝血障碍及是否应用抗凝药物，了解有无药物过敏及急慢性传染病等，如怀疑此类疾病则需先进行相关实验室检查以判断有无结肠镜检查的适应证和禁忌证。如果怀疑有结肠畸形、狭窄等，通常先做钡剂灌肠检查，以了解肠腔形状。

（2）知情同意。由于结肠镜检查和治疗存在一系列并发症，因此向患者说明检查目的和可能出现的问题，征询其同意并签署知情同意书，交代注意事项及配合检查时的体位。向患者做好解释工作，解除其思想顾虑和紧张情绪，以便取得其配合，保证检查成功。

（3）检查前 1~2 小时食用低脂、细软、少渣的半流质食物，严重便秘的患者应在检查前 3 小时给予缓泻剂或促动力药以排出结肠内潴留的大便。检查当日禁食早餐，糖尿病患者、老年人或不耐饥饿者可适当饮用含糖水及饮料。

（4）肠道准备。清洁肠道是检查成功的先决条件，结肠镜检查的成败，肠道的清洁程度是关键之一。如结肠积有粪便，影响进镜与观察病变。目前清洁肠道的方法众多，各有其特点，常用的方法有聚乙二醇（PEG）法：PEG 具有很高的分子质量，在肠道内既不被水解也不被吸收，因而在肠液内产生高渗透压，形成渗透性腹泻。将 PEG20~30 克溶入 2000~3000 毫升水中，于术前 4 小时口服，直至排出液清亮为止。也可将 PEG 加入电解质液中以提高渗透压，如复方聚乙二醇电解质散由 PEG 和电解质组成，PEG 每次 2~3 袋溶于电解质溶液中，可减少饮水量至 2000 毫升，患者易于接受。该法清洁肠道需时短，饮水量少，对肠道刺激少，一般不引起水、电解质失衡。但是肠道内残留黄色液体较多，部分形成黄色泡沫，影响视觉效果。

（5）术前用药。肠镜检查的术前用药对保障顺利插镜、仔细观察及寻找病变、准确活检和精细的内镜下治疗均十分重要。对一些精神紧张的患者术前用药还有助于减少痛苦，更好地配合检查。

解痉药可抑制肠蠕动，解除痉挛，有利于插镜及寻找病变、活检及内镜下治疗。于检查前 10~15 分钟肌注山莨菪碱 20 毫克或丁溴东莨菪碱 10 毫克，作用时间 20~30 分钟。如果术中需要稳定肠管可随时肌注或静注。对青光眼、前列腺肥大或近期发生尿潴留者忌用，可改用维生素 K_3 8~16 毫克肌注或硝苯地平 10 毫克舌下含服代替。

随着插镜技术的提高，插镜痛苦已明显减少，国内已很少应用镇痛药。仅对少数精神紧张、耐受性差或病情需要者，术前肌肉注射地西泮 10 毫克或静脉推注 5~10 毫克。个别患者可酌情肌肉注射地西泮 5~10 毫克加哌替啶 25~50 毫克。用镇痛药时术者应时刻警惕因疼痛阈升高，患者对穿孔前的剧痛感觉迟钝，术者如继续进镜，就有导致穿孔或浆膜撕裂的危险，尤其是有肠管黏连或有溃疡的病例。因此，对有乙状结肠、横结肠黏连或该肠段有较深溃疡病灶的应慎用。

近年来国内外一些医院提倡无痛检查法，即在全身麻醉状态下进行结肠镜检查。通过静脉注射有镇静作用或麻醉作用的药物，使患者舒适、安静，呈浅麻醉状态，对镜检过程遗忘，达到无痛苦检查的目的。这种方法增加了患者的依从性，并方便检查医生的操作和诊断，提高了检查成功率。一般常用药物为异丙酚加芬太尼。但全麻下的结肠镜检查是在毫无反应状态下插镜，以至在肠管过度伸展状态下仍强行插入极易发生穿孔、浆膜撕裂及大出血，因此应严格掌握适应症，插镜动作要轻柔。

（二）结肠镜检查注意事项

（1）看不清肠腔不能盲目插镜。操作应轻柔，切忌盲目和暴力推进，这样易损伤肠壁，造成穿孔。当看不清肠腔或推进受阻时，可稍等片刻或向后退镜，再行推进。

（2）注入空气不能过多。因注气过多，肠内张力增大，易引起穿孔，特别是结肠已有病变者，更易发生。由于顾虑穿孔，有人主张尽量不注气或少注气为佳。但初学者往往看不清，就大量注气，这是十分危险的。

（3）结肠镜检查时，不能过深，过深或组织撕拉过多，也易引起出血或穿孔。

一旦发生肠穿孔，应立即密切观察，进行腹部透视，确诊后当及时手术。

（三）结肠镜检查适应证

①原因未明的便血或持续粪潜血阳性者；②慢性腹泻、长期进行性便秘、大便习惯改变、腹痛或腹胀等诊断不明确者；③X线钡剂灌肠检查疑有回肠末端及结肠病变，或病变不能确定性质者；④X线钡剂灌肠检查者阴性，但有明显肠道症状或疑有恶性变者；⑤低位肠梗阻及腹块，不能排除结肠疾病者；⑥不明原因的消瘦、贫血；⑦需行结肠镜治疗者，如结肠息肉切除术、止血、乙状结肠扭转或肠套叠复位等；⑧结肠切除术后，需要检查吻合口情况者；⑨结肠癌术后、息肉切除术后及炎症性肠病治疗后需定期对随访者做结肠镜检查；⑩肠道疾病手术中需结肠镜协助探查和治疗者；⑪需行大肠疾病普查者。

（四）禁忌证

1. 绝对禁忌证

严重心肺功能不全、休克、腹主动脉瘤、急性腹膜炎、肠穿孔等。

2. 相对禁忌证

（1）妊娠、腹腔内广泛黏连及各种原因导致肠腔狭窄者、慢性盆腔炎、肝硬化腹水、肠系膜炎症、肠管高度异常屈曲及癌肿晚期伴有腹腔内广泛转移者等，如果必须检查时，由有经验的术者小心进行；

（2）重症溃疡性结肠炎，多发性结肠憩室患者应看清肠腔进镜，勿用滑进方式推进结肠镜；

（3）曾做腹腔尤其盆腔手术、曾患腹膜炎以及有腹腔放疗史者进镜时宜缓慢、轻柔，发生剧痛则应终止检查，以防肠壁撕裂、穿孔；

（4）体弱、高龄病例，以及有严重的心脑血管疾病、对检查不能耐受者，检查时必须慎重；

（5）肛门、直肠有严重化脓性炎症或疼痛性病灶、对检查不能耐受者，检查时必须慎重；

（6）小儿及精神病或不能合作者不宜施行检查，必要时可在全麻下施行；
（7）妇女月经期一般不宜做检查。

（五）并发症

消化道出血；肠穿孔；消毒不严密而导致肠道感染。

（六）结肠镜操作方法

1. 进镜

循腔进镜是纤维结肠镜检查的基本原则，也是纤维结肠镜检查安全进行的重要前提。在插镜过程中，要注意观察有无圈袢形成，准确判断肠腔走行，随时调节弯角钮，跟踪肠腔进镜，在弯曲处，可辨明肠腔走行后慢慢地滑进，避免损伤肠管。

2. 退镜

退镜是寻找肠腔、防止圈袢形成、解除圈袢的重要手法。有时视野中呈现一片红色，说明镜端抵在肠壁上，此时应缓慢退镜，方能看清肠腔。如果继续盲目进镜，则不仅看不到肠腔，而且易形成圈袢，甚至引起穿孔。

3. 识别和消除圈袢

（1）识别圈袢形成。在插镜过程中可以通过以下几个方面了解肠镜是否形成圈袢：①插镜距离与先端推进的距离不相等；②插镜过程中，先端部不前进，反而自肠腔内向后倒退，当退镜时，先端部反而前进；③先端部缺乏抖动反应。

（2）消除圈袢的几种手法。①钩拉法：当镜头越过弯角而不能继续前进时，术者调控弯角钮使镜头保持最大限度的弯角钩住肠壁，然后缓慢退镜，至头部稍为滑动时为止。此时圈袢解除，肠管被拉直、缩短，然后再继续循腔进镜。②旋镜法：当纤维结肠镜形成大的圈袢时，可在退镜的同时配合旋镜法，尤其在通过肝曲时使用此法可明显提高通过率。一般旋转方向取决于圈袢的形式。通常先采用顺钟向旋转镜身退镜，若此时镜头先端产生矛盾运动而前进，即可继续后拉镜身，至先端部停止前进，并稍微后退为止。顺钟向旋转镜身退镜时，先端部随之后退，则改为逆钟向旋转镜身退镜。③抖动镜身法：术者通过目镜观察肠腔，同时用右手迅速来回抖动镜身，抖动幅度为进镜 5~10 厘米，然后退出 3~7 厘米，如此反复进行可使肠管缩短、肠腔变直，避免形成圈袢。

4. 定向滑进

在结肠锐角弯曲部位，有时虽向各个方向调节弯角钮，仍然难以看清肠腔，故应采取短距离的定向滑进。方法：准确判断肠腔走向并调节角度钮使镜端对准肠腔中央，然后小心沿肠壁的斜坡滑进，多可迅速通过弯曲部，看清肠腔。在滑进过程中，应随时注意观察黏膜的色泽变化。若无明显阻力，视野中肠黏膜颜色正常，向后滑动顺利，病人无不适，可顺利完成定向滑进。如遇阻力增加，黏膜颜色变苍白，血管纹理变模糊不滑动，患者自觉疼痛时，应停止进镜，并退镜，辨明肠腔走向后再进镜，切忌盲目暴力进镜，以免发生穿孔等意外。总的原则是循腔进境、循腔滑进、不断进退镜身，尽量少注气。还应注意以下一些环节：①保持肠镜纵轴成一直线，使手控制镜身的移动能传到肠镜的先端。②保持镜身的自由感，肠镜纵轴是否成一直线状态，在插入的过程中需要不断地确认镜身的自由感，也就是肠镜的先端部是否随控制镜身的手的移动而移动的感觉，保持镜身的自由感也就是保持肠镜纵轴的短缩状态。③操作镜身的手不应靠肛门太近，一般应保持距离肛门 30 厘米处，这样的操作容易保持镜身成一直线状态，另外还有一优点，可以把肛门作为支点使镜身的先端部随意移动，若太近，镜身旋转较困难。一定要注意解剖结构和标志，大肠内有五处固定点：直肠、乙状结肠和降结肠的交界处、脾曲、肝曲和盲肠。这几处拐弯较大，需要的情况下可变换体位和腹部按压使角度变小。此外，在拐弯和游离度大的肠段要注意滑镜太多而未见肠腔时不要贸然进镜，防止穿孔的发生。

5. 结肠镜下定位方法

如遇循腔不进或病灶堵塞而中止检查，确定到达的部位不能单凭镜管插达的深度或大肠的解剖在内镜下的特征来定位，应该据以下三方面综合考虑：①大肠管腔黏膜在内镜下的形态和解剖特征；②结肠镜插入镜身的长度；③腹壁上见到透光的位置。总之，进镜时候，一定要轻柔，直视下辨别清楚肠腔后，缓慢进镜，并随时与病人交流，询问有否不适。

七、胃部 X 线检查

（一）胃部 X 线检查方法

1. 造影前准备

进行钡餐造影的患者要做好准备工作：必须空腹，一般在检查前 8~12 小时应禁食，如有幽门梗阻，应在抽净胃内液体后再做造影。检查务在晨间进行。

2. 检查方法

胃钡餐造影常用以下四种方法。

（1）黏膜法：令患者先服用30毫升钡剂，钡剂涂布于皱襞沟内，观察位置可采立位或仰卧位，可以观察黏膜皱襞的行走方向、粗细、中断、破坏等病理征象。

（2）充盈法：使胃内充以多量钡剂，约250毫升左右，胃内壁之轮廓将显示得十分清楚，立位时可以观察胃泡、胃体部、窦部、大小弯、角切迹等部位，俯卧位时对胃体部及十二指肠可观察，这对裂孔疝、贲门周围病变、幽门病变、十二指肠等病变是不可缺少的检查。

（3）加压法：使胃处于半充盈或充盈状态，用压迫器对检查部位适当加压，有利于显示胃部病灶和黏膜皱襞情况，对胃内隆起性病变以及溃疡龛影的发现是比较好的检查方法，对胃底部及位置较高部位的检查受一定限制。

（4）双对比法：又称双重造影法。于胃内充气的情况下，将钡剂吞服到胃内。气钡双造影的对比有利于胃内壁的显示，有利于胃小沟、胃小区等细微结构和早期胃癌的诊断。

要获得成功的胃部双对比造影，应注意如下问题：配备合适的钡剂和良好的X光机，钡剂分布应薄而均匀，无钡剂凝集，无气泡干扰，小肠内无造影剂重叠，根据胃内充气的多少能分别显示胃黏膜皱襞、胃小沟和胃小区。双对比法应摄仰卧右侧抬高位、仰卧正位和站立左侧抬高位片。

（二）胃壁造影

胃壁造影为腹腔和胃内分别充气以显示胃壁的方法。按照常规方法建立人工气腹，插入胃管，抽净胃内液体，注入气体使之膨胀，采用前后位、右前斜位和左前斜位进行X线摄影观察，此法对胃底部、体部胃壁病变的诊断起一定作用，可以鉴别起因不明的胃周围肿块。

（三）血管造影

经股动脉穿刺插管行腹腔动脉或超选择性血管造影，可以显示钡餐造影和胃壁造影所不能显示的胃部病灶，特别是出血性病灶，在急性大出血时有特殊的意义。

（四）胃部CT及MRI检查

常规空腹，于检查前半小时口服1%泛影葡胺500毫升，上床后再口服200毫升，使胃适度扩张。胃部CT检查主要用于观察胃壁及其周围病变与胃的关系，同时用于显示胃癌的病变范围，观察有无淋巴结扩散来协助诊断胃癌的分期。

MRI具有高度的软组织分辨率，多平面、多参数显像及能反映分子生物学和组织学特征。MRI对胃底贲门部及胃体部的后壁显示较好，胃壁信号强度近乎肌肉信号强度，其外缘光滑，内面粗糙，厚薄较均匀。MRI可做冠状、矢状扫描，故易显示胃及邻近脏器的关系。

（五）胃部正常X线表现

1. 胃部X线解剖部位的名称

食管进入胃部的开口部位为贲门。贲门水平线以上部位称为胃底。以贲门为中心，半径大约2.5厘米的一个圆形区域叫作贲门区。胃的右上侧边缘叫作胃小弯，外、下侧边缘叫作胃大弯。胃部通向十二指肠的细短管状结构称为幽门或幽门管。胃小弯向下行，然后转向右上，转角处叫作胃角或角切迹。角切迹与大弯最低一点连线，此线与幽门之间的区域叫作胃窦，胃窦与胃底之间的区域叫作胃体。

2. 胃的形态

胃的形状与人的体形及紧张力有关。体形正常及矮胖型者胃多呈牛角形；均力形体形者胃呈鱼钩形；瘦长形者胃多呈长形；中等体形或矮胖形者胃多呈瀑布形。

3. 胃的黏膜形态

黏膜皱襞由黏膜、黏膜肌及黏膜下层组成，它的排列及行走方向有一定规律。一般胃体大弯侧的皱襞纹较小弯侧为宽，胃体、胃底的黏膜纹较胃窦为宽。肉眼上胃内壁表面最小解剖单位为最小区，大小约2~3毫米，为稍隆起之圆形、椭圆形或长方形之小区。正常人多在幽门窦部或一部分体部出现，底部则不明显。

4. 胃的蠕动和收缩

胃的蠕动波为胃壁肌层有节奏地收缩所造成，钡餐造影表现为不断向幽门推进的环状收缩。蠕动波多数于胃体上部开始，正常人可以同时见到2~3个蠕动波，如果同时出现5个以上蠕动波则为蠕动亢进。胃体下来的蠕动波达幽门前区时，环肌层两端的加强肌束收缩，随后整个幽门前区的肌层同时呈向心性收缩，钡餐造影表现为蠕动波达幽门前区时不再继续前进，而且加宽加深。正常人的幽门经常处于开放状态，胃内容物的排出取决于幽门两侧的压力，胃部蠕动收缩均可见胃内钡餐进入十二指肠。胃排空的时间往往受许多因素的影响，如食物类型、性状等。由于排空时间的变异较大，所以餐后6小时胃内钡餐残留达20%以上才判断有幽门梗阻。

（六）胃的异常X线征象

1. 位置异常

一般分为全胃性移位或局限性移位。邻近器官如肝或脾肿大、巨大肾脏肿瘤、后腹腔肿物均可引起全胃性移位；局限性移位常见有胃底部移位、胃体部移位及胃窦部移位。

2. 胃的形状异常

胃外形与位置有密切关系，位置异常即可引起外形变化，胃本身及周围器官病变也可引起外形改变。

（1）幽门前区外形异常：幽门前区可由幽门肌肥厚而变窄变长。十二指肠球基底部发生对称性凹陷而形成一张伞状的“蘑菇征”。肥厚性胃炎及幽门部浸润性胃癌均可使幽门外形变形。

（2）胃窦部变形：胃窦部变形，是由于肿瘤、溃疡病、炎症及手术后周围粘连所致。立位时，因粘连牵拉，胃窦部局部可存留气体，有局限性液面存在，全部胃外形可呈S弯曲状。

（3）胃的翻转变形：器官轴型胃翻转的胃大弯翻向上方，有时可见扭曲的网格状胃黏膜阴影。网膜型胃翻转为胃体的下部翻向左上方，十二指肠球部在胃的左后上方。

（4）皮革状胃：全胃收缩，胃腔变小，胃弹性消失，蠕动也消失，食管可有代偿性扩大。本型改变常见于胃癌、胃结核、梅毒及克隆病等。

3. 胃内部结构异常

（1）胃小区及黏膜皱襞的改变：胃小区及黏膜皱襞消失可见于萎缩性胃炎、表浅性胃黏膜不典型增生的早期胃癌、进展性浸润性胃癌及淋巴组织增生等。萎缩性胃炎采用双对比造影即可以诊断。其胃底部黏膜皱襞消失，胃底部呈光滑圆顶状，胃壁很薄，大弯皱襞失去正常弯曲。

表浅型早期胃癌局部胃壁僵硬，黏膜表面粗糙，呈颗粒状，同时有溃疡龛影出现。在进展癌的周围黏膜皱襞及胃小区也消失，内腔狭窄，局部蠕动消失。

淋巴组织增生多侵犯胃窦部，甚至形成假性肿瘤样，但蠕动可正常，同时可合并胃溃疡。

（2）胃凹陷性病变：指胃壁上形成溃疡龛影的病变。常见疾病为溃疡病、溃疡型胃癌和可以产生溃疡的一些其他病变。良性溃疡与恶性溃疡应注意鉴别：良性溃疡多呈边缘光滑的圆形龛影，恶性溃疡多为边缘不整齐的不规则形状龛影。良性溃疡多在角切迹或角切迹以上；发生在大弯处则多为恶性溃疡。良性龛影周围环堤状隆起较光滑、规整，恶性溃疡周围可见不规则结节状小隆起。恶性溃疡多位于胃壁以内，发生在肿瘤上。良性溃疡周围之胃壁多较柔软，蠕动也正常，恶性溃疡周围胃壁僵硬，蠕动常消失。经药物治疗后，良性溃疡龛影可逐渐缩小，渐趋愈合，恶性溃疡治疗效果不明显，有时也可有假性愈合，但短期内又会复发。良性溃疡合并十二指肠球部溃疡者较多。

（3）胃内隆起性病变：胃部X线造影可产生充盈缺损阴影，常见者有肿瘤、毛粪石、静脉曲张等病。①良性胃肿瘤的X线征象：一般形状较小，大多为1~2厘米左右，可为单发，也可多发，外形较光滑，与周围境界分明，多发生在胃窦部，呈圆形或椭圆形，可有蒂形成，此时肿物可移动，还能脱入十二指肠内。②黏膜下肿瘤X线征象：肿瘤横切面多呈半圆形，表面光滑。黏膜皱襞可达肿物之表面，肿瘤周围皱襞可环绕肿物行走，充盈缺损处清晰可见。③恶性肿瘤X线征象：a. 隆起型早期胃癌。平面凹凸不平的充盈缺损，直径2厘米左右。b. 蕈伞型进展癌。其表面粗糙，呈菜花状，至晚期可形成更大之充盈缺损，表面见有脑回状凹凸不平阴影。c. 广泛型内瘤。产生多发隆起性充盈缺损，呈圆或椭圆形，表面较光滑但形态不规则。以手推按时可以移动，但蠕动少且慢。④胃结石：该结石不是从胃内生长出，在胃内可以移动位置，此为与胃内肿块相鉴别之要点。结石表面可黏附钡剂，较粗糙，较大结石虽可占据整个胃腔，但与胃壁之间存在空隙。

（七）胃部手术后X线检查

应该熟悉和了解胃部外科手术各种术式及吻合特点，并且注意以下几个问题：

（1）手术后有否吻合口阻塞及胃空肠套叠。

（2）有否吻合口漏与十二指肠残端漏。

（3）有否复发性溃疡：胃切除后，在残余胃内又产生溃疡。

（4）胃癌再发：包括胃残端癌的复发及转移。

（5）边缘性溃疡：大多发生在吻合口周围，术后产生溃疡病症状，出血及穿孔的合并率较高，X 线检查可看到龛影存在。

（6）错位吻合口：多见于胃回肠吻合。

（7）输入袢综合征：胃肠吻合术后输入段过长或形成折叠，内部的食物、分泌液存留时间过长所致，临床表现有腹痛、呕吐等。X 线检查时应注意输入袢的长短及钡剂停留时间是否过长。

八、十二指肠 X 线诊断

（一）十二指肠正常 X 线所见

十二指肠上部，从球开始到十二指肠上曲称上部。较大的球部多呈圆形，而较小的球部则呈三角形。球部的正常形态与胃型有关，在钩形胃多呈三角形，牛角形胃则呈圆球形或核桃状。十二指肠上部紧靠肝脏下缘，总胆管及肝总动脉在十二指肠球后通过。低张力情况下十二指肠黏膜皱襞多呈横纹状，皱襞较常规观察平坦，距离增宽。

（二）检查方法

1. 常规检查方法

与一般上部胃肠造影相同。口服钡剂，在检查胃部之后进行十二指肠检查。对胃紧张度低的病人应用手法压迫或利用体位使钡剂通过幽门进入十二指肠。对球部病变则应用特制装置——压迫器进行压迫即可满意显影。

2. 十二指肠低张对比造影检查

有以下几种不同方法，目的是使十二指肠在注射低张药物后使其运动减慢，同时注入钡剂及空气以对病灶详细观察。

（1）胃管法：清晨空腹插入胃管后，注射平滑肌松弛剂。再于侧卧位从胃管注入钡剂 60～80 毫升，注入 400～600 毫升空气。如十二指肠全部充盈，再静脉注入平滑肌松弛剂。变换体位得到十二指肠低张双对比影像。

（2）无管法：肌肉注射药物后，立即口服 10 毫升钡剂及大量发泡剂，令病人取右侧卧位使十二指肠充盈钡剂，然后再取左侧卧位即可得到十二指肠双对比造影影像。

（3）十二指肠插管法：清晨空腹从口腔插入一带金属头的十二指肠管，然后经肌肉或静脉注射平滑肌松弛剂。病人取仰卧位注入硫酸钡制剂30~40毫升，使十二指肠上部及降部充盈。再于左侧位缓慢注入100毫升空气，利用体位变换来观察十二指肠各部的双对比造影所见。

（三）十二指肠异常X线征象

1. 十二指肠狭窄性病变

以发生部位划分可分为乳头上、乳头部及乳头下。

（1）乳头上狭窄：最多见的原因为十二指肠球部及球后部溃疡所造成的瘢痕狭窄。

（2）乳头部狭窄：主要原因为十二指肠肿特别是癌瘤、胰腺肿瘤、总胆管癌等。

（3）乳头下狭窄：多发生于胰腺肿瘤、十二指肠肿瘤等。

2. 十二指肠移位

大多是因邻近器官的压迫、侵蚀所致，常见几种移位情况如下：

（1）胃部疾病引起的移位：胃窦部肿物向外生长到一定程度时可以压迫十二指肠升部及水平部。

（2）肝脏右叶肿大也可压迫十二指肠球部产生凹陷。

（3）胰腺病变可使十二指肠移位。如胰头癌的早期病变，当肿瘤发展到一定程度后，可压迫十二指肠降部。慢性胰腺炎也可以压迫十二指肠使其移位，必须结合病人临床症状、化验检查及胰管造影全面分析，鉴别诊断。

（4）总胆管扩张时对十二指肠球部压迫而产生一斜行带状压痕，此压痕阴影边缘光滑、锐利，位置与总胆管行走方向一致。

3. 十二指肠结构改变

十二指肠球部黏膜皱襞粗乱，凸凹不平，极不规则，则为十二指肠炎的表现，同时有明显激惹及痉挛现象发生，与溃疡病不同的是后者可见龛影。球部龛影主要为溃疡病，如发生在降部或升部则可能为肿瘤或结核病变引起的溃疡。

十二指肠球部溃疡的龛影多位于球部前壁之中央，后壁及小弯部次之。形状多呈圆形或椭圆形，边缘光滑。周围黏膜皱襞集中，有一透明带环绕龛影四周。龛影单发为多，但多发龛影也可达 20%～40%。

溃疡型十二指肠癌及壶腹癌的龛影多位于十二指肠降部，边缘多不规则。

4. 十二指肠紧张力改变

十二指肠的紧张力与胃相同，十二指肠在临床上少发生紧张力增高，多发生紧张力低下或无紧张状态。如患有胆囊炎、胰腺炎时，十二指肠球部则往往发生紧张力低下状态，形成巨球部。若患有糖尿病、硬皮病、甲状腺功能低下症等疾病，由于神经节缺乏而引起的先天性巨大十二指肠可呈高度低张状态。

九、小肠 X 线诊断

（一）小肠 X 线检查方法

1. 小肠钡餐造影

（1）常规检查方法：吞服硫酸钡进行 X 线造影，可分为以下两种方法：①一次性。口服一次硫酸钡剂后即进行上部胃肠造影，然后进行小肠检查。②多次服钡法。晨间每隔 10 分钟口服钡剂一次，可分 2～4 次服完，然后进行检查。分次给钡法不但可以全面观察整个小肠的变化，特别是对鉴别功能性及器质性病变时更有价值，并且可以节约检查时间，达到快速诊断目的。一般建议口服钡剂 250～300 毫升，不宜用大剂量，以免使小肠阴影互相重叠影响病变的显示。

一般服钡后 15 分钟先进行透视，当钡剂完全进入小肠时进行拍片。为易于肠袢分离一般多采用俯卧位检查，但仰卧位时也可用压迫器进行加压摄影，根据钡剂在小肠内通过情况进行摄片。最初每隔 15～30 分钟检查一次，后即每隔 30～60 分钟一次，直至大部分钡剂进入结肠为止。回盲部要进行加压检查。在检查过程中若钡剂前进缓慢，也可酌情少量进食，以加快通过时间。

（2）小肠双对比造影法：经口或鼻插一橡皮管，尖端达到十二指肠空肠附近，注入硫酸钡，一般以 500～1000 毫升为宜，钡剂下行到达回肠后，通过导管注入适量空气，对上部小肠进行拍照，当空气到达回肠以后，对回肠进行拍片。全部检查同时进行，可在 30 分钟内完成。

（3）快速法：①冰冻生理盐水法。在胃及十二指肠、上部空肠检查后，让病人饮冰冻生理盐水 250 毫升，半小时后再服一次，可使胃及小肠通过时间明显加速，在 1 小时内可结束全部小肠检查。②十二指肠插管灌肠法。经口插入十二指肠管后，用注射器在透视下注入钡剂。本法比口服法通过速度快，钡剂平均15分钟可到达盲肠。本法仅适于小肠器质性病变的检查，对观察病变的部位、范围、程度、僵硬状态和周围的关系较为满意。缺点是对空回肠的皱襞观察不够仔细。

（4）选择性小肠造影法：把Miller-Abbott管插入小肠，即可送到需要检查的部位进行造影检查。插管越过要检查的部位后，可注入空气使气囊膨胀堵塞肠管，将小肠内容物清除，再注入20~30毫升钡剂。此法对小肠完全性或不完全肠梗阻的诊断有一定作用。

2. 腹部X线平片

可分为前后立位、仰卧位及侧卧位水平投照等位置。主要用于各种类型小肠梗阻性病变，对肠内金属异物、肠结石等诊断均有意义。

（二）正常小肠X线表现

1. 正常位置及黏膜皱襞

小肠在腹腔内的活动范围很大，空肠占据左上腹，回肠位于左下腹及骨盆腔。空肠黏膜较细，呈细羽毛状，边缘可见细小凹凸不平阴影。回肠边缘较光滑，皱襞减少，形态表现多种多样，同一人不同时期可有明显变化。其黏膜受小肠内容物及分泌液影响，如肠液过多或有脂肪酸等则产生絮凝影像，或呈分节状阴影。

2. 小肠运动

正常小肠在服钡后2~6小时可达回盲部。若到达盲肠时间少于2小时则为运动过快，如迟于6小时则为运动过缓。

（三）小肠异常X线征象

1. 位置异常

主要为先天旋转异常所造成，常伴有长度的发育异常。小肠旋转异常分为胃十二指肠肠袢及中肠肠袢旋转异常两类。胃十二指肠肠袢旋转异常多见于十二指肠的位置异常。中肠肠袢旋转异常见于下列几种。

（1）未旋转：在胚胎期中肠肠袢在脐带体腔中进行了第一次90°旋转后，还回腹腔时未进行第二次90°旋转。异常的十二指肠升部及十二指肠空肠曲缺如，从十二指肠降部一直下降移行成空肠。空肠及回肠在腹腔内右侧形成肠袢，回盲瓣在盲肠的右侧面。全部结肠位于腹腔内左侧，阑尾从盲肠的右侧下垂。该旋转异常较多见，病人一般无症状。

（2）旋转不良Ⅰ型：胚胎时期中肠肠袢进行第二次90°旋转后即行停止旋转称之为旋转不良Ⅰ型。此型十二指肠通过肠系膜根部的后方，形成十二指肠空肠曲，比正常位置要偏右。十二指肠的升部较短，空、回肠在腹部中央，部分到达左侧。有时盲肠或升结肠常在十二指肠曲或升部附近被腹膜固定，可发生十二指肠外压性的狭窄。

（3）旋转不良Ⅱ型：在胚胎期中肠肠袢第一次90°旋转以后，第二次旋转为相反方向是旋转不良Ⅱ型特点。该型异常很少见，结肠前半部在十二指肠及小肠的背侧，横结肠在小肠的后方，十二指肠在上肠系膜动脉的前方。

2. 小肠移位

因小肠肠系膜比较长，容易发生移位，膀胱膨胀、腹腔及腹腔内的肿物均可使小肠压迫移位。脾肿大、盆腔内囊肿或肿瘤、肿大肠系膜淋巴结等病灶可引起小肠移位。通过小肠造影检查可鉴别盆腔内肿物的压迫及肠粘连肿块，前者为压迫性移位，后者则肠管与肿物相融合。无明显压迫性征象。

3. 小肠大小异常

小肠内腔狭窄、闭锁的原因虽多，但以先天性为主。空、回肠闭锁比十二指肠发生率高，腹部X线摄片可见闭锁上方肠管扩张。小肠扩张原因也很多，麻痹性小肠扩张的同时也可以看到结肠的扩张，单纯性麻痹性肠梗阻，大小肠呈中等度扩张，小肠间隙正常，腹膜脂肪线清晰可见。

机械性肠梗阻X线表现主要为小肠扩张及气体、胃肠管内液体潴留，其腹部X线平片可见：梗阻近侧端的小肠扩张，空肠肠袢的环状皱襞呈鱼骨刺状，回肠环行皱襞减少，呈管状扩张。梗阻的远侧肠管闭塞，结肠内很少见到气体。如系低位肠梗阻，可见多个阶梯状水平液面。

绞窄性小肠梗阻X线表现，绞窄肠袢呈局限性扩张，有一固定的软组织肿块影，此为充满液体的嵌闭肠曲，呈圆形肿块，边缘清晰，不能活动。立位时局部可见小液面，如系完全性绞窄性肠梗阻，则绞窄的肠管内无气体。立位摄片时可见液平面，此为阻塞的近端小肠内大量积液及气体。腹腔内可有游离液体，如逐渐增多，则肠间隙增宽，肝三角阴影消失。如腹膜发生感染，产生麻痹性肠郁张，结肠内也可产生气体，此时须结合临床症状进行分析。

4. 小肠数目异常

见于小肠先天性重复畸形，以回肠最为多见。小肠重复畸形的形状多呈球形或管形。一般重复的肠管与消化道相通或不通，不通的部分则在邻近肠壁或在网膜肠系膜内形成一囊肿。囊肿内含有透明的黏液。囊肿较大时则压迫周围肠管移位，产生压迹。另外易于发生肠扭转或套叠等并发症。与肠管相通的形式各异，有的只有一端相通如同憩室，造影剂可以直接进入而显影。

5. 肠管密度异常

（1）密度增高：小肠钙化阴影多较细小，若与结肠内气体粪便重叠则难于分辨。其临床表现症状常与并发症情况有关，如合并出血、阻塞及肠套叠。肠内寄生虫可以产生异常致密阴影，长期慢性肠内容物淤积可形成分层状结石，多发生于憩室内或不完全性肠梗阻的近端。胎粪性肠梗阻是由于胎儿时期小肠阻塞的结果，X线腹部平片可见腹腔内有密度增高的钙化阴影。

（2）密度减低：小肠坏死、小肠气囊症、术后壁间气体溢入等均可使小肠肠壁产生异常气体。小肠气囊症在X线腹部平片上可见多发性气体潴留。小肠阴影内可见无数透明小气泡。此种病人立位检查时可见特发性气腹。

6. 小肠内部结构异常X线征象

（1）绒毛消失：正常小肠的黏膜皱襞象消失，肠管呈光滑管状，小肠运动功能异常，排泄时间过速或过慢。钡剂的分布呈分节状或团块状，此种异常征象多见于吸收不良综合征。

（2）黏膜溃疡：从形态上可分为圆形、横行及纵行溃疡。原发性小肠溃疡多呈圆形，类似胃及十二指肠溃疡，X线下可显示出肠壁溃疡龛影。一部分小肠肿瘤也可以继发溃疡而形成“牛眼征”。

（3）囊状突出：多系憩室的征象，一般在发生并发症时才被发现。此外，由于肠管壁弹性组织的破裂及胶原沉积，可以使肠壁肌肉松弛而形成假性憩室之囊状突出阴影。

（4）小肠结构完全破坏：局部肠黏膜皱襞完全消失，大多由于肿瘤组织破坏了肠壁及黏膜所造成，可见肠壁僵直，肠腔狭窄。如属于恶性淋巴瘤的浸润则除黏膜被破坏、消失外，往往管腔有扩张。

（5）局部管腔狭窄：小肠狭窄可呈对称性或非对称性，黏膜皱襞消失，狭窄部呈僵硬态，外缘光滑。此征象多由于肠壁内外病变侵蚀所致，多发生于转移性肿瘤、肉瘤等。

（6）跳跃征及“弹簧征”：病变部位只侵犯局部小肠，而周围小肠正常，钡剂通过时可迅速越过病变部位，发生所谓跳跃现象，此征象多见于肠结核病或克隆病。在发生肠套叠时，小肠套入鞘部，表现的弹簧样改变，鞘部弹簧的中心则呈一轴样阴影，若进行钡剂检查则可以看到套叠中心管内有钡剂充盈，此种征象是诊断肠套叠的证据。

（7）“牛眼征”：此征为具有中心性坏死的息肉样肿物突入肠腔所致，多发生于平滑肌肉瘤、平滑肌瘤、黑色素瘤的转移瘤、息肉样瘤等。这些肿瘤均有形成中心坏死的倾向。

（8）“线样征”：当肠管由于病变而发生激惹痉挛使肠管收缩，肠管即呈细线条状，常用此描述节段性肠炎的 X 线表现。

十、CT 小肠造影（CTE）

CT 小肠造影是在 CT 及钡剂造影的基础上发展起来的新的小肠检查方法，结合了 CT 和钡剂造影的长处，能全面显示小肠、结肠和肠外器官受累情况。检查前一天晚上清洁肠道，检查当日晨饮用等渗甘露醇溶液 2000～3000 毫升以充盈小肠，检查前 10 分钟肌注 654-2 注射液 10 毫克，采用 64 排 CT 进行动态增强扫描。图像输出到处理工作站，做横断面、冠状面、矢状面、多平面重建，多曲面重建，最大密度投影和容积再现。对图像进行分析，从而了解小肠及结肠的病变。

十一、小肠镜检查

小肠镜的临床应用始于 1971 年，因为小肠疾病仅占胃肠道疾病的 1%～3%，所以开展较晚。

1. 适应证：慢性腹痛、消瘦、慢性腹泻等疑有小肠炎症、溃疡及肿物的病人可进行小肠镜检查。小肠镜的禁忌症同胃镜。

2. 小肠镜的检查方法：一般准备同胃镜，经口插入内镜，进入十二指肠后，镜端达十二指肠下角时，将滑管插入。胃内的镜管变直，胃中的空气被排出，内镜插入时不致在胃内形成弯曲，因而很容易前进。当镜端达 Treitz 韧带时用金属夹在黏膜上标记，以了解内镜进入深度。逆时针型容易插入。可插入上部空肠 50～60 厘米，若用滑管可插至屈氏韧带下 120 厘米。

3. 正常小肠的黏膜表现同十二指肠相似，一般可用吸引或钳子取组织做活检，也可以照相。

4. 小肠常见病变依次为炎症、糜烂、溃疡、肿瘤及各种吸收不良疾病，不再一一描述。

十二、小肠运动功能检查

小肠主要运动形式有分节运动及蠕动，以使肠内容物正常转输。一般食糜在小肠内呈散在分布，液体食物先从胃内排空，先于固体食物到达回盲部。临床研究证实，小肠运动功能异常之表现，主要为慢性特发性假性肠梗阻，是因平滑肌退行性变、肠肌神经丛退行性变、甲状腺机能低下及腹外恶性肿瘤等引起。在细菌过度繁殖综合征及空肠憩室病时，小肠清除作用也减弱。

近年开展的小肠运动功能检查有以下几种。

（一）肠通过试验

主要是利用放射扫描摄影术测定固体或液体食物在肠道的转运时间及计算50%的核素标记的食物进入小肠和50%进入结肠所需的时间。用X线追踪不透X线标志物，间隔一定时间摄片，以测定小肠通过时间。有报道认为口至回盲部通过时间为9.0±3.3小时，在胃轻瘫及慢性特发性假性肠梗阻时，通过时间明显延长。

（二）小肠测压

该方法可测定小肠压力波时间、平均次数和振幅及压力波曲线下面积，据此判断小肠的转输功能，并可区别其动力失常为神经源性还是肌源性。目前小肠测压值的正常范围尚未确定，有些学者提出以下定性的测压异常标准：①餐后小肠运动波形缺如；②小肠突发的压力变化；③小肠内MMC传播时间和波形异常。小肠测压方法有助于诊断假性肠梗阻综合征。

（三）小肠吸收功能测定

小肠是营养物质消化和吸收的主要部位。膳食中淀粉、蛋白质、脂肪等经过小肠的吸收消化作用，分解为较简单的物质，如葡萄糖、氨基酸、脂肪酸后在小肠几乎完全吸收。因此可以通过检查上述物质的消化吸收情况来观察小肠的吸收功能。

1. 脂肪平衡试验

在保持食物中脂肪含量相对恒定的状态下，分别测定膳食和粪便中脂肪的含量，由此可计算出脂肪的吸收率。正常的脂肪吸收率大于93%，一般对测定脂肪泻有重要价值。

2. 粪便131碘三酰甘油酯排泄试验

131碘三酰甘油酯是一种中性脂肪，在肠道吸收前要经过脂肪酶的吸收作用，口服已知量的131碘三酰甘油酯，然后测定粪便的放射性，计算粪便放射性占总放射性的百分比，了解脂肪的消化和吸收功能。131碘油酸是一种脂肪酸，在肠道不需要消化过程可直接吸收。测定粪便的放射性就能了解小肠的吸收功能。如131碘油酸排除率与131碘三酰甘油酯相似，粪值升高，血值降低，提示小肠吸收不良。如仅131碘三酰甘油酯吸收障碍则为胰腺外分泌功能不良。

3. 氢呼吸试验

正常人体细胞并不产生氢气，健康人从肺中排出的极微量的氢气来源于未吸收的碳水化合物在结肠被细菌发酵产生。利用这一原理可以检测小肠内细菌的生长，也可检测小肠对糖类的吸收功能。当摄入乳糖和蔗糖后，如果小肠内的细菌过度生长和双糖酶的缺乏使呼气中氢气的浓度增高。测验时患者清晨空腹，饮用果糖口服液250毫升（1份果糖配5份水），用导管采集呼吸，每半小时1次，共2小时，用气相色谱仪测定标本的氢含量。当呼气中氢气浓度增高大于20ppm表明对该糖吸收不良，如双糖酶缺乏。当小肠细菌过度生长，由于糖酵解发生在小肠，因此呼气中氢气浓度升高。

十三、肠电图

小肠平滑肌电活动相对胃电弱，描记较困难。综合肌电周期为15~120分钟，其中Ⅰ导联约在5~10分钟，Ⅳ导联速度在小肠上段为4~6厘米/分，至回肠末端时减慢为1~2厘米/分，小肠肌电Ⅱ-Ⅲ相时伴有引起收缩的峰电位，常与血浆胃动素水平升高相一致。

十四、十二指肠引溶液检查

十二指肠引溶液是用十二指肠管取得的十二指肠、总胆管、胆囊和肝胆管的液体。因此，十二指肠液是指十二指肠液、胰液、胆汁甚至也掺有少量胃液的一种混合性液体。临床上行十二指肠引流液检查的重要目的是为了了解肝、胆、胰的分泌功能和肝、胆道有无感染、结石、肿瘤等情况。十二指肠引流液中含有来自胰液的蛋白酶、淀粉酶及脂肪酶，可以促进食物的消化吸收，但它对引流液中的细胞成分有破坏作用。

（一）一般性状检查

各部胆汁按其引流出来的先后分为：总胆管液、胆囊液、肝内胆液。观察各份标本时，要注意其颜色、性状，有无团絮状物及坏死组织块、胆砂等。

引流液一般性状改变归纳为以下几种：

（1）无胆汁排出：常见于总胆管因结石或肿瘤压迫引起的梗阻。

（2）排出异常浓稠或稀薄的胆汁，前者为胆石症所致的胆囊液淤积所致，后者多因慢性胆囊炎胆囊浓缩能力低下所致。

（3）未用任何刺激剂而有多量胆汁流出，常由于 Oddi 括约肌松弛或胆囊运动功能过强所致。此类胆汁颜色多为褐绿色或暗黑色。

（4）若胃液混入胆液中，则胆汁中胆盐沉淀，排出的胆液浓厚混浊。患有十二指肠炎和胆道感染时，标本不透明并带有较多的白色团絮状物，如同时混有血液则应考虑急性十二指肠炎、消化性溃疡病及胰头癌的可能性。患有胆石症时，胆液中出现颗粒状沉淀物或胆砂。

（二）显微镜检查

1. 细胞

正常人各种引流液中偶见少量细胞，主要是中性粒细胞。当黏膜受到机械、化学、细菌、病毒或寄生虫等侵害时，细胞成分往往增多，主要有以下几种成分。

（1）胆道上皮：是指被覆于总胆管、胆囊及肝胆管黏膜的上皮细胞，均属柱状上皮。总胆管的上皮脱落后呈卵圆形，为较高的柱状上皮。肝胆管上皮为矮小的柱状上皮，脱落后其形态常不甚清晰，进一步退化后不易辨认。胆囊上皮为高柱状上皮，脱落时呈扇形排列，常为一组细胞，也可单个脱落。

（2）十二指肠上皮细胞：脱落后多呈卵圆形或圆形，胞体较大，约为中性粒细胞的两倍。大小不一，未经处理时不易看到，未被胆汁染色时呈灰白色，若被胆汁染色则呈淡黄色。该细胞可因炎症等而呈玻璃样及淀粉样变性。

（3）白细胞：主要是指中性粒细胞。正常人引流液中偶见白细胞，该细胞为大小一致的淡灰色具有细小颗粒的圆形球体，患有十二指肠炎或胆道感染时常增多，在化脓性胆道炎时可成堆出现，慢性或一些病毒性肝胆疾患时还可见到小淋巴细胞、浆细胞。

（4）红细胞：正常引流液中无红细胞，少量出现时见于引流管擦伤，出血性病变则红细胞出现较多。

2. 黏液

正常时少量黏液溶解在各部引流液中，一般镜检时看不到黏液丝。十二指肠有炎症时黏液增多。黏液丝出现的部位不同，其镜下表现也不同，总胆管炎症时，其黏液丝可呈螺旋状排列。

3. 结晶

胆汁中的结晶物主要为胆固醇胆红素和胆红素钙结晶体。胆固醇结晶为扁平无色透明缺角的长方形晶体，胆红素钙为金黄色、柠檬色或橘红色细小或较粗的颗粒状结晶。胆汁中混有胃液而出现胆盐沉淀时，可见灰黑色无定形的胆盐结晶。

4. 寄生虫与寄生虫卵

在受寄生虫感染的病人的十二指肠引流液中，可见有兰氏贾弟鞭毛虫滋养体、华枝睾吸虫卵、钩虫卵、粪圆线虫幼虫等，常附于黏液小块上，或由虫体聚集成小絮片状物。必要时将各部胆汁全部离心沉淀后镜检其沉渣部分，可提高检查的阳性率。

（三）细菌学检查

有胆道感染及引流液标本中有团絮状物时应进行细菌学检查。因胃酸对各种细菌有不同程度的杀伤作用，所以细菌培养时除应坚持无菌手续取材，并立即送检外，尚须接种于小肉汤培养管内。培养液的量需 10 毫升左右，接种量也要大些，约 5~6 滴。为提高细菌检出率，各份标本于接种后立即分别进行离心沉淀，取沉渣涂片镜检及行革兰氏染色。镜检时可发现较有意义的细菌，即革兰氏阴性杆菌，如大肠杆菌、变形杆菌、克雷白菌属及绿脓杆菌等。另外，各部胆汁标本应同时做厌氧性培养和鉴定。细菌性胆道感染时，以大肠杆菌最为常见，怀疑伤寒杆菌带菌时，注意从胆汁中培养沙门氏菌。

第二章　治疗调养

第一节　急性胃炎

急性胃炎是指胃黏膜的急性炎症，按病因和病理变化不同，分为急性单纯性胃炎、急性糜烂出血性胃炎、急性腐蚀性胃炎和急性化脓性胃炎。其中急性单纯性胃炎最为常见。急性胃炎是一种发病较急的疾病，一般在进食不洁食物后的数小时至 24 小时发病。主要表现为上腹疼痛、不适，食欲下降，恶心呕吐，有时伴腹泻，严重的急性胃炎还会引起呕血、便血等症状。导致急性胃炎的因素很多，有化学或物理的刺激，也有细菌或毒素引起。化学刺激主要来自烈酒、浓茶、咖啡、香料及药物（如水杨酸盐制剂、消炎痛、保泰松、糖皮质激素等），物理刺激如过热、过冷、过于粗糙的食物及 X 线照射，均会损伤胃黏膜，引起炎症性改变。而进食细菌或其毒素污染的食物，是导致急性胃炎最常见的一个病因。急性胃炎发病时轻者仅有腹痛、恶心、呕吐、消化不良；严重者可有呕血、黑粪，甚至失水、中毒及休克等。因此急性胃炎说大不大、说小不小，但就它的这些临床表现也该引起我们的重视。引起急性胃炎的原因多为我们不健康的饮食习惯，很多人不重视饮食健康，依自己喜好选择食物，不顾及胃的感受能力，急性胃炎时有发生。

一、临床特点

上腹痛、恶心、呕吐和食欲不振是急性胃炎的常见症状，用解痉药物可缓解腹痛。不同原因引起的急性胃炎，其主要临床表现有以下症状。

（1）由药物和应激引起的急性胃炎，多数可出现内镜下急性糜烂出血性表现，严重者发生急性溃疡并大量出血。烧伤所致者称 Curling 溃疡，中枢神经系统病变所致者称 Cushing 溃疡，主要表现为呕血或黑便。出血量大时可引起低血压、休克、贫血。但这些患者多数腹部症状轻微（如上腹不适或隐痛）或无症状，或症状被原发病掩盖。

（2）急性感染或食物中毒引起的急性胃炎，常同时合并肠炎，称急性胃肠炎，多表现为上腹痛、恶心、呕吐和食欲不振伴腹泻（部分患者可无腹泻）；可出现脱水，甚至低血压。

（3）腐蚀性胃炎，常出现上腹剧痛、频繁呕吐、寒战、高热。

（4）部分急性胃炎患者可无症状，仅于胃镜下表现为急性胃炎。

二、诊断要点

（1）发病急，突然出现上腹部不适、恶心、呕吐、腹痛或伴腹泻，黄色水样便。

（2）病史有暴饮暴食、进食不洁食物、酗酒或刺激性药物史。这些均会引起胃黏膜的损伤，造成炎症性变化。

（3）药物刺激。除此之外食入带有病原菌或毒素的食物和在大面积烧伤、严重创伤、大手术、休克或严重的脏器疾病时，机体处于应激状态都可引起急性慢性胃炎。

（4）呕吐物或可疑食物细菌培养有致病菌。

三、西医治疗

1. 一般治疗

应去除病因，卧床休息，停止一切对胃有刺激的食物或药物，给予清淡饮食，必要时禁食，多饮水，腹泻较重时可饮糖盐水。

2. 对症治疗

针对不同的症状进行治疗。

（1）腹痛者可行局部热敷，疼痛剧烈者给予解痉止痛药，如阿托品、复方颠茄片、山莨菪碱等。

（2）剧烈呕吐时可注射甲氧氯普胺（胃复安）。

（3）必要时给予口服 H2 受体拮抗药，如西咪替丁、雷尼替丁，减少胃酸分泌，以减轻黏膜炎症；也可应用铝碳酸镁或硫糖铝等抗酸药或黏膜保护药。

3. 抗感染治疗

一般不需要抗感染治疗，但由细菌引起尤其伴腹泻者，可选用小檗碱（黄连素）、呋喃唑酮（痢特灵）、磺胺类制剂、诺氟沙星（氟哌酸）等喹诺酮类制剂、庆大霉素等抗菌药物。

4. 维持水、电解质及酸碱平衡

因呕吐、腹泻导致水、电解质紊乱时，轻者可给予口服补液，重者应予静脉补液，可选用平衡盐液或5%葡萄糖盐水，并注意补钾；对于酸中毒者可用5%碳酸氢钠注射液予以纠正。

四、中医治疗

（一）辨证论治

1. 食滞胃脘型

肚子感觉很胀，并且轻轻一按就很疼，或者吐出酸性腐烂食物和不消化的食物，吐出后疼痛减缓，吃了东西后疼痛加剧，打嗝反酸，大便不通畅，舌质淡红，苔厚而腻滑，脉滑实。可以用保和丸加减治疗（焦山楂、炒神曲、制半夏、茯苓、陈皮、连翘、炒莱菔子、炒麦芽）。若脘腹胀甚者，可加枳壳、厚朴、槟榔行气消滞；若食积化热者，可加黄芩、黄连清热泻火；呕吐者加生姜、竹茹；若大便秘结，胃痛急剧而拒按可用大承气汤通腑泄，荡积导滞。

2. 暑湿犯胃

胸腔部痞塞满闷，而从外表看不出来，胃胀、胸闷得不到舒缓，按的时候腹部软并伴随疼痛，胃口不好，食量下降，口干而腻，头和身体感觉很沉重，四肢发软没有力气，小便黄而热，大便不通畅，或同时发现发热，怕冷畏寒，舌质红，苔白黄而腻，脉濡细。可用藿香正气散加减治疗（大腹皮、白芷、紫苏、茯苓、半夏曲、白术、陈皮、厚朴、苦桔梗、藿香、甘草）。若表邪偏重，寒热无汗者，可加香薷以助解表；兼气滞脘腹胀痛者，可加木香、延胡索以行气止痛。

3. 寒邪犯胃型

突然发生胃痛，并且是一直痛不停歇，喝温水或胃部温暖则疼痛减轻，胃部受冷则疼痛加剧，大多有受凉或饮食生冷的病史，或者同时见呕吐清水，畏寒怕冷，手脚发冷，喜欢吃热的东西，口不觉得渴，舌苔薄白或白腻，脉沉迟。可以用良附丸合桂枝汤加减治疗（高良姜、香附、桂枝、炒白芍、炙甘草、姜半夏、荜茇、生姜）。若寒邪重者加吴茱萸、干姜；气滞者加木香、陈皮；兼有表证者，加紫苏、生姜，或加香苏散疏风散寒；若兼见脘闷不食，嗳气呕吐或寒挟食滞，可加枳壳、神曲、鸡内金、半夏以消食导滞，温胃降逆；郁久化热者可用半夏泻心汤以辛开苦，寒热并调。

4. 胃热炽盛型

胃部疼痛，感觉很胀，痛的地方感觉灼热，口干而苦，吐出来的东西是胃里容纳的东西，有酸臭味或苦味，喜欢吃冷的东西讨厌吃热的东西，大便干结，尿是黄色，舌质红，苔黄厚或黄腻，脉弦滑。可以用大黄黄连泻心汤加减治疗（大黄、黄连、甘草）。若口干而苦加柴胡、黄芩、半夏；热甚者可加石膏、玄参、生地以清胃泻火、养阴增液；加竹叶以增强泻火清热，以利小便。

5. 肝郁气滞型

胃部胀满，有一小股气，在胃脘胸胁某个位置膨胀一下，引起胀痛不适，过后又引起另一个地方的膨胀感，心情不好时两肋疼痛更重，或者呕吐吐酸，频繁打嗝，饮食减少，舌质淡红，苔薄白，脉弦。可用四逆散合小半夏汤加减治疗（柴胡、芍药、枳实、半夏、生姜、甘草）。若胀满重者加青皮、大腹皮、广木香以理气开郁，若痛甚者可加川栋子、延胡索理气止痛；嗳气频作者加旋复花、代赤赭石重镇降逆，亦可用沉香降气散降气散郁，还可选用越鞠丸、金铃子散等。

（二）单方验方

1. 理气化瘀止疼汤：炒五灵脂9克，生蒲黄9克，甘松6克，紫丁香4.5克，广木香4.5克，皂角炭6克，炮姜炭2.4克，制乳香4.5克。本方可疏肝理气，化瘀止疼；以炮姜炭、紫丁香温中散寒，甘松化湿；以广木香、皂角碳疏肝理气、兼化水湿，佐以五灵脂、制乳香、生蒲黄化瘀止疼；因其疼痛较重故而重用其化瘀止疼之品。胃痛之病以肝气郁滞者较多，此方药物量小而效捷。

2. 佛手汤：佛手30克，红糖30克。用法：佛手与红糖同放锅内，加水1000毫升，煎煮约20分钟，去佛手服药液即可。每日2次，每次200毫升。功效及主治：行气，散寒，止痛。适应于寒凝气滞型胃痛。

3. 行气化湿汤：白蒺藜12克，郁金9克，炮川梗4.5克，小香元4.5克，甘松4.5克，紫丁香4.5克，川牛膝6克，明玉竹6克。水煎服，每日1剂。此方具有行气、化湿、益气健脾止痛之功效。

4. 良姜和胃汤：良姜6克，草果仁15克，元胡6克，制没药3克，制乳香3克，酒炒五灵脂6克，广木香3克，肉桂3克。水煎服，每日2次。适用于遇寒胃脘部疼痛，或食生冷食物胃肠痉挛不止者。

（三）药善食疗方

1. 薏苡百合粥：薏苡仁30克，百合15克，糯米少许，将薏苡仁、百合加水适量，武火煮沸，再文火煮至熟烂，加入少许红糖即成，主治气虚兼有湿邪过重引起的胃痛及心烦不眠。

2. 山药百合大枣粥：山药90克，百合40克，大枣15枚，薏苡仁30克及糯米适量共煮粥。山药具有补脾和胃之功能，百合清热润燥，大枣、薏苡仁健脾和胃，诸物合用具滋阴养胃、清热润燥的作用。本粥特别适合胃病中医辨证属胃阴不足者，患者常表现为胃脘隐痛、饥不欲食、口干咽燥、形体消瘦、舌红少苔、脉细。

3. 砂仁羊肉汤：砂仁10克，白胡椒3克，生姜数片及适量羊肉共煮汤，熟后放入适量食盐服食，每周3次。其中砂仁温中化湿、行气和中；白胡椒、生姜辛温理气；羊肉辛温补虚、养胃散寒。砂仁羊肉汤具健脾散寒、温胃止痛的作用，特别适合胃病中医辨证属脾胃虚寒者，患者常表现为胃脘隐痛、喜暖喜按、泛吐清水、四肢不温、神疲乏力、舌淡苔白、脉细。

4. 木耳炒肉片：将黑木耳干品15克用温水发好、洗净，猪瘦肉60克切片放入油锅中炒两分钟后，加入发好的黑木耳同炒，再加食盐适量，清汤少许，焖烧5分钟即可服食。每周3次。其中黑木耳益胃滋肾、调理中气，与猪瘦肉合用，可补益脾胃、调理中气。特别适合因为情志不畅所致的胃病，中医辨证属肝气犯胃者，患者常表现为胃脘胀满、疼痛连及胸胁、嗳气反酸，每因情志因素而发，苔薄白、脉弦。

五、生活调养

（一）生活习惯

从生活作息上做起，一天三顿饭要定时定量，最好给自己设定一个时间表，然后严格遵守。这同时会对睡眠时间产生影响，因为一些晚睡晚起的人是早中餐一块吃的，这种习惯必须要改，并不是晚上吃夜宵可以弥补过来的，因为人的生物钟虽然可以前后移动，但总是在一定范围内，不可能产生太大的差别。

（二）饮食调适

胃消化功能不好的人，症状是吃一点点就会饱，稍微多吃一点就会胃胀，特别是在晚上多吃的话，还会因为胃部滞胀而影响入睡。硬的、纤维类的东西不好消化。因而建议少食多餐，如果还没到正餐时间，可以补充一些食物，但不宜过多，一定要记住这不是正餐，正餐还是要按正常来吃。食物以软、松为主，一些比较有韧性、爽口的东西不宜多吃，因为这些东西最难消化。汤最好在饭前喝，饭后喝也会增加消化困难。入睡前两三个小时最好不要吃东西，否则容易影响入睡，如果觉得肚子空喝一点水。

第二节　慢性胃炎

慢性胃炎是指由于不同病因引起的各种慢性胃黏膜炎性病变，是一种常见病，其发病率在各种胃病中居首位。自纤维内镜广泛应用以来，对本病认识有明显提高。常见慢性浅表性胃炎、慢性糜烂性胃炎和慢性萎缩性胃炎。

一、临床特点

慢性胃炎缺乏特异性症状，症状的轻重与胃黏膜的病变程度并非一致。大多数病人常无症状或有程度不同的消化不良症状，如上腹隐痛、食欲减退、餐后饱胀、反酸腹胀、嗳气、反复出血等。慢性胃炎严重的患有上腹痛、消化不良、呕血、黑便。常见症状为反复发作，无规律性腹痛，疼痛经常出现于进食过程中或餐后及多数位于上腹部、脐周，部分患者部位不固定，轻者间歇性隐痛或钝痛、严重者为剧烈绞痛。常伴有食欲不振、恶心、呕吐、腹胀。慢性糜烂性胃炎可发生于任何年龄及性别。起病往往较急且重，出现上消化道大出血，出现呕血、黑便，休克，出血停止后常易复发。

二、诊断要点

1. 症状

慢性胃炎大多数病人常无症状或有程度不同的消化不良症状如上腹部隐痛、食欲减退、餐后饱胀、胃灼热、恶心、呕吐等。萎缩性胃炎患者可有贫血、消瘦、舌炎、腹泻等。个别病人伴黏膜糜烂者上腹痛较明显，并可有出血。

2. 胃镜检查是确诊慢性胃炎的主要方法

在直视下根据形态可分为三型：浅表性胃炎、萎缩性胃炎、糜烂性胃炎；根据部位可分为胃窦炎、胃体胃炎。

3. 实验室检查

（1）胃酸测定：浅表性胃炎胃酸正常或偏低，萎缩性胃炎则明显降低，甚至缺乏。

（2）血清胃泌素含量测定：胃窦炎血清胃泌素含量一般正常，胃体胃炎常升高，尤其恶性贫血者上升更加明显。

（3）幽门螺旋杆菌检查：阳性者提示有幽门螺旋杆菌感染。

（4）其他检查：萎缩性胃炎血清中可出现壁细胞抗体、内因子抗体或胃泌素抗体。

三、西医治疗

大部分慢性浅表性胃炎可逆转，少部分可转为慢性萎缩性胃炎。慢性萎缩胃炎随年龄逐渐加重，但轻症亦可逆转。因此，对慢性胃炎治疗应及早从慢性浅表性胃炎开始，对慢性萎缩性胃炎也应坚持治疗。

1. 消除病因

祛除各种可能致病的因素，如避免进食对胃黏膜有强刺激的饮食及药品，戒烟忌酒。注意饮食卫生，防止暴饮暴食。积极治疗口、鼻、咽部的慢性疾患。加强锻炼，提高身体素质。

2. 药物治疗

疼痛发作时可用阿托品、普鲁本辛、颠茄合剂等。胃酸增高可用PPI质子泵抑制剂如雷贝拉唑、兰索拉唑、奥美拉唑等，症状较轻者可用H2受体阻滞剂如甲氰咪胍、雷尼替丁、氢氧化铝胺等。胃酸缺乏或无酸者可给予1%稀盐酸或胃蛋白酶合剂，伴有消化不良者可加用胰酶片、多酶片等助消化药。胃黏膜活检发现幽门螺旋杆菌者加服抗生素治疗。胆汁反流明显者可用胃复安和吗叮啉以增强胃窦部蠕动，减少胆汁反流。铝碳酸镁片、消胆胺、硫糖铝可与胆汁酸结合、减轻症状。

四、中医治疗

(一)辨证论治

1. 肝胃不和证

胃脘胀痛或痛串两胁，嗳气频繁，嘈杂泛酸，胃黏膜急性活动性炎症，胆汁反流，舌质淡红，苔薄白或白厚，脉弦。治以疏肝理气和胃解郁，方以柴胡疏肝散合沉香降气散加减。方中柴胡、芍药、川芎、香附疏肝解郁，陈皮、枳壳、甘草理气和中，共奏理气止痛之功。后方中沉香、香附降气，砂仁、甘草和胃，川楝子、玄胡索疏肝止痛。

2. 脾胃虚弱证(包括虚寒)

胃脘隐痛，胃痛喜按喜暖，食后胀闷痞满，纳呆少食，便溏腹泻，乏力，四肢酸软。胃黏膜红白相间以白为主，黏液稀薄而多，胃酸偏低。舌质淡红，苔薄白或白，有齿痕，脉沉细。治以温中健脾，方以香砂六君子汤合黄芪建中汤加减。前方中党参、茯苓、白术、炙甘草为四君子汤健脾，陈皮、木香、砂仁和胃降逆。后方中黄芪益气补中，白芍、桂枝、炙甘草、生姜、大枣、饴糖为小建中汤。温中散寒缓急止痛，适用于脾胃虚弱，而兼有中焦生寒、四肢不温、泛吐清水、喜温喜按，进食可缓者。

3. 肝郁胃热证

嘈杂、泛酸，胃脘灼痛，恶心泛呕，口臭口渴，口苦心烦，胃脘灼热胀痛，口苦，尿黄，脘腹痞闷，渴不欲饮。胃黏膜急性或活动性炎症、充血糜烂明显。苔黄腻，脉弦滑数。治以清泄郁热、和胃抑酸止痛，方以温胆汤合左金丸加味。前方中竹茹、枳实清热化痰；其中二陈汤(陈皮、半夏、茯苓、生甘草)和胃化痰。左金丸中黄连、吴萸泄肝热。可加白螺丝壳、煅瓦楞等抑酸止痛。

4. 胃阴不足证

胃脘灼热疼痛，口干舌燥，大便干燥。胃黏膜片状红白相间，黏膜变薄。胃黏膜干燥，黏液少。胃酸偏低。舌红少津或有裂纹。脉细或弦细。治以养阴益胃，方以一贯煎合芍药、甘草汤加减。前方中北沙参、麦冬合养胃阴；生地、枸杞子滋肝养胃；当归养肝活血且有流通之性；川楝子疏肝理气，合当归则润养肠道，有疏通大便之功，后方内白芍、生甘草甘酸化阴、濡养胃液、缓急和营，有止痉的作用。

5. 胃络瘀血证

胃脘痛有定处，不喜按。胃疼日久不愈，大便潜血阳性或黑血便。次要症候为胃黏膜充血肿胀，伴瘀斑或出血点。舌质暗红，或紫黯，或有瘀斑，脉弦涩。治以活血化瘀止痛，方以失笑散合丹参饮加减（炒蒲黄、五灵脂、丹参、檀香、砂仁、枳壳、党参、云茯苓、甘草），如偏血虚之瘀血，则方选调营敛肝饮加白芨、三七。如中虚偏寒，脾不统血，可选黄土汤加减。失笑散内五灵脂，生蒲黄行血散瘀止痛。丹参饮内含丹参、檀香、砂仁理气血和胃止痛。加大黄、生甘草可泻热止血。调营敛肝饮中当归、川芎、白芍、阿胶养血止血；枸杞子、五味子、酸枣仁、茯神柔肝敛肝；陈皮、木香、生姜和胃理气散瘀，煅海蛤壳软坚散结，制酸止痛。加三七、白芨化瘀止血护膜。黄土汤内含灶心黄土、白术、炮附子、炙甘草温阳健脾；阿胶、干地黄养阴滋阴；黄芩苦寒反佐。可加三七、花蕊石、白芨粉以化瘀收敛止血。

（二）单方验方

1. 蒲公英汤：蒲公英（全草）25 克，白芨 10 克。水煎 2 次混合，分早、中、晚 3 次饭后服。本方具有清热解毒、养阴凉血之功效，可用于各类型胃炎。

2. 黄连食醋白糖山楂饮：黄连 500 克，食醋 500 毫升，白糖 500 克，山楂 1000 克，混合浸泡 7 日，每次 50 毫升，每日 3 次，饭后服用，服 3~5 个月，用于治疗慢性萎缩性胃炎有较好效果。

3. 胃炎煎剂：党参 10 克，白术 15 克，茯苓 15 克，丹参 15 克，香附 10 克，良姜 5 克，甘草 5 克，青黛 1 克，将上药 7 剂合煎成 200 毫升，其中青黛后入，每日口服 3 次，每次 10 毫升，饭前服，治疗慢性浅表性胃炎。

4. 健胃茶：徐长卿 9 克，麦冬 9 克，生甘草 6 克，化橘红 4.5 克，玫瑰花 1.5 克。煎汤代茶饮，每日 1 剂，水煎，早晚分 2 次服。

功效及主治：祛湿理气、活血化瘀。适应于慢性胃炎（脾胃寒湿、气滞型）。症见胃脘胀满隐痛，嗳气腹胀，痞满不舒。亦可用于治疗慢性萎缩性胃炎。

5. 芪芍汤：黄芪 20 克，白芍 15 克，茯苓 9 克，甘草 10 克，白术 10 克，蒲公英 20 克。用法：每日 1 剂，水煎早晚分 2 次服。

功效及主治：益气温中，适应于慢性胃炎（脾胃虚寒型）。症见胃脘隐痛，胃痛喜暖喜按，食后胀闷痞满，纳呆少食，便溏或腹泻，乏力，四肢酸软等。

6. 枳术和胃汤：枳实10克，白术10克，木瓜10克，白芍10克，柴胡12克，甘草6克。本方具有调肝和脾、和胃降逆之功效，可用于慢性胃炎引起的胃脘痛，嘈杂反酸灼热，脘部痞满诸闷，恶心或呕吐，食欲减退，消瘦，或见大便溏薄或干结，或呕吐便血，形寒肢冷或五心烦热等。

（三）药膳食疗方

1. 粳米砂仁粥：粳米60克，砂仁细末5克。粳米加水煮粥，待粥好后调入砂仁末，再煮沸1~2分钟即可。早晚服食。此方对虚寒胃痛、胀满、呕吐有效。

2. 鲜姜红糖汤：鲜姜3~5片，红糖适量，以滚开水沏泡，趁热饮服，服后取微汗。适用于寒气犯胃的胃痛。

3. 胡椒葱姜汤：大葱3~4段，生姜3~5片，白胡椒面适量，以开水冲泡；或于火上煮葱、姜片刻，服时可加少量食盐调味，再放胡椒面，趁热饮汤。适用于因感受寒凉引起的胃痛。

4. 桂皮山楂红糖饮：桂皮6克，山楂肉10克，红糖30克。先用水煎山楂后再入桂皮，待山楂将熟去火，滤汁入红糖，调匀后热服。用于因饮食寒凉、黏滑太过所致的胃痛。

5. 佛手粳米粥：佛手柑20克煎汤去渣，粳米100克，加水适量，煮粥，粥成后加冰糖并入佛手汤稍煮即可。每日服2次。此方对慢性胃炎、胃气痛有较好的疗效。

6. 羊肉生姜粳米粥：新鲜瘦羊肉250克，切小块先煮烂，再同粳米同煮粥。每日服2次。此方治虚寒性胃痛、中老年气虚亏损、阳气不足、恶寒怕冷、胃脘疼痛。

7. 小茴香猪心汤：猪心一个，小茴香适量，把小茴香放入猪心内，用棉线绳捆紧，放入碗内，加水泡过猪心，放入锅中，蒸熟后就可以吃，不能放盐。此方分一次或两次吃完，汤也一起喝下，不可隔夜吃，小茴香可不吃。

五、生活调养

（一）生活习惯

避免精神紧张。胃病是一种典型的身心疾病，精神心理因素对胃溃疡影响很大。精神紧张、情绪激动，或过分忧虑对大脑皮层产生不良的刺激，使得丘脑下中枢的调节作用减弱或丧失，引起自主神经功能紊乱，不利于食物的消化。另外，由于精神高度紧张、压力过大、睡眠不好，会使人长期处在一种应激状态，胃酸分泌过多，即使原来没有胃病的人，久而久之也会有慢性胃炎、胃食管反流病的症状，甚至患胃和十二指肠溃疡病。因此，保持轻松愉快的心境，可有效预防胃病的发生。三餐定时定量。很多人平时因为工作忙，常常食不定时，饥一顿，饱一顿，这样更加容易诱发胃病。因此再忙也要注意做到一日三餐定时定量，饥饱适中，细嚼慢咽，好好呵护胃肠。

（二）饮食调适

慢性胃炎是胃黏膜的慢性炎症性病变，是一种非常多见的疾病。慢性胃炎的治疗包括饮食治疗，而且重视饮食治疗是使病情缓解的关键。饮食治疗的目的，是利用饮食来减少或增加胃酸的分泌，调整胃的各项功能，有利于慢性胃炎的康复和痊愈。注意饮食调理，要培养良好的饮食习惯，改变不良的生活方式。鼓励病人应该少量多餐，以高热量、高蛋白、高维生素、易消化的饮食为准，比如：鱼类、牛奶、鸡蛋等。避免吃过咸、过甜、过辣的刺激性食物。最好食用无渣、半流质的温热的食物，比如汤、粥等。胃酸低的人，对于食物一定要完全煮熟后再吃，以利于消化吸收，而且可以食用刺激胃酸分泌的食物，比如肉汤、鸡汤等。高胃酸的人应该要避免吃酸性、多脂肪的食物。

第三节　急性胃肠炎

急性肠胃炎是胃肠黏膜的急性炎症，临床表现主要为恶心、呕吐、腹痛、腹泻、发热等。本病常见于夏秋季，其发生多由于饮食不当，暴饮暴食；或食入生冷腐馊、秽浊不洁的食品。中医根据病因和体质的差别，将胃肠炎分为湿热、寒湿和积滞等不同类型。病人多表现为恶心、呕吐在先；继以腹泻，每日 3~5 次甚至数十次不等，大便多呈水样，深黄色或带绿色，恶臭，可伴有腹部绞痛、发热、全身酸痛等症状。引起急性肠胃炎病因大概有以下几点。

（1）物理因素进食过冷过热和粗糙的食物，可使胃黏膜划破、损伤。

（2）化学因素药物（包括阿司匹林、激素、保太松、利血平等）、烈酒、浓茶、咖啡、香料等刺激胃黏膜而损伤，发生糜烂，有点状出血。

（3）微生物感染和细菌毒素污染食物包括沙门氏菌和金葡菌毒素，以及流感病毒和肠道病毒的感染。这部分因素引起的急性胃炎与细菌性食物中毒有相似之处。

（4）精神、神经功能失调，各种急重症的危急状态，以及机体的变态（过敏）反应均可引起胃黏膜的急性炎症损害。

一、临床特点

（1）有暴饮暴食或吃不洁腐败变质食物史。

（2）起病急，恶心、呕吐频繁，剧烈腹痛，频繁腹泻，多为水样便，可含有未消化食物，少量黏液，甚至血液等。

（3）常有发热、头痛、全身不适及程度不同的中毒症状。

（4）呕吐、腹泻严重者，可有脱水、酸中毒，甚至休克等。

（5）体征不明显，上腹及脐周有压痛，无肌紧张及反跳痛，肠鸣音多亢进。

二、诊断要点

肠胃炎引起的恶心、呕吐通常发病较急，开始多腹部不适，继而恶心、呕吐。腹部阵发性绞痛并有腹泻，每日数次至数十次水样便，黄色或黄绿色，含少量黏液。伴有不同程度的发热、恶寒、头痛等。少数病例可因频繁吐泻，导致脱水及电解质紊乱、酸中毒。

三、西医治疗

1. 一般治疗

尽量卧床休息，口服葡萄糖或电解质液以补充体液的丢失。如果持续呕吐或明显脱水，则需静脉补充 5%～10% 葡萄糖盐水及其他相关电解质液体。鼓励摄入清淡流质或半流质食品，以防止脱水或治疗轻微的脱水。

2. 对症治疗

必要时可注射止吐药，例如肌肉注射氯丙嗪 25～100 毫克/日。解痉药如颠茄片，必要时口服 10 毫克，1 日 3 次。止泻药如思密达每次 1 袋，1 日 2～3 次。

3. 抗菌治疗

抗生素对本病的治疗作用是有争议的。对于感染性腹泻，可适当选用有针对性的抗生素，如黄连素0.3克口服，1日3次或庆大霉素8万单位口服，1日3次等。但应防止抗生素滥用。

四、中医治疗

（一）辨证论治

1. 湿热证

临床表现为恶心、呕吐、腹痛、腹泻，多为水样便，含有未消化食物，少量黏液，发热、头痛、全身不适，口渴，胸闷烦热，肛门有灼热感。舌红苔黄，脉数。治以解表清里为主，方以葛根芩连汤加减（葛根、黄连、黄芩、甘草）。腹痛者，加炒白芍以柔肝止痛；热痢里急后重者，加木香、槟榔以行气而除后重；兼呕吐者，加半夏以降逆止呕；夹食滞者，加山楂以消食。

2. 寒湿型

临床表现为恶心呕吐，肠鸣腹泻，泄泻清稀，身重肢沉，胸腹闷胀，或伴恶风头痛，四肢不温，舌苔白，脉濡。治以散寒解表、芳香化湿，方以藿香正气散加减（大腹皮、白芷、紫苏、茯苓、半夏曲、白术、陈皮、厚朴、苦桔梗、藿香、甘草）。若表邪偏重，寒热无汗者，可加香薷以助解表；兼气滞脘腹胀痛者，可加木香、延胡索以行气止痛。

3. 积滞证

临床表现为呕吐酸腐食物，嗳气连连，脘腹饱胀，恶心厌食，腹痛泄泻，大便酸臭，泻后腹痛稍轻，舌苔厚腻，脉滑。治以消食和胃，方以保和丸（山楂、神曲、半夏、茯苓、陈皮、连翘、莱菔子）。脾虚加白术；热积加川连；寒积加炮姜；气滞加木香、厚朴；消食加鸡内金、焦麦芽；呕吐加藿香、生姜等。

4. 暑湿证

临床表现为脘闷恶心，呕吐腹臭，腹痛即泻，大便黄褐色，气味恶臭，肛门灼热，心烦口渴，小便短赤，舌质红，苔黄厚腻，脉濡数或滑数。治以清暑利湿，方以半夏厚朴汤加减（半夏、厚朴、茯苓、生姜、苏叶）。若气郁较甚者，可酌加香附、郁金助行气解郁；胁肋疼痛者，酌加川楝子、玄明索以疏肝理气止痛；咽痛者，酌加玄参、桔梗以解毒散结，宣肺利咽；暑热重者加黄连、黄芩；湿邪重者加滑石、芦根等。

（二）单方验方

1. 黄土生姜汤：灶心土50克，陈皮12克，生姜15克。先将灶心土加水500毫升，煎煮30分钟，将煎煮药澄清后，再用此药汁加生姜、陈皮煎煮约15~20分钟即可服用，本方具有清热、祛寒、止呕之功效。此方对于急性肠胃炎以呕吐恶心为主者效果最好。

2. 胡椒花椒散：胡椒50克，花椒2克，共研细末，宜瓶中密封备用。用法：将胡椒花椒散置于肚脐上，药用1~3克左右，用手按压脐部，直至肚脐发热，约在数分钟内即可见效。此方对急性肠胃炎以疼痛为主者具有明显治疗作用。

3. 石榴乌梅汤：石榴皮15克，生姜15克，乌梅12克。将上述三者煎煮约30分钟左右，即服用，1天服用3~5次。本方具有显著止泻作用。适用于急性肠胃炎以腹泻为主者。

4. 白头公英汤：白头翁30克，蒲公英30克，黄连15克。水泡15分钟，煎煮20分钟，即可服用，1日服5~6次，最多服用2~3天，就可达到治疗目的。此方对急性肠胃炎以腹泻为主者效果尤佳。

5. 陈石榴皮焙干研末，每日一次，每次服9克，用稀米汤送下。治慢性腹泻、痢疾，时发时止，经久不愈者。禁生冷、油腻、不易消化之物。

6. 清热化湿汤：藿香15克，地锦草30克，炒黄芩15克，木香10克，车前子、焦山楂各15克，炙甘草3克。每天1剂，分2次煎服。本方具有清热利湿、消食导滞之功效，可用于饮食不节，伤及胃肠，湿热中困，脾胃受伤，大肠传导失职所致的急性胃肠炎。

7. 藿香厚朴生姜饮：藿香15克，生姜10克，山楂10克，半夏10克，厚朴10克，茯苓12克，陈皮10克，连翘10克，甘草3克。以水500毫升，煎取300毫升，分早、晚2次，空腹服用。每日1剂。本方具有健脾化湿、和胃清热功效。适用于一般急性肠胃炎。

（三）药膳食疗方

1. 蒜泥马齿苋汤：鲜马齿苋500克，大独头蒜30克，芝麻15克，葱白20克。本方具有清热凉血止痢功效。主治：下痢便血，发热口干。用法：马齿苋摘去杂质老根，洗净泥沙，摘成5~6厘米长段，用沸水烫透，捞出沥干水。蒜头捣成蒜泥，芝麻炒香捣碎。葱白切丝。将马齿苋用食盐拌匀，加入蒜泥、葱白，撒上芝麻即可服用。

2. 苦瓜菊花粥：苦瓜100克，菊花50克，粳米60克，冰糖100克。将苦瓜洗净去瓤，切成小块备用。粳米洗净，菊花漂洗，二者同入锅中，倒入清水武火煮，待水煮沸后，将苦瓜、冰糖放入锅中，改用文火继续煮至米开花时服。可清利暑热，止痢解毒。适用于中暑烦渴、痢疾等症。喝此粥时，忌食一切温燥、辛辣、厚腻之物。

3. 乌梅诃子饮：乌梅20克，诃子15克，焦山楂20克，焦地榆15克，白芍15克，芡实15克。水煎服，每日1剂。功用：涩肠止泻，缓急止痛。乌梅、诃子、白芍、地榆、山楂药理研究均有抑菌作用，诸酸性药相伍，使肠道pH下降，不利细菌之生长繁殖，而有利于疾病痊愈。

4. 胡椒鸡蛋：胡椒7粒，鸡蛋1颗。将鸡蛋打1孔，胡椒研为细末，放入蛋中，湿纸封口，蛋壳外用湿白面团包裹3~5毫米厚，放于木炭火中煨熟，去壳，空腹白酒送服。1日3颗。功效：散寒温中，止泻。

5. 丁香姜糖块：丁香5克，生姜30克，白糖250克。将丁香研末，生姜切细备用。白糖放入锅内，加清水适量，文火煎熬至稠时，加丁香粉，姜末调匀，续熬至用筷子挑起糖液呈丝状而不黏手时，停火，将糖倒在涂有植物油的瓷盘内，候冷，将糖用刀切成块即成（约划成50块）。每次含服1~2块，每日2~3次。可温胃，降逆，止呕。适用于急性胃肠炎呃逆，恶心呕吐，脘腹胀满，冒脘冷痛，小便清长，腹泻清稀等。

6. 参芪羊肉汤：人参6克，黄芪10克，羊肉500克，清汤及调味品各适量。将参、芪择净，放入锅中，加清水适量，浸泡5~10分钟后，文火浓煎取汁约30毫升；羊肉洗净，切片，放碗中，兑入清汤、药汁、食盐及调味品，用盘扣住，上笼武火蒸熟服食。分次温热食肉饮汤，每周2~3剂。可温中益气，健脾利水。适用于急性胃肠炎泻泄日久，气血两亏，体倦无力，食少，口渴，头昏目花等。

7. 瓜皮肉丁汤：西瓜皮150克，猪瘦肉100克，调味品适量。将西瓜皮洗净，切丝。瘦肉洗净，切丁，用淀粉抓后备用。先取素油适量，放锅中烧热后，下瓜皮、肉丁炒熟，而后调味葱、姜、盐等，炒熟即可服食。每周2~3剂。可清热利湿。适用于急性胃肠炎脘腹胀满，大便溏薄，肛门灼热等。

西瓜有清热解暑、生津止渴、利湿除烦之功，《本草纲目》言其“消烦止渴，解暑热，疗喉痹，宽中下气，利小水，治血痢，解酒毒”。现代营养学分析表明，西瓜及西瓜皮营养丰富，几乎包括人体所需的各种营养成分，因而可有效地补充急性胃肠炎吐泻之后人体丢失的各种营养成分。猪瘦肉，有健脾益气之功。两者同用，相得益彰，尤其是西瓜“利小水，治血痢”之功，于急性胃肠炎患者甚宜。

五、生活调养

（一）生活习惯

在患急性胃肠炎期间要注意饮食的调节，忌过冷、热、硬食物。因为食入过凉的食物和饮料后可以导致胃痉挛，胃内黏膜血管收缩，不利于炎症消退；食入过热的食品和饮料后会直接烫伤或刺激胃内黏膜。病人的食物应软硬适度，过于坚硬粗糙的食品、粗纤维的蔬菜、用油煎炸或烧烤的食品，食用后可加重胃的机械消化负担，使胃黏膜受到摩擦而损伤，黏膜易产生炎性病变。配合九味欣谓茶，能健脾和胃，脾、胃、肠同养，调治加疗养，较好地养护胃肠。

（二）饮食调适

急性胃肠炎发病期间应饮食清淡。通常在腹泻或呕吐平息后的数小时到一天内，便可以开始进食，但需慢慢来，因为受过伤害的胃此时仍处虚弱状态。先从易消化的食物开始，可以吃些小米稀粥、麦片、浓米面汤、淡果汁布丁、饼干等，缓解期排便次数减少后可进食少油的肉汤、豆浆、蛋花汤、蔬菜汁等流质饮食。以后逐渐进食清淡、少油、少渣的半流质饮食，再过渡到正常饮食。

中医认为药食同源，三分治疗七分调养护理，有治疗作用的食物在疾病的治疗和康复中起着重要作用，急性胃肠炎虽然是实邪致病，但因人而异，男、女、老、幼体质不同，调养也应分别对待。本着虚者补之，寒者温之，食积则消导，湿热则清利的原则，既不能苦寒渗利太过，恐伤元气，也不宜过早固涩收敛，防积滞留邪。

第四节　胃溃疡

溃疡病或消化性溃疡是一种常见的消化道疾病，可发生于食管、胃或十二指肠，也可发生于胃-空肠吻合口附近或含有胃黏膜的 Meckel 憩室内，因为胃溃疡和十二指肠溃疡最常见，故一般所谓的消化性溃疡是指胃溃疡和十二指肠溃疡。之所以称之为消化性溃疡，是因为既往认为胃溃疡和十二指肠溃疡是由于胃酸和胃蛋白酶对黏膜自身消化所形成的，事实上胃酸和胃蛋白酶只是溃疡形成的主要原因之一，还有其他原因可以形成消化性溃疡。由于胃溃疡和十二指肠溃疡的病因和临床症状有许多相似之处，有时难以区分是胃溃疡还是十二指肠溃疡，因此往往诊断为消化性溃疡或胃、十二指肠溃疡。如果能明确溃疡在胃或十二指肠，就可以直接诊断为胃溃疡或十二指肠溃疡。

一、临床特点

上腹部疼痛是本病的主要症状。多位于上腹部，也可出现在左上腹部或胸骨、剑突后。常呈隐痛、钝痛、胀痛、烧灼样痛。胃溃疡的疼痛多在餐后 1 小时内出现，经 1~2 小时后逐渐缓解，直至下餐进食后再复现上述节律。部分患者可无症状，或以出血、穿孔等并发症作为首发症状。

1. 上消化道出血

上消化道出血是消化性溃疡最常见的并发症，有 20%~30% 的溃疡患者曾有出血病史，十二指肠溃疡出血较胃溃疡更多见。据统计，在上消化道出血的各种病因中，溃疡约占 50%，居首位。消化性溃疡并出血多数可以自行停止。胃溃疡出血多于十二指肠溃疡。出血易发生于消化性溃疡出现后的 1~2 年内。

2. 溃疡穿孔

消化性溃疡穿孔临床上可分为急性、亚急性和慢性三种。十二指肠溃疡发生率高于胃溃疡。以 30~50 岁多见，十二指肠溃疡穿孔多见于 40 岁以下的青壮年，而胃溃疡穿孔以 50 岁以上的中老年居多。

3. 幽门梗阻

消化性溃疡患者约 10% 可能并发幽门梗阻，大多发生于十二指肠溃疡，其次为幽门管或幽门前溃疡。消化性溃疡并发幽门梗阻老年人多见，以男性为主。近年来由于各种有效抗溃疡药物的广泛应用，此种并发症明显减少。幽门梗阻有器质性和功能性两种。前者是因慢性溃疡引起黏膜下纤维化，导致瘢痕性狭窄，内科治疗无效，常需外科手术治疗；后者由于溃疡周围组织炎症引起充血水肿和幽门反射性痉挛所致，内科治疗有效。

4. 癌变

慢性胃溃疡是否会癌变，目前尚有争议。多数学者认为胃溃疡癌变是存在的，其癌变率估计在1%~7%，胃溃疡癌变常发生于溃疡边缘，十二指肠溃疡一般不发生癌变。

二、诊断要点

胃溃疡的诊断主要依靠典型的周期性上腹疼痛和X线钡餐检查、内镜检查。

消化性溃疡中十二指肠溃疡多见；胃溃疡疼痛多在饭后，十二指肠溃疡多在饭前疼痛且夜间疼痛也较多见。

三、西医治疗

1. 一般按消化性溃疡的治疗原则用药

首先应用减少损害因素的药物，如制酸剂、抗胆碱能药物、H2受体拮抗药、丙谷胺、前列腺素E2的合成剂及奥美拉唑等，同时给予胃黏膜保护的药物，如硫糖铝、铋剂、甘珀酸（生胃酮）等以及抗生素。因为目前认为Hp感染与本病有一定关系，所以要积极治疗。

2. 胃溃疡引起的上消化道出血

可表现为呕血或便血，应立即到医院就诊。止血措施主要有：H2受体拮抗剂或质子泵抑制剂（PPI），提高并维持胃内pH；内镜下止血；手术治疗；介入治疗。

3. 食物的选择

得了胃病，饮食上要注意以下12条原则。

（1）少吃油炸食物。因为这类食物不容易消化，会加重消化道负担，多吃会引起消化不良，还会使血脂增高，对健康不利。

（2）少吃腌制食物。这些食物中含有较多的盐分及某些可致癌物，不宜多吃。

（3）少吃生冷、刺激性食物。生冷和刺激性强的食物对消化道黏膜具有较强的刺激作用，容易引起腹泻或消化道炎症。

（4）规律饮食。研究表明，有规律地进餐，定时定量，可形成条件反射，有助于消化腺的分泌，更利于消化。

（5）定时定量。要做到每餐食量适度，每日三餐定时。

（6）温度适宜。饮食的温度应以“不烫不凉”为度。

（7）细嚼慢咽，以减轻胃肠负担。对食物充分咀嚼次数越多，随之分泌的唾液也越多，对胃黏膜有保护作用。

（8）饮水择时。最佳的饮水时间是晨起空腹时及每次进餐前 1 小时，餐后立即饮水会稀释胃液，用汤泡饭也会影响食物的消化。

（9）注意防寒。胃部受凉后会使胃的功能受损，故要注意胃部保暖，不要受寒。

（10）避免刺激。不吸烟，因为吸烟使胃部血管收缩，影响胃壁细胞的血液供应，使胃黏膜抵抗力降低而诱发胃病。应少饮酒，少吃辣椒、胡椒等辛辣食物。

（11）补充维生素 C。维生素 C 对胃有保护作用，胃液中保持正常的维生素 C 的含量，能有效发挥胃的功能，保护胃部和增强胃的抗病能力。因此，要多吃富含维生素 C 的蔬菜和水果。

（12）戒产气性食物。有些食物容易产气，使患者有饱胀感，应避免摄食。但食物是否会产气而引起不适，因人而异，可依个人的经验决定是否应摄食。

四、中医治疗

（一）辨证论治

1. 脾胃虚寒证

临床表现为脘腹隐痛，呕吐清水，舌苔淡，脉迟或沉。治以健脾和胃、温中止痛为主，方以黄芪建中汤加减（黄芪、大枣、白芍、桂枝、生姜、甘草、饴糖）。若泛酸者，可去饴糖，加吴茱萸暖肝温胃以制酸，另可再加瓦楞子。泛吐清水较多者，可加干姜、陈皮、半夏、茯苓等以温胃化饮。如阳虚寒甚而痛甚，可用大建中汤建立中气，或理中丸以温中散寒，中阳得运，则寒邪自散，诸症悉除。如寒象不明显，以脾胃虚弱为主者，可用香砂六君子汤以益气健脾，行气和胃。

2. 肝郁气滞证

临床表现为胃脘胀痛，喜叹息，痛无定处，嗳气频繁，此痛大多因情志等因素造成，舌淡苔薄，脉弦。疏肝理气、和胃止痛，方以柴胡疏肝散加减（陈皮、柴胡、川芎、香附、枳壳、芍药、甘草）。若胁肋痛甚者，酌加郁金、青皮、当归、乌药等以增强其行气活血之力；肝郁化火者，可酌加山栀、黄芩、川楝子以清热泻火。

3. 肝胃湿热证

临床表现为胃脘热痛，喜冷饮，口干而苦，吞酸，烦躁易怒，便秘尿赤，舌红，苔黄腻，脉弦数。方以化肝煎加减（青皮、陈皮、芍药、牡丹皮、栀子（炒）、泽泻、贝母）。吐血、黑便者加地榆、三七粉，清热止血；恶心呕吐、吐势急迫者加竹茹、法半夏，和胃降逆；大便秘结者加大黄、枳实，泻热通便。

4. 气滞血瘀证

临床表现为胃脘胀痛，太息善怒，嗳气吞酸，病情会因情志不遂而加重，舌苔薄白，脉弦。治以活血化瘀、理气止痛，方以失笑散合丹参饮加减（五灵脂、蒲黄、丹参、檀香、砂仁）。胃脘发凉、喜热饮者加吴茱萸、干姜；胃中灼热、苔黄者加黄连、栀子；酸腐、苔厚腻者加神曲、鸡内金；吐酸嘈杂者加左金丸；胃阴虚、热不明显者加沙参、麦冬、石斛；气滞重加大腹皮、木香、枳壳；疼痛较剧加元胡、甘松；吐血便血者加三七粉（冲服）、白芨、藕节。

（二）单方验方

1. 胃溃疡止痛汤：白芨、白芍各20克，乌贼骨、钟乳石各30克，当归、白芷、元胡、甘松、香附各10克，煅瓦楞子、炙甘草各15克。本方具有疏肝和胃、化瘀止痛之功效。可用于胃溃疡（消化性溃疡），胃痛连绵，反复发作，局部压痛，胃镜或钡餐检查证实有溃疡病灶。呕血加三七5克，伏龙肝20克（先煎取液，再煎其他药）；便血加地榆、炮姜炭各10克；胃寒加高良姜、吴茱萸各6克；有热加黄连6克；体弱加党参、白术各10克。水煎服，每日1剂。30天为一疗程。

2. 散寒止痛汤：高良姜12克，香附10克，荜茇10克，吴茱萸、陈皮、炙甘草各6克，水煎服。本方具有散止痛之功效。可用于胃痛暴作，畏寒喜暖，得温痛减，喜热饮，舌苔薄白，脉弦紧等。应用散寒止痛的方法，轻者可局部温熨，或服生姜红糖汤即可，较重者以良附丸加味。

3. 消食导滞汤：神曲 12 克，山楂 15 克，莱菔子 12 克，法半夏 10 克，茯苓 12 克，陈皮 6 克，枳实 10 克，连翘 12 克，甘草 6 克，水煎服。本方具有消食导滞之功效。可用于胃脘疼痛，脘腹胀满，嗳腐吞酸，大便不畅，舌苔厚腻，脉弦滑。

4. 柴胡疏肝汤：柴胡、枳壳、赤芍各 12 克，香附 10 克，郁金 12 克，川楝子 10 克，延胡索 12 克，甘草 6 克，水煎服。本方具有疏肝理气，降逆止痛之功效。可用于肝气横逆犯胃而作痛，疼痛连胁，嗳气频繁，每因情志刺激而痛作，舌苔薄白，脉弦者。

5. 蒲黄灵脂汤：蒲黄、五灵脂各 10 克，丹参 15 克，檀香 6 克，砂仁 6 克（后下），延胡索 12 克，香附 10 克，甘草 6 克，水煎服。本方具有活血化瘀、行气止痛之功效。可用于胃痛日久，痛有定处而拒按，痛如针刺或刀割，或见吐血黑便，舌质紫黯，脉涩。

6. 沙参麦冬汤：北沙参 15 克，麦冬 12 克，生地黄 15 克，枸杞 12 克，当归 6 克，白芍 15 克，川楝子 10 克，佛手 12 克，甘草 6 克，水煎服。本方具有养阴益胃、理气止痛之功效。可用于胃痛日久，郁热伤阴，胃失濡养，固见胃脘灼痛，嘈杂似饥，口干咽燥，大便干结，舌红少苔，脉细数。

7. 黄芪建中汤：黄芪 18 克，白芍 15 克，桂枝 10 克，白术 12 克，党参 15 克，干姜 6 克，木香 6 克（后下），大枣 5 枚，水煎服。本方具有温胃健脾、补虚祛寒之功效。可用于饥饱失常，或劳倦过度，或久病脾胃受伤等，致脾阳不足，中焦虚寒，出现胃脘隐痛，泛吐清水，喜温喜按，纳差，便溏，神疲乏力，或畏寒肢冷，舌淡，脉细弱。

（三）药膳食疗方

1. 胡萝卜羊肉汤：羊肉 500 克，胡萝卜 250 克。制法：羊肉切块，胡萝卜切成转刀块。将胡萝卜、羊肉放入锅内，加清水约 3 大碗，放入橘皮、生姜、花椒、茴香等，用旺火烧开，改用小火慢炖肉烂，加细盐等调料品即成。适用于脾胃虚寒引发溃疡者。

2. 桃仁猪肚粥：桃仁（去皮尖）、生地各 10 克，熟猪肚片、大米各 50 克，料适量。将肚片切细，取二倍水煎取汁，加猪肚、大米煮为稀粥，待熟时调味服食，每日 1 剂。适用于气虚血瘀引发胃溃疡疼痛。

3. 佛手扁苡粥：佛手 10 克，白扁豆、苡米、山药各 30 克，猪肚汤及食盐适量。将佛手水煎取汁，去渣，纳入扁豆、苡米、山药及猪肚汤，煮为稀粥，略放食盐调味服食，每日 1 剂。可泻热和胃，适用于胃脘灼热疼痛，口干口苦，心烦易怒，便秘等。

4. 鸡蛋三七炖：鸡蛋一颗，蜂蜜 30 毫升，三七粉 3 克，将鸡蛋打入碗中搅拌，加入三七粉拌匀，隔水炖熟再加蜂蜜调匀服食。可疏肝理气，和胃健脾，适用于上腹疼痛、呕吐、伴恶心、嗳气等。

考虑到每个患者的身体和病情不同，所以需要的胃溃疡药膳方也不同。建议胃溃疡药膳方在服用之前先咨询医生，征得医生同意后再服用。

胃溃疡患者除了配合医护人员进行积极治疗外，还应做好自我保健。必须坚持长期服药，避免精神紧张，讲究生活规律，不可过分疲劳，注意气候变化，注意饮食卫生，避免服用对胃黏膜有损害的药物，如阿司匹林、地塞米松、强的松、消炎痛等。此类药物对胃黏膜有刺激作用，可加重胃溃疡的病情，应尽量避免使用。

五、生活调养

（一）生活习惯

胃溃疡多由饮食无规律、不良的生活习惯等因素诱发。对于患者，除遵医嘱用药控制症状以外，还要保持乐观的心态，养成良好的生活习惯，积极配合治疗。具体而言，应注意如下几点：一是注意休息，避免过度焦虑与劳累；二是戒烟戒酒，饮食规律，不宜过量；三是避免食用咖啡、浓茶、辣椒等刺激性食物，少吃过甜、过酸的食物及水果，如巧克力、橘子等；少吃易胀气的食物，如淀粉含量高的红薯、藕、土豆等。

胃溃疡患者，吃饭不能吃得太饱，也不能受饿，饭量一定要适中。最重要的是安排好作息时间。不能每一顿都对付。吃东西要注意：宜热不宜冷，宜软不宜硬。吃软的东西利于消化吸收，而硬的东西会增加胃部的负荷。

（二）饮食调适

胃溃疡发作期间流质饮食，进食要循序渐进，从少至多。千万不能着急。做到少食多餐，慢慢补养。每天三顿饭之中，必有一顿是粥。小米粥养胃，大米粥营养，麦片粥利于吸收，红枣莲子粥补血养颜。粥，是胃部最好吸收的食物。养胃必先喝粥。如果你不喜欢喝粥，也可以做汤，比如鸡蛋汤、紫菜汤。如果还没到正餐时间，可以补充一些食物，但不宜过多，一定要记住这不是正餐，正餐还是要按正常来吃。食物以软、松为主。蔬菜水果类可以适度食用。胃病是一种慢性病，不可能在短期内治愈。

第五节　胃食管反流病

胃食管反流病是指胃、十二指肠内容物反流入食管而产生胃灼热、反酸等症状，可引起反流性食管炎，以及咽喉、气道等食管以外的组织损害。胃食管反流及其并发症的发生是多因素的。其中包括食管本身抗反流机制的缺陷，如食管下括约肌功能障碍和食管体部运动异常等；也有食管外诸多机械因素的功能紊乱。

一、临床特点

1. 胃灼热和反酸

胃灼热是指胸骨后和剑突下有烧灼感，多在餐后一小时出现，平卧、弯腰或腹压增高时易发生，反流入口腔的胃内容物常呈酸性称为反酸。反酸常伴胃灼热，是本病最常见的症状。

2. 吞咽疼痛和吞咽困难

有严重食管炎或食管溃疡时可出现吞咽疼痛，是由酸性反流物刺激食管上皮下的感觉神经末梢所引起。反流物也可刺激机械感受器引起食管痉挛性疼痛，严重时可为剧烈刺痛，向背、腰、肩、颈部放射，酷似心绞痛。由于食管痉挛或功能紊乱，部分患者有可能吞咽困难，且发生食管狭窄时，吞咽困难持续加重。

3. 咽喉类和哮喘

反流物刺激咽部黏膜可引起咽喉炎，出现声嘶、咽部不适或异物感，吸入呼吸道可发生咳嗽、哮喘，这种哮喘无季节性，常在夜间发生阵发性咳嗽和气喘。个别患者反复发生吸入性肺炎，甚至出现肺间质纤维化。

4. 并发症

（1）上消化道出血。可因黏膜糜烂或溃疡导致急性或慢性出血，可表现为黑便、呕血以及不同程度的缺铁性贫血。

（2）食管狭窄。重度反流性食管炎可因食管黏膜糜烂、溃疡，继而纤维组织增生，瘢痕形成，最终导致食管狭窄。狭窄通常在食管下段，患者常逐渐出现进食困难。

（3）Barrett 食管。食管黏膜因受反流物的慢性刺激，食管与胃交界处的齿状线 2 厘米以上的食管黏膜鳞状上皮被化生的柱状上皮所替代，称为 Barrett 食管，Barrett 食管发生溃疡时又称 Barrett 溃疡。Barrett 食管合并食管腺癌比一般人群高 30~50 倍，已被认为是食管腺癌的主要癌前病变。

二、诊断要点

胃食管反流临床表现复杂且缺乏特异性，仅凭临床表现难以区分生理性胃食管反流或病理性胃食管反流。目前必须采用综合诊断技术。凡临床发现不明原因反复呕吐、咽下困难、反复发作的慢性呼吸道感染、难治性哮喘、生长发育迟缓、反复出现窒息、呼吸暂停等症状时都应考虑到胃食管反流存在的可能性，必须针对不同情况，选择必要的辅助检查，以明确诊断。

三、西医治疗

1. *一般治疗*

生活方式的改变应作为治疗的基本措施。抬高床头 15~20 厘米是简单而有效的方法，这样可在睡眠时利用重力作用加强酸清除能力，减少夜间反流。脂肪、巧克力、茶、咖啡等食物会降低 LES 压力，宜适当限制。胃食管反流患者应戒烟戒酒。避免睡前 3 小时饱食，同样可以减少夜间反流。25% 的患者经改变上述生活习惯后症状可获改善。

2. *药物治疗*

如果通过改变生活方式不能改善反流症状者，应开始系统的药物治疗。

（1）H2 受体阻滞剂。H2 受体阻滞剂是目前临床治疗胃食管反流的主要药物。此类药物与组胺竞争胃壁细胞上 H2 受体并与之结合，抑制组胺刺激壁细胞的泌酸作用，减少胃酸分泌，从而降低反流液对食管黏膜的损害作用，缓解症状及促进损伤食管黏膜的愈合。目前有 4 种 H2 受体阻滞剂在临床上广泛应用，即西咪替丁、雷尼替丁、法莫替丁及尼扎替丁。

（2）质子泵抑制剂。质子泵抑制剂（PPI）通过非竞争性不可逆的对抗作用，抑制胃壁细胞内的质子泵，产生较 H2 受体阻滞剂更强更持久的抑酸效应。目前临床上常用的此类药物有奥美拉唑、兰索拉唑和泮托拉唑。

（3）促动力药。胃食管反流是一种动力障碍性疾病，常存在食管、胃运动功能异常，H2RAS 及 PPI 治疗无效时，可应用促动力药。促动力药治疗 GERS 的疗效与 H2RAS 相似，但对于伴随腹胀、嗳气等动力障碍症状者效果明显优于抑酸剂，比如灭吐灵、多潘立酮、西沙必利、左舒必利、红霉素等。

（4）黏膜保护剂。硫糖铝作为一种局部作用制剂，服用硫糖铝对胃食管反流症状的控制和食管炎的愈合与标准剂量 H2RAS 的疗效相似。但亦有学者认为，硫糖铝对胃食管反流无效。

铝碳酸镁能结合反流的胆酸，减少其对黏膜的损伤，并能作为物理屏障黏附于黏膜表面。现已在临床上广泛应用。

（5）其他药物。现认为 TLESR 是造成反流的主要病理生理基础，很多研究者正致力于寻找能降低 TLESR 的药物用于治疗胃食管反流。其中阿托品和吗啡是最早针对 TLESR 的药物。巴氯芬有望成为胃食管反流治疗的有效药物。

（6）联合治疗。抑酸剂治疗无效，且经食管测压证实有食管动力异常的患者可试用促动力药联合抑酸剂治疗。2~3 级食管炎患者经西咪替丁联合西沙必利治疗后，症状的缓解及食管炎的愈合均较单用西咪替丁为佳。

3. 并发症的治疗

胃食管反流常见的并发症有食管狭窄、食管溃疡、食管缩短及 Barrett 食管等。对于轻微的食管狭窄，可以通过饮食限制及药物（PPI）治疗改善。短期单纯性狭窄可以用 Teflon 扩张器治疗（如 Hurst-malonney），必要时可行支架置入治疗。部分患者亦可行外科抗反流手术。

对于食管溃疡，通常需要大剂量 PPI 和黏膜保护剂的治疗。Barrett 食管是胃食管反流严重的并发症。因其有恶变的可能，应进行内镜随访及活检以早期发现异型增生及腺癌。当患者有低度异型增生时，可采用大剂量的 PPI 治疗。中重度异型增生或出现结节状增生时可行内镜下激光、电凝、离子凝固术甚至局部食管切除。

4. 外科手术治疗

凡长期服药无效或须终身服药者或不能耐受扩张者或须反复扩张者都可考虑行外科手术。

腹腔镜下抗反流手术的问世为临床医师提供了一种新的手术治疗方法，有些临床医师已将腹腔镜手术作为抗反流手术的首选方法之一。

四、中医治疗

（一）辨证论治

1. 肝胃不和证

临床表现为胸骨后烧灼或疼痛，胸肋胀满，脘闷，嗳气反酸，吞咽时哽噎感，与情绪关系密切，食欲不振，大便不畅。舌红，苔薄白或薄黄腻，脉弦。治以疏肝理气，和胃降逆。方以四逆散合小半夏汤（柴胡、白芍、枳实、半夏、生姜、竹茹、蒲公英、甘草）。若胸骨后痛甚，为气滞血瘀之象，可加用失笑散；胁胀满疼痛甚者，加郁金、青皮、佛手；吐酸水者，加乌贼骨、瓦楞子等。

2. 肝胃郁热证

临床表现为胸骨后灼热疼痛，嗳气泛酸，胸脘胀满，两胁胀闷，性情急燥，心烦易怒，口干口苦，大便秘结。舌质红，苔黄或黄腻，脉弦或弦滑。治以疏肝解郁，清热降逆。方以化肝煎合左金丸（陈皮、青皮、丹皮、吴茱萸、枳实、栀子、浙贝母、白芍、黄连、瓜蒌、甘草）。若嗳气、吐酸较甚者，多由胆胃气逆所致，可加代赭石、胆草，并加大枳实用量以清降胆胃；胸痛较甚者，加郁金、元胡以理气止痛；若心烦口渴，呕吐带血者，系肝火灼伤血络，则可加青黛、大黄以凉肝泻胃止血；若烦郁不宁，心神不定者，多挟痰热，可加竹茹等以清热化痰。

3. 饮食内伤证

临床表现为上腹或胸骨后烧灼或疼痛，胃脘胀满，食少纳呆，嗳腐吞酸或呕吐不消化食物，大便不爽。舌红，苔厚腻，脉滑。治以消食导滞，和胃降逆。方以保和丸（山楂、神曲、半夏、茯苓、陈皮、连翘、莱菔子）。胃脘胀满不减可加枳壳，大便干结加大黄或枳实，兼湿热内阻可合温胆汤。

4. 脾胃湿热证

临床表现为胸骨后灼热疼痛，胃脘痞闷，恶心欲吐，纳呆，厌油腻，口干而黏，不欲饮。舌质红，苔黄厚腻，脉濡数或滑数。治以清热燥湿，调和脾胃。方以葛根芩连汤合平胃散（葛根、黄芩、黄连、甘草）。燥湿健脾和胃加陈皮、苍术、厚朴，脾胃湿热加苏叶、苡仁、茵陈清热利湿，使湿热有外出之路。

5. 脾胃虚寒证

临床表现为朝食暮吐，宿食不化，吐后则舒，泛吐酸水，呕吐清涎，胃脘隐痛，精神疲惫，胀闷不舒，喜暖喜按，纳差，喜热饮，大便稀溏，面色不华。舌质淡，苔薄白或白腻，脉沉缓无力。治以温中健脾，和胃降逆。方以理中丸（人参、茯苓、炒白术、干姜、炙甘草）。反胃汤加陈皮、半夏、砂仁等以理气降逆。如呕吐酸水不止，加吴茱萸以温中降逆。

6. 气滞血瘀证

临床表现为胸骨后疼痛较重，夜间明显，生气后加重，口干不欲饮，伴吞咽困难，胸胀满或疼痛，偶吐黯黑血块。舌质黯红有瘀点或瘀斑，苔薄白，脉弦或沉涩。治以活血化瘀，行气止痛。方以血府逐瘀汤（桃仁、红花、当归、生地黄、牛膝、川芎、桔梗、赤芍、枳壳、甘草、柴胡）。瘀重加急性子、穿山甲破瘀通络，宽胸理气加陈皮，气血不足加党参、黄芪、阿胶，若出血较多者，可去穿山甲等破血之品，加三七等化瘀止血之剂；若兼见口舌干燥，欲饮水以润之，可去急性子、穿山甲、陈皮，加入沙参、麦冬等以滋阴养胃。

7. 气虚血瘀证

临床表现为反酸日久，胸骨后疼痛难忍，吞咽困难，饮食不下，咽中可有异物感，面色不华，倦怠乏力，形体消瘦，口干咽燥。舌质暗，有瘀点，脉弦涩。治以益气养阴，化瘀散结。方以启膈散合增液汤（沙参、丹参、茯苓、川贝母、郁金、砂仁壳、荷叶蒂、杵头糠、玄参、麦冬、生地）。虚者加人参；若兼虫积，加胡连、芜荑，甚则用河间雄黄散吐之；若兼血积，加桃仁、红花，或另以生韭汁饮之；若兼痰积，加广橘红；若兼食积，加卜子、麦芽、山楂。

8. 胃阴不足证

临床表现为呕吐反复，口燥咽干，胸胁痛，似饥而不欲食。舌红少津无苔，脉细无力。治以滋养胃阴，降逆止呕。方以麦门冬汤（麦门冬、半夏、人参、甘草、粳米、大枣）。若津伤甚者，可加沙参、玉竹以养阴液；若阴虚胃痛、脘腹灼热者，可加石斛、白芍以增加养阴益胃止痛之功。

（二）单方验方

1. 三草汤：三叶鬼针草60克，蒲公英30克，败酱草15克，柴胡6克，川楝子10克，元胡10克，白芍20克，大黄10克，甘草3克。水煎服，每日2次。本方具有清热解毒、疏肝和胃之功效。可用于肝郁化热型症见胸骨后痛或烧灼样疼痛、反酸嗳气、性情急躁易怒、头面燥热、口干口苦、多饮、大便干结、舌红。

2. 疏肝理气汤：柴胡6克，白芍15克，乌贼骨15克，郁金、元胡、制香附、苏梗、半夏、枳壳各10克，甘草5克，水煎服，每日2次。本方具有疏肝理气、和胃降逆之功效。

3. 半夏厚朴汤：半夏15克，厚朴10克，茯苓15克，生姜15克，苏叶9克，莱菔子9克。水煎服，每日2次。本方用于行气散结，降逆化痰，亦可用于胸膈满闷，或咳或呕，舌苔白润或白滑，脉弦缓或弦滑，痰湿中阻之胸脘痞闷。

4. 丁香柿蒂散：丁香3克，柿蒂20克，白术、元胡、生姜各10克，党参、茯苓、苏梗各15克，半夏12克。水煎服，每日2次。本方具有健脾理气、温胃降逆之功效。可用于脾虚气滞型症见剑突下或胸骨后隐隐烧灼、胃脘胀满、食欲减退、反酸或泛吐清水、大便不调等。

5. 半夏泻心汤：党参、半夏、黄芩、元胡、大枣各10克，干姜、黄连、炙甘草各5克，乌贼骨20克，茯苓15克。水煎服，每日2次。本方具有健脾益气、清胃降逆之功效。可用于脾虚胃热型症见剑突下灼热、胃脘隐痛胀闷、纳呆、反酸、欲吐清水、嗳气等。

（三）药膳食疗方

1. 茴香牛肉汤：牛肉500克，八角茴香共10克，陈皮10克。制法：将牛肉用温水洗净，切成小块，与八角、茴香、陈皮同放入锅中，加黄酒、酱油，并放适量清水，用武火煮沸后，改用文火煮两个小时，加盐调味，即可食用。功用：本膳健脾和胃，理气散寒，适宜于辅助治疗脾胃虚寒之腹痛、呕吐、食入不化、嘈杂不适等病症。

2. 健胃消食牛肚汤：牛肚250克，生麦芽50克，党参25克，怀山药30克，茯苓15克，大茴5克，陈皮5克，生姜3片。制法：将牛肚浸透洗净，切片，各药洗净，与牛肚片同放锅中，加清水适量，用武火煮沸后，改用文火煲3个小时，加盐等调味后即可食用。功用：本膳有健脾、和胃、消食的作用，适宜于辅助治疗脾虚食滞、食少难消、脘腹胀满、反胃、呃逆、吐酸、纳差、倦怠乏力、大便溏薄等病症。

3. 黄芪猴头乌贼汤：猴头菇150克，鸡肉200克，小菜心100克，黄芪30克，乌贼骨30克。制法：将猴头菇洗净，用温水浸泡30分钟，削去底部的木质部分，切成大片；鸡肉用温水洗过，切成3厘米长、1.5厘米宽的条方块，菜心洗净；黄芪、乌贼骨一并放入砂锅内，加水浸30分钟，水煎取汁，药汁和药渣一并放置备用。将炒锅放旺火烧热，放菜油烧至七成熟，放葱段、生姜丝煸炒出香味，下鸡块，倒入黄芪、乌贼骨及药汁，放黄酒、精盐，用武火烧沸，再用文火烧40分钟，然后下猴头菇再煮20分钟，撒上胡椒粉，搅匀。捞出鸡块放在碗的底部，再捞出猴头菇片盖在上面。汤中下小菜心，略煮一下，倒入碗内，即可食用。

功用：本膳黄芪、乌贼骨配合有养胃作用的猴头菇、鸡肉，能发挥很好的补中气、健脾胃作用，适宜于胃食管反流病患者食用。

4. 仙人掌炒牛肉：鲜仙人掌30~60克，牛肉60~90克。制法：将仙人掌洗净，切细；牛肉用温水焯过，切片，放碗中，加生粉、料酒等调味品，拌好放置10分钟。炒锅放火上烧热放入花生油，下牛肉煸炒几下，然后入仙人掌同炒至熟，起锅盛盘，即可食用。功用：本膳有健脾益气、活血止痛的作用，适宜于治疗脾虚气弱、内有郁热之胃痛、泛酸、嘈杂等病症。

5. 内金山药蒸蛋：鸡内金30克，怀药山15克，麦芽15克，茯苓15克，山楂15克，莲子肉20克，鸡蛋1颗。制法：将诸药共研成粉末，每次取5克，放入炖盅内，打入鸡蛋，加白糖调匀，入锅隔水蒸熟，于饭后30分钟一次吃下，每日1剂。功用：本膳有补脾益气、消食开胃的作用，可用于治疗脾胃虚弱、食积内停、食少难消、脘腹胀满、嘈杂纳差、呃逆、大便溏泻等病症。

五、生活调养

（一）生活习惯

生活规律，按时三餐，避免暴饮暴食，以七八分饱为宜，少食多餐。过量饮食会加重胃的负担，引起消化功能障碍，使胃排空减慢。食物停留在胃中，胃内压力增高，食物就容易反流到食管，引起胃灼热、反酸、打嗝、胃胀等不适。进食后不宜立即平卧休息及剧烈互动。睡前不宜进食，如果晚餐时间过晚，睡觉时胃内容物尚不能完全排空，一旦平躺，滞留于胃内的食物很容易反流入食管，从而加重胃食管反流。

（二）饮食调适

为减少反流机会，应尽量选择清淡、柔软、易消化的食物，避免食用油腻、煎炸、腌制及辛辣肥腻或太咸食品，戒烟戒酒，多食新鲜蔬菜，可以适当吃些面食，如馒头、面条等，但对于纯肉馅的包子、水饺食量上还是要加以控制。对于荤汤如鸡汤、排骨汤尽量少吃，对于肥肉、肉皮等也要避免食用。需要说明的是可以适当吃些猪瘦肉、鸡肉、鱼肉，一般不会加重病情，反而对补充营养有好处。

第六节 胃 癌

胃癌指发生于胃黏膜的恶性肿瘤，可发生于胃的任何部位，多见于胃窦部，尤其是胃小弯侧，为消化道最常见的癌瘤。胃癌占我国恶性肿瘤发病率的第二位，恶性肿瘤死亡率的第三位。中国胃癌发病率较高。多在中年之后发病，男性多于女性。胃癌以腹痛、食欲减退、呕吐、呕血、黑便、上腹包块等为主要临床表现。早期可无明显症状，当临床症状明显时大多已进入中晚期。按其不同的病理阶段和临床表现，可分别归属于祖国医学“胃脘痛”“胃反”“伏梁”“瘕积”等病范畴。

一、临床特点

早期胃癌多数病人无明显症状，少数人有恶心、呕吐或是类似溃疡病的上消化道症状。疼痛与体重减轻是进展期胃癌最常见的临床症状。病人常有较为明确的上消化道症状，如上腹不适、进食后饱胀，随着病情进展上腹疼痛加重，食欲下降、乏力。根据肿瘤的部位不同，也有其特殊表现。贲门胃底癌可有胸骨后疼痛和进行性吞咽困难；幽门附近的胃癌有幽门梗阻表现；肿瘤破坏血管后可有呕血、黑便等消化道出血症状。腹部持续疼痛常提示肿瘤扩展超出胃壁，如锁骨上淋巴结肿大、腹水、黄疸、腹部包块、直肠前凹扪及肿块等。晚期胃癌病人常可出现贫血、消瘦、营养不良甚至恶病质等表现。胃癌的扩散和转移有以下途径：（1）直接浸润贲门胃底癌易侵及食管下端，胃窦癌可向十二指肠浸润。分化差浸润性生长的胃癌突破浆膜后，易扩散至网膜、结肠、肝、胰腺等邻近器官。（2）血行转移发生在晚期，癌细胞进入门静脉或体循环向身体其他部位播散，形成转移灶。常见转移的器官有肝、肺、胰、骨骼等处，以肝转移为多。（3）腹膜种植转移当胃癌组织浸润至浆膜外后，肿瘤细胞脱落并种植在腹膜和脏器浆膜上，形成转移结节。直肠前凹的转移癌，直肠指检可以发现。女性病人胃癌可发生卵巢转移性肿瘤。（4）淋巴转移是胃癌的主要转移途径，进展期胃癌的淋巴转移率高达70%左右，早期胃癌也可有淋巴转移。胃癌的淋巴结转移率和癌灶的浸润深度呈正相关。胃癌的淋巴结转移通常是循序渐进，但也可发生跳跃式淋巴转移，即第一站无转移而第二站有转移。终末期胃癌可经胸导管向左锁骨上淋巴结转移，或经肝圆韧带转移至脐部。

二、诊断要点

1. 症状。早期表现为上腹不适，约为80%患者有此表现，将近50%胃癌患者有明显食欲减退或食欲不振。晚期可出现乏力，腰背疼及梗阻后出现恶心、呕吐、进食困难。肿瘤表面溃疡时出现呕血、黑便。

2. 体征。早期无特殊体征，晚期可见上腹肿块，直肠指诊可及肿块，左锁骨上淋巴结肿大，同时贫血、消瘦、腹水等恶液质表现。

3. 实验室检查。早期可疑胃癌，游离胃酸低度或缺，如红细胞压积、血红蛋白、红细胞下降、大便潜血（+）、血红蛋白总数低、白/球倒置、水电解质紊乱、酸碱平衡失调等化验异常。

4. X线表现气钡双重造影可清楚显示胃轮廓、蠕动情况、黏膜形态、排空时间，有无充盈缺损、龛影等。检查准确率近80%。

5. 纤维内窥镜检查是诊断胃癌最直接准确有效的诊断方法。

6. 脱落细胞学检查。有的学者主张临床和X线检查可疑胃癌时行此检查。

7. B超。可了解周围实质性脏器有无转移。

8. CT检查。了解胃肿瘤侵犯情况，与周围脏器关系，有无切除可能。

9. 免疫学CEA、FSA、GCA、YM球蛋白等检查。

三、西医治疗

1. 手术治疗。胃癌的治疗与其他恶性肿瘤的治疗相同，均应将手术治疗作为首选的方法，同时根据情况合理地配合化疗、放疗、中医中药和免疫治疗等综合治疗。根据TNM分期，当前采用综合治疗方案，大致如下。（1）根治性手术。原则为整块切除包括癌灶和可能受浸润胃壁在内的胃的部分或全部，按临床分期标准整块清除胃周围的淋巴结，重建消化道。（2）姑息性手术。原发灶无法切除，为了减轻由于梗阻、穿孔、出血等并发症引起的症状而做的手术，如胃空肠吻合术、空肠造口、穿孔修补术等。

2. 化疗。用于根治性手术的术前、术中和术后，延长生存期。晚期胃癌病人采用适量化疗，能减缓肿瘤的发展速度，改善症状，有一定的近期效果。早期胃癌根治术后原则上不必辅助化疗，有下列情况者应行辅助化疗：病理类型恶性程度高；癌灶面积大于 5 厘米；多发癌灶；年龄低于 40 岁。进展期胃癌根治术后、姑息手术后、根治术后复发者需要化疗。常用的胃癌化疗给药途径有口服给药、静脉给药、腹膜腔给药、动脉插管区域灌注给药等。常用的口服化疗药有替加氟、优福定、氟铁龙等。常用的静脉化疗药有氟尿嘧啶、丝裂霉素、顺铂、阿霉、依托泊苷、甲酰四氢叶酸钙等。近年来，紫杉醇、草酸铂、拓扑酶抑制剂、希罗达等新的化疗药物用于胃癌。

3. 其他治疗。包括放疗、热疗、免疫治疗、中医中药治疗等。胃癌的免疫治疗包括非特异生物反应调节剂如卡介苗、香菇多糖等；细胞因子如白介素、干扰素、肿瘤坏死因子等；以及过继性免疫治疗如淋巴细胞激活后杀伤细胞（IAK）、肿瘤浸润淋巴细胞（TIL）等的临床应用。抗血管形成基因是研究较多的基因治疗方法，可能在胃癌的治疗中发挥作用。

四、中医治疗

（一）辨证论治

1. 肝胃不和证。临床表现为胃脘胀满，痛连两胁，口苦心烦，嗳气频作，饮食少进或反胃，舌苔薄白或薄黄，脉弦细。治以疏肝和胃，理气止痛，方以逍遥散加减（柴胡、当归、芍药、薄荷、茯苓、生姜、大枣）。气郁化火，口干口苦，便秘尿赤者，可用丹栀逍遥散加减；伴口渴欲饮者，加石斛、玉竹、麦冬；气滞血瘀，胃脘刺痛，舌暗脉涩者，可合失笑散。

2. 湿热瘀毒证。临床表现为胃脘刺痛，痛处固定，灼热反胃，食后痛重，脘腹拒按，心下痞块，呕血黑便，皮肤甲错，或食入即吐，或朝食暮吐，暮食朝吐，舌质紫黯或有瘀斑，苔黄腻，脉弦滑或弦数。治以清热化湿，解毒祛瘀，方以失笑散加减（生蒲黄、五灵脂、生苡仁、七叶一枝花、肿节风、白花蛇舌草、田七、土鳖虫、石见穿、元胡）。若吐血便血较多可加炒大黄、仙鹤草、藕节炭；口干欲饮、五心烦热者，加生地、黄连、丹皮；腹中积块，加海藻、夏枯草、生牡蛎。

3. 脾胃虚寒证。临床表现为胃脘隐痛，喜按恶凉，甚或朝食暮吐，宿谷不化，时呕清水，面色泛白，神疲肢冷，怠倦短气，便溏腹泻，舌质淡胖，边有齿印，苔白润，脉沉细或沉缓。治以健脾益气，温中散寒，方以香砂六君子汤加减（党参、白术、茯苓、半夏、陈皮、广木香、砂仁）。泄泻肠鸣者，加葛根、淮山药；腹痛喜温，畏寒肢冷者，加干姜、桂枝。

4. 气血亏虚证。面色萎黄无华，骨瘦如柴，头晕目眩，心悸气短，怠倦乏力，腹胀纳呆，上腹部包块明显，舌质淡，苔白，脉沉细无力。治以补气养血，扶正固本，方以十全大补汤加减（人参、肉桂、川芎、地黄、茯苓、白术、炙甘草、黄芪、川芎、当归、白芍）。

若虚中挟湿可加生苡仁、砂仁；偏于血虚加紫河车、黄精；纳呆腹胀不食者加鸡内金、焦山楂、大腹皮；若疼痛较剧者，可加乳香、没药、元胡等以化瘀止痛；兼气滞者，可加香附、川楝子，或配合金铃子散以行气止痛；兼寒者，加炮姜、艾叶、小茴香等以温经散寒。

5. 痰湿凝结证。临床表现为胸膈痞闷，恶心呕吐，肢体困重，或头眩心悸，舌苔白滑或腻，脉滑。治以健脾燥湿，化痰散结，方以开郁二陈汤加减（陈皮、茯苓、苍术、香附、川芎、半夏、青皮、莪术、槟榔、甘草、木香）。若胃脘刺痛，加元胡、三七、五灵脂、蒲黄；呕吐痰涎多者，重用半夏、茯苓，加白芥子、紫苏，纳呆不食者，加砂仁、蔻仁、鸡内金、焦山楂。

6. 脾胃虚寒证。临床表现为胃脘部疼痛，胸痞胀满，呕吐酸水或干呕，腹满不食，倦怠少气，四肢不温，烦躁不宁，舌淡苔白滑，脉沉弦或迟。治以温中散寒、健脾和胃，方以理中汤合吴茱萸汤加减（人参、干姜、炙甘草、白术、吴茱萸、生姜、人参、大枣）。大便溏加赤石脂、禹余粮、补骨脂、肉豆蔻；面色苍白、头目眩晕者，加黄芪、当归、阿胶；下肢肿，加车前子、泽泻、制附子。若呕吐较甚者，加半夏、陈皮、砂仁以增强和胃止呕之功；虚寒重证，加干姜、小茴香温里祛寒。痛甚者加乳香、没药、元胡。

（二）单方验方

1. 胃癌止痛散：蜈蚣 10 条，水蛭 15 条，全蝎 15 克，白花蛇 2 条，蟾酥 2 克，白芥子 10 克。水煎服。本方具有解毒散瘀、行气化痰、消癥止痛功效，适宜于胃癌疼痛。

2. 藤梨根 60 克，虎杖、石打穿、白花蛇舌草、半枝莲各 30 克，瞿麦、丹参各15克，元胡、陈皮、茯苓、姜黄、香附各9克，甘草6克。每日1剂，水煎服。本方具有解毒化瘀、理气和胃功效，适宜于各期胃癌。

3. 海藻、海带、丹参各15克，牡蛎、瓦楞、白花蛇舌草、铁树叶、蒲黄炭、仙鹤草各20克，夏枯草、赤芍、白芍各12克，当归、白芨各10克，青陈皮12克，木香9克，山楂、神曲、谷芽、麦芽各15克，党参30克，甘草10克。每日1剂，水煎服。本方具有清积散结、健胃和胃之功效，适用于胃痛。

4. 八月野藤汤：八月札5克，藤梨根30克，石打穿30克，白花蛇舌草30克，菝葜30克，野葡萄藤30克，红藤15克，白毛藤30克。每日1剂，水煎服。本方具有活血理气、解毒消积之功效，治疗胃癌在改善症状、控制癌瘤和延长生存期等方面均能取得满意的疗效。

5. 健脾散结汤：党参15克，黄芪15克，白术15克，薏芯仁30克，生半夏15克，菝葜30克，狼毒3克，陈皮6克，甘草3克。每日1剂，水煎服。本方具有理气活血、解毒消积之功效，适宜于扶正、祛邪治胃癌。

6. 健脾补肾汤：党参15克，白术9克，枸杞子15克，女贞子15克，菟丝子9克，补骨脂9克。每日1剂，水煎服。本方具有健脾补肾之功效，本方对于化疗后的胃癌患者具有较好的疗效。

7. 理胃化结汤：党参15克，白术12克，茯苓12克，甘草3克，黄芪15克，熟地黄15克，黄精12克，白毛藤30克，白花蛇舌草30克，芡实15克，田三七（研冲）15克，大枣6枚，沙参10克，羊肚枣10克，枸杞子9克。每日1剂，水煎服。本方具有扶正培本、调理脾胃之功效，本方适宜于中、晚期胃癌。加减：脾胃虚寒者选加砂仁、豆蔻仁、淡附子，重用田三七，酌减白毛藤、沙参、白花蛇、舌草；气血两虚、白细胞降低者选加鸡血藤、女贞子、当归，重用生黄芪；呕血及便血者先用紫珠草、仙鹤草、金银花、血余炭、阿胶、白芨；便秘者选加瓜蒌、麻仁、生大黄、肉苁蓉、番泻叶，酌减大枣、田三七、熟地黄；腹泻者选加秦皮、厚朴、黄连、白屈菜，酌减白花蛇舌草、白毛藤；食欲不振者选加谷麦芽、山楂、鸡内金、建曲，酌减熟地、大枣；疼痛者选加元胡、乌药；水肿选加车前子、茯苓皮、猪苓、泽泻；幽门梗阻、吐出酸味食物选加旋覆式、代赭石、生半夏、吴茱萸，酌减熟地黄、枸杞子、大枣、黄精。（刘嘉湘．中国中医秘方大全·肿瘤科分卷［M］．上海：文汇出版社，1989：729）

8. 温中化积汤：橘络3克，生半夏9克，生南星9克，炮姜3克，补骨脂12克，仙灵脾12克，人参6克，炒白术9克，茯苓12克，生牡蛎30克，炒鱼鳔9克，地鳖虫6克，水蛭3克，全蝎3克，蚕茧3克。每日1剂，水煎服。本方具有健脾温肾、化瘀散结、活血祛瘀之功效，适用于阳虚寒湿的胃癌。脾胃虚寒加附子6克、黄芪12克、甘草3克、砂仁6克，小茴香6克、厚朴6克、苍术6克、陈皮6克；肚脾不和、气虚血瘀加黄芪12克、桂枝6克、五灵脂9克、生浦黄9克、砂仁6克、大枣9克、防风6克；脾胃阴虚痰热瘀加玄参24克、麦门冬24克、生地黄24克、鲜白茅根24克、川楝子9克、枸杞子9克、海藻9克、昆布9克、瓜蒌仁9克、芦根12克、北沙参12克、丹参12克、黄芪12克、虎杖12克、火麻仁12克、郁李仁12克、仙鹤草12克、山药12克、绍萼梅6克、生甘草6克、海参2条。（郑玉玲，韩新巍．中西医肿瘤诊疗大全［M］．北京：中国中医药出版社，1996：427）

9. 藤梨根汤：藤梨根90克，龙葵60克，石打穿30克，鸟不宿30克，鬼箭羽30克，铁刺铃60克，无花果30克，九香虫9克。每日1剂，水煎服。本方具有解毒消肿、活血祛风、补益气血之功效，适宜于晚期胃癌。《本草纲目》记载藤梨根“治反胃”；鸟不宿有“追风定痛”作用，亦有强壮、健胃、利胆之效；铁刺铃有解毒消肿，活血祛风、补益气血之功效；龙葵、石打穿清热解毒、利湿散结；无花果健脾止泻；鬼箭羽、九香虫理气活血止痛。故本方对于腹部疼痛但正气未衰的胃癌病人较适宜。加减：便秘加全瓜蒌仁30克，呕吐加姜半夏15克，疼痛加苏罗子15克。（刘嘉湘．中国中医秘方大斧正·肿瘤科分卷［M］．上海：文汇出版社，1989：730）

（三）药膳食疗方

1. 冬菇鸡肉粟米羹：冬菇5个，粟米片30克，葱一小段。将冬菇浸软，洗净，切细粒，粟米片用清水适量调糊；鸡肉洗净，切粒；葱去须洗净，切葱花。把粟米糊放入沸水锅内，文火煮5分钟后，放鸡粒、冬菇，煮3分钟，放葱花调味，再煮沸即可。此菜有健脾养胃，益气养血之功效，适用于胃癌气血两虚，食欲不振，体倦乏力等症。

2. 大蒜鳝鱼煲：鳝鱼500克，大蒜30克、三七末15克，生姜2片。将蒜头（去衣）洗净，拍碎，鳝鱼去肠脏、洗净、切段，姜洗净。起油锅，放入蒜头、姜片爆锅，再放入鳝鱼，加清水适量，转用瓦锅，放入三七末，文火焖1小时，水将干时，放调味料即可。鳝鱼性温、味甘，有补气养血、滋补肝肾等功效，此菜有健脾暖胃，消积止痛之功，适用于胃癌身体偏虚寒者。

若嫌此菜偏燥者则不必用油爆锅而直接焖煮。

3. 豆芽炒猪肉：豆芽250克，猪瘦肉150克，葱一小段。将豆芽（去豆壳和根）洗净，切碎，葱（去须）洗净，切葱花，猪瘦肉洗净，剁烂。把豆芽放入锅内焯一下，上碟。起油锅，放猪肉炒熟，放入大豆芽、葱花、蚝油、盐，翻炒，勾芡，炒匀即可。此菜有健脾补中、滋阴润燥之功效，适用于胃癌形体虚弱、胃纳欠佳者，或其他癌肿放疗、化疗后，不思饮食，咽干口燥者。

4. 笋菇炒蛋肉：芦笋250克，冬菇30克，猪瘦肉120克，鸡蛋1颗，葱一小段。把芦笋、冬菇洗净、切丝，葱（去须）洗净、切段，猪瘦肉洗净、切丝，放入蛋液中拌匀。起油锅，放入蛋拌的肉丝，炒熟铲起。起油锅放葱段略炒，迅速放入芦笋、冬菇丝炒至将熟，放肉丝，加盐略炒即可。此菜有健脾气、养胃生津之功效，适用于癌肿属脾胃虚弱者，胃纳欠佳、口干渴饮等病症。

五、生活调养

（一）生活习惯

胃癌确诊后，早期者应及时手术切除，术后定期随访，5年生存率约85%，也就是说大多数早期胃癌患者都能活过5年。晚期胃癌手术不是可选方案，除非急救、解决梗阻的需要，中医支持治疗辅以适当放化疗为主要治疗方案，目标就是改善生活质量。晚期患者5年生存率大约5%。要定期随访观察病情变化。病情好转后方可从事轻体力工作，注意劳逸结合。同时患者应树立与疾病做斗争的信心和勇气，配合治疗，战胜疾病。

（二）饮食调适

1. 胃癌术后的家庭饮食护理。胃癌术后还会导致营养性并发症，所以胃癌术后的饮食是康复的关键。任务有三点：（1）供给充足的营养。保证正常生活和康复需要，这是基本任务。（2）如进行放疗和化疗，在杀伤癌细胞的同时还会杀伤正常细胞，必须提高机体抵抗力，增加白细胞及红细胞等的药膳配合治疗。（3）提高机体抗癌能力，摄取具有杀伤力或抑制癌细胞而保护正常细胞的防癌抑癌药膳。很多胃癌患者在进行过切除术后担心饮食会影响伤口的愈合，从而害怕进行，这时需要家属及患者了解胃癌术后饮食注意事项，放松心情，轻松进食，相信医生的科学安排，会更好地帮助术后恢复。

进餐可以采取半卧位，进食后要平卧15~30分钟后再活动。这是为了防止残胃内的食物突然进入十二指肠和空肠而引起的上腹胀满、恶心、呕吐、腹泻和心慌等倾倒综合征。进食内容，最初以高营养易消化的流食、半流食、软食为主，食物应无刺激性，戒烟酒，宜多食含胡萝卜素和维生素C丰富的水果蔬菜。烹调方式忌煎、炸，饮食方式应量少多餐。

2. 胃癌术后可根据患者的症状进行饮食调理。（1）胃癌病人多有胃脘部饱胀、疼痛等食积不消的症状，应多食易消化类的食物；常见的恶心、呕吐、食欲不振等症状，宜食开胃降逆的清淡食物。（2）保护胃黏膜，避免高盐、过硬、过烫、暴饮、暴食，要少食多餐，定时定量，吃易消化的食物。（3）胃癌术后的饮食调理，应选用高营养、少刺激的食品。主食以病人素日习惯品种为好，加用苡仁粥、糯米粥，有益无损。副食以鲜肉、鲜蛋、鲜蔬菜、鲜水果为好。胃癌术后患者最好能少吃多餐，进食量逐渐增加，随着身体的恢复和科学的进食，很多患者都能恢复以前的饭量。如有饭后恶心、呕吐现象，不必着急，可稍坐片刻或慢行散步，症状即可减轻。也可用生姜10克煎汤频服。（4）食物要新鲜，多吃新鲜蔬菜和水果，增加优质的蛋白质摄入量。（5）晚期胃癌患者多处于全身衰竭状态，进食困难，食欲不振，应多吃鲜石榴、鲜乌梅、鲜山楂，也可用橘皮、花椒、生姜、冰糖、鸡肫适量，煎汤内服。呈现恶病质状态的病人应该多补给蛋白质食品，如牛奶、鸡蛋、鹅肉、鹅血、瘦猪肉、牛肉和新鲜蔬菜、水果等，糯米粥要求煮烂。

胃癌术后的饮食调整是患者顺利进行治疗的前提，经过治疗的患者，身体和心理上都承受着巨大的压力，遵循胃癌术后饮食的调整原则和注意事项，帮助患者减少痛苦和压力，从而使治疗能够更加顺利地完成，达到预期的效果。

第七节　溃疡性结肠炎

溃疡性结肠炎又名慢性非特异性溃疡性结肠炎，是一种病因不明，以直、结肠的浅表性、非特异性炎性病变为主的疾病，可伴有多器官损害，最常见累及的部位为眼、皮肤及关节。本病的临床表现，一组是肠消化道症状，以腹泻、腹痛、里急后重为表现。另一组是肠外症状，如关节炎、虹膜炎、皮肤结节红斑等。不同个体症状差异甚大，病情轻重不一，腹泻是主要的症状，排出脓血便、黏液血便或血便，有腹痛→便意→排便→缓解的特点。腹痛一般多为隐痛或绞痛，常位于左下腹或小腹。其他胃肠表现有食欲不振、腹胀、恶心、呕吐及肝大等；左下腹可有压痛，有时能触及痉挛的结肠。常见的全身症状有消瘦、乏力、发热、贫血等。有少部分病人在病程中，病情突然恶化或初次发病就呈暴发性，表现严重腹泻，每日10~30次，排出含血、脓或黏液的粪便，并有高热、呕吐、心动过速、衰竭、失水、电解质紊乱、神志昏迷甚至结肠穿孔，不及时治疗可以造成死亡。现代医学认为本病病因不明，但可能与肠道细菌或病毒感染、精神刺激、神经过敏、食物过敏和自体免疫反应等因素有关。在中医古文献中，本病多在“肠澼”“痢疾”“泄泻”等病中论述。

一、临床特点

1. 脓血便。脓血便是溃疡性结肠炎的症状中最为典型的表现之一，可同时伴有或不伴有腹泻。血性黏液便几乎是所有活动期溃疡性结肠炎患者的症状表现。大多数患者出血混于粪便之中。如果病变局限于直肠，可仅有黏液、脓液和血，而没有粪便。

2. 腹痛。绝大多数溃疡性结肠炎患者都会不同程度地出现腹痛的症状。特别是慢性溃疡性结肠炎呈反复发作者，腹痛症状表现得尤为突出。腹痛经常表现为痉挛性痛或闷痛两种自觉症状，且会表现出排便后腹痛减轻或消失的规律。

3. 里急后重。里急后重这个症状是贯穿整个结肠炎病程中的。所谓里急后重的症状可以说是每一个结肠炎或溃疡性结肠炎及直肠炎患者都会遇到的困扰。这是判断结肠炎一个比较重要的典型症状。

4. 腹泻。腹泻每日2~10次不等。表现为水样便或稀便，常在清晨或餐后出现。溃疡性结肠炎病情缓解时，腹泻可消失或次数减少。有的患者仅排黏液便，或在两次排便之间有少量黏液从肛门渗漏而出。

5. 其他症状。除了上述一些溃疡性结肠炎患者普遍存在的典型症状之外，如肠鸣、腹胀、食差、倦怠疲劳等症状也会在溃疡性结肠炎患者中较为普遍地存在。

二、诊断要点

溃疡性结肠炎多为血性腹泻或脓血便，严重者血水样便每日10次以上。

有左下腹或下腹部阵发性痉挛性绞痛，伴有便意或里急后重。偶有恶心、呕吐、上腹不适、发热等症状。轻型患者常有左下腹或全腹压痛伴肠鸣亢进。重型和暴发型患者可有腹肌紧张、反跳痛，可触及痉挛或肠壁增厚的乙状结肠和降结肠。直肠指检常有压痛。

辅助检查：血常规显示小细胞性贫血，中性粒细胞增高。血沉增快。血清白蛋白降低，球蛋白升高。严重者电解质紊乱，低血钾。大便外观有黏液脓血，镜下见红白细胞及脓细胞。结肠检查见病变部位肠管弥漫性充血、水肿糜烂、浅小溃疡，附有脓苔，或可见肠管增厚、狭窄、假息肉。钡灌肠可见黏膜皱襞粗乱或细颗粒改变，多发性浅龛影或小的充盈缺损，肠管缩短，结肠袋消失可呈管状。

三、西医治疗

溃疡性结肠炎没有特效方法，但是可通过药物促使结肠病变愈合，也可以缓解腹泻、直肠便血和腹痛等症状。治疗的两个基本目标就是消除症状和维持无症状的状态。

目前最常用的药物分为以下 4 类。

1. 水杨酸类药物。这类药物最便宜的是柳氮磺胺吡啶，口服后需要人体肠内细菌的帮助才能分解为5-氨基水杨酸发挥治疗作用，但是分解的另一种药物成分磺胺吡啶则可能对肝脏有损害，最好不要同时服用抗生素。为了避免这种副作用，目前药物公司推出了纯化的5-氨基水杨酸并精心包装使其不被胃酸破坏，只在结肠病变部分释放发挥作用，由于这种制备工艺的提高，药品相应也较贵。这些药物可以口服，也可以塞肛，它们能够改变患者机体的功能，延缓炎症的进程。这类药物对轻到中度的溃疡性结肠炎有效果，同时，也可预防该疾病的再发。

2. 糖皮质激素。这类药物主要有口服制剂强的松，重症患者也可短期使用静脉制剂。因为它的副作用较多，不推荐作为长疗程治疗或维持治疗。在选用该类药物时医生可能会就其疗效和副作用与患者详细讨论。

3. 免疫调节剂。这类药物包括硫唑嘌呤、6-巯基嘌呤（6-MP）、环孢霉素。药物通过抑制机体的免疫系统来控制炎症的继续发展。免疫调节剂适用于那些对氨基水杨酸类药物和糖皮质激素使用无效或部分有效的患者，也是目前维持治疗最好的药物之一。它也可用于减轻或消除患者对糖皮质激素的依赖。当患者对其他药物无反应时，它可能对维持疾病的缓解起作用。但该类药物一般服用 3 个月左右开始起效，部分患者易出现白细胞降低情况。

4. 生物治疗。这是一类最新的治疗炎症性肠病的药物。相对于其他药物，它是一种疗效较高的药物，主要是阻断肠黏膜炎症反应的“开关”。这种药物起效快，能使黏膜得到长期修复，减少复发，可以帮助类固醇撤药，也是缓解期的维持用药。

药物治疗往往是长期的，因此医生在制订治疗方案时常根据患者的个体情况、疾病的分期、是否有并发症、经济状况等选择不同的个体化用药方案。

四、中医治疗

（一）辨证论治

1. 大肠湿热证。腹痛、里急后重、便下脓血、肛门灼热，小便短赤，舌质红，苔黄腻，脉滑数。治以清热化湿，调气行血。方以芍药汤加减（芍药、黄芩、黄连、地黄、川芎、阿胶、地榆、甘草、当归、木香）。若腹胀加川厚、大腹皮、枳实；腹痛甚者加酒浸大黄；里急后重，加枳壳、槟榔；发热加软柴胡、升麻；口渴加乌梅。

2. 脾胃虚弱。肠鸣腹泻，大便溏薄，粪有黏液，不思饮食，食后脘腹不舒，面色萎黄，肢倦乏力，舌质淡，苔白，脉濡滑。治以健脾益气，除湿升阳，方以参苓白术散加减（人参、茯苓、白术、桔梗、山药、白扁豆、莲子肉、砂仁、薏苡仁、甘草）。若口甜口黏、舌苔白腻者加藿香 12 克，佩兰 10 克；口淡乏味、纳呆者加砂仁 2 克，厚朴 6 克；胃脘胀闷者加大腹皮 10 克，炒枳壳 6 克；气虚甚者加黄芪 15 克，山药 10 克。

3. 脾肾阳虚。黎明之前脐腹作痛，继则肠鸣而泻，质稀薄或完谷不化，甚则滑脱不禁，缠绵不愈。兼见食少神疲，四肢欠温，腰痛怕冷，舌淡苔薄白，脉沉细而弱。治以健脾补肾，温阳化湿。方以理中汤合四神丸加减（人参、干姜、甘草、白术、补骨脂、肉豆蔻、吴茱萸、五味子、生姜、大枣）。若大便溏泻不止加赤石脂、余粮石；大便完谷不化加怀山药、扁豆；偏于阳虚者加巴戟天、故子、泡附片。

4. 肝郁脾虚。泄泻发作常与情志因素有关，腹鸣攻痛，腹痛即泻，泻后痛减，矢气频作，伴胸胁胀痛，脘痞纳呆，舌淡红，苔薄白，脉弦细。治以疏肝理气，健脾和中。方以痛泻要方合四逆散（柴胡、芍药、枳实、陈皮、防风、白术、甘草）。久泻者，加炒升麻，以升阳止泻；舌苔黄腻者，加黄连、煨木香以清热燥湿、理气止泻；小便不利者，加茯苓以利小便；腹中痛者，加炮附子以散里寒；泄利下重者，加薤白以通阳散结；气郁甚者，加香附、郁金以理气解郁；有热者，加栀子以清内热。

5. 脾虚湿热。便溏而胶滞不爽，时发时止，缠绵难愈，便中有少量脓血，伴脘腹胀满，食少纳呆，神疲乏力，舌有齿痕，舌质红或暗红，苔薄白而润，或微黄而腻，脉数无力。治以健脾温中，清热化湿。方以连理汤加味（人参、白术、干姜、黄连、当归、白芍、地榆、木香、甘草）。自利腹痛者加木香；蜷卧沉重，利不止加附子；呕吐去白术，加半夏、姜汁；心动悸加茯苓；寒结胸者加枳实；腹满去甘草加大腹皮。

6. 寒热夹杂。腹痛绵绵，喜温喜按，大便溏软或时下黏液，肛门下坠，或有灼热感，口苦舌红，苔薄白或厚腻，脉沉细。治以温中清肠，平调寒热。方以乌梅汤加减（乌梅肉、黄连、黄柏、人参、当归、附子、桂枝、川椒、干姜、细辛）。脾虚症状明显者，加白术10克，白扁豆20克；肾阳虚甚者，加重附子用量；热象重者，加黄芩10克，葛根20克，减少干姜、附子用量；便下脓血者，加地榆炭15克，槟榔6克；腹痛者加白芍15克；粪便酸臭者，加麦芽15克，神曲15克；粪便恶臭者加山楂15克。

（二）单方验方

1. 马齿苋绿豆汤：绿豆50克，马齿苋50克，粳米50克。将马齿苋、绿豆、粳米同煮成粥。药用：每天2次。适宜于腹痛、便下脓血、赤白黏冻、小便黄短有疗效。

2. 萝卜姜汁糖茶：姜汁15毫升，蜜糖30克，萝卜汁50毫升，浓红茶1杯。上药调匀，蒸热。药用：每天2次。适宜于温化寒湿、行气导滞；对腹痛、舌淡、脉濡缓、里急后重、下痢白多赤少、纯白黏冻有疗效。

3. 大麦土豆粥：大麦仁100克，土豆300克，精盐、葱花、植物油适量。土豆去皮，切小丁。大麦仁去杂质，洗净。锅中放油烧热，放葱花煸香，加水，放入大麦仁烧至沸，加土豆丁煮成粥，加盐。每天早、晚分食。对溃疡性结肠炎有疗效。

4. 炒虾仁：虾仁400克，蘑菇汤50毫升，青豆50克，香菇200克，葱花、精盐、黄酒、水淀粉、麻油、植物油、番茄酱适量。炒锅上火，油烧到7成热，放虾仁炸1分钟，控油。锅底留油少许，烧热后加葱花、青豆、香菇丁略炒，加蘑菇汤、精盐、黄酒烧沸，拿水淀粉勾稀芡，加虾仁炒匀后，浇上麻油，颠翻几下，加番茄酱即可。对于溃疡性结肠炎有疗效。

5. 健脾粥：莲子肉 30 克，薏苡仁 30 克，大枣 10 枚，粳米 60 克。上药加水，共煮成粥。每日 1 次，温服。本方具有化湿、健脾、止泻之功效。适用于溃疡性结肠炎。症见胃脘胀满，纳少，泄泻型结肠炎日久不愈，平时应少食油腻，效果更佳。

6. 石榴乌梅汤：石榴皮 20 克，乌梅 10 克，广木香 10 克，白术 10 克，苦参 9 克，白芷 15 克。每日 1 剂，水煎 2 次服。本方具有健养脾胃、化湿止泻之功效。适用于溃疡性结肠炎。症见腹痛、腹泻、便下脓血、赤白黏冻、里急后重、纳呆等。

（三）药膳食疗方

1. 四神煮腰花：猪腰子或羊腰子 1 对，补骨脂 10 克，肉豆蔻 10 克，花椒 10 克，八角茴香 10 克。将猪腰子去筋膜，切块划细花，与其余四味药加水适量，煮半小时，再放食盐少许，煮 10 分钟即可。每日 1 次，吃腰花，不喝汤。温肾壮阳，固肠止泻。适用于脾肾阳虚溃疡性结肠炎。

2. 芡实山药粥：芡实、干山药片各 30 克，糯米 50 克，砂糖适量。芡实、山药、糯米同煮成粥，加糖调味。补脾益气，固肾止泻。可作早晚餐食用。适用于脾胃不健、肾气虚弱引起的溃疡性结肠炎。

3. 参枣米饭：党参 10 克，大枣 20 个，糯米 250 克，白糖 50 克。将党参、大枣泡发煮半小时，捞出，汤备用，糯米蒸熟，把枣摆在上面，再把汤液加白糖煎熬成黏汁，浇在枣饭上即可。功效：补气、健脾、益胃。可作主食用。

4. 益脾饼：白术 30 克，干姜 6 克，红枣 250 克，鸡内金细粉 15 克，面粉 500 克。将白术、干姜用纱布包扎，与红枣共煮 1 小时，去掉药包，枣去皮、核，继续以小火煎煮，并把枣肉压成枣泥，放冷后与鸡内金粉、面粉混匀，加水适量，以常法烙成饼。功效：健脾温中。可作点心或早晚餐食用。

5. 烤五香鹅。肥鹅肉 750 克，干姜 6 克，吴茱萸 3 克，肉豆蔻 3 克，肉桂 2 克，丁香 1 克。鹅肉切块，把干姜、吴茱萸、肉豆蔻、肉桂、丁香共研细面后与鹅肉和匀，加适量酱油、黄酒、糖、盐，腌渍 2~3 小时。将浸好的鹅块放入烤箱内，文火烤 15 分钟左右，翻面再烤 15 分钟，待熟后即可食用。功效：温补脾肾，固涩止泻。佐餐食用。

6. 健脾止泻糕：鲜山药 250 克，赤小豆 150 克，芡实米 30 克，白扁豆 20

克，茯苓20克，乌梅4枚，果料及白糖适量。赤小豆成豆沙加适量白糖。茯苓、白扁豆、芡实米共研成细末，加少量水蒸熟。鲜山药去皮蒸熟拌匀成泥状，在盘中一层鲜山药泥，一层豆沙，约6~7层，上层点缀适量果料，上锅再蒸。乌梅、白糖熬成浓汁，浇在蒸熟的糕上。分食之有健脾止泻之功。

7. 马齿苋绿豆汤：绿豆50克，马齿苋50克，粳米50克。将马齿苋、绿豆、粳米等食材一起放入煲锅内加入适量的水，同煮成粥即可。每天2次。对腹痛、便下脓血、赤白黏冻、小便黄短有疗效。

8. 萝卜姜汁糖茶：姜汁15毫升，蜜糖30克，萝卜汁50毫升，浓红茶一杯。将姜汁、蜜糖、萝卜汁、浓红茶放入一个器皿之内，放上蒸锅蒸热就可以食用了。每天2次。功效：温化寒湿、行气导滞；对腹痛、舌淡、脉濡缓、里急后重、下痢白多赤少、纯白黏冻有效。

五、生活调养

（一）生活习惯

溃疡性结肠炎的病人生活要规律，注意劳逸结合，保持心情舒畅，预防肠道感染。饮食上要摄入高热量、高营养、少纤维、少刺激、低脂肪、易消化的食物；对可疑不耐受的食物，如虾、蟹、花生等应避免食用；牛奶可导致腹泻加重，应避免服用牛奶及奶制品；忌食辣椒，忌冰冻、生冷食物，戒烟酒。要知道坚持服药的重要性及药物的具体服用方法和有关副作应，以利于正确用药。若出现腹泻、腹痛加剧，大便便血等异常情况，应及时到医院就诊，以免耽误治疗。

（二）饮食调适

溃疡性结肠炎的病人对饮食比较敏感，因此饮食宜忌在本病治疗中相当重要。膳食原则：首先，溃疡性结肠炎的治疗，根据虚实、寒热、久暂而定，饮食治疗亦应遵循这一原则。本病初起或者反复发作较重之时，多属湿热俱重，呈实象，应以清热化湿为主，食性当偏凉；久病便次不多呈虚寒象者，则以补益为主，食性宜偏温；便次较多时，亦可酌用酸涩收敛之食物以助止泻。其次，本病无论虚实，脾胃均有损伤，食疗以扶正为主，参以祛邪，尤须注意进食不当或饮食不节更伤脾胃。最后，饮食宜柔软、易消化、营养丰富、有足够热量为原则，宜少食多餐，并补充足量维生素。生冷、油腻、刺激之品，损伤脾胃，均属不宜。牛奶过敏者慎食牛乳及乳制品。

第八节　功能性消化不良

功能性消化不良是一组临床常见的症候群。患者常有上腹部胀满不适，餐后饱胀、食欲不振、嗳气、恶心、呕吐、胃灼热、胸骨后隐痛或反胃等消化不良症状，经胃镜、上消化道钡餐、腹部B超、CT等相关检查和各项化验等检查而无局部和全身器质性病变证据，症状呈反复或持续性，病程4周以上，占消化系统疾病20%~40%。按其临床表现，可分别归入祖国医学“痞满”“胃痛”“嘈杂”“胃痞”等证范畴。

一、临床特点

功能性消化不良临床表现多样，缺乏特异性。常见症状有：上腹部胀满不适，早饱，食量减少，厌食，嗳气，恶心，呕吐，胃烧灼感，反酸及胸骨后疼痛等，一般无阳性体征。

根据其临床特点，早些时期曾分为5种不同的类型：(1) 溃疡样消化不良；(2) 反流样消化不良；(3) 运动障碍样；(4) 吞气症；(5) 特发性消化不良。

1. 实验室检查。血、尿、便常规，空腹血糖，肝、肾功能检查及肿瘤标志物等，目的是排除器质性病变。

2. 特殊检查。胃镜检查排除食道炎、胃十二指肠溃疡、糜烂、肿瘤及其他器质性病变，X线检查既可排除器质性病变，又可借助钡餐造影了解消化道功能。彩超检查排除肝、胆、胰疾病。

3. 胃运动功能试验。有条件可采用核素检查、胃肠测压、超声波阻阻抗技术、肌电描记及氢呼气试验法等测定胃排空功能，还可测定基础胃酸排出量和最大胃酸排出量。

诊断功能性消化不良临床缺少特异诊断方法，常用排除法确诊，以间断或持续上腹不适或疼痛1个月以上，又缺乏临床、生化、内镜、超声检查能解释症状的结果时，才可确诊为本病，全面的检查目的是排除器质性病变。

二、诊断要点

上腹正中胀满，餐后饱胀、早饱、嗳气、厌食、上腹痛、胃灼热、反酸、恶心及呕吐等。病程长短不一，症状可反复发作，也可在相当一段时间无任何症状，可以以某一症状为主，也可有多个症状重叠。

1. 慢性上腹痛、腹胀、易饱、嗳气、反酸、胃灼热、呕吐等上腹部症状超过4周；无糖尿病、结缔组织病及精神病等全身性疾病；无腹部手术史。

2. 辅助检查及其他诊断如内镜检查未发现溃疡、糜烂、肿瘤等器质性病变，未发现食管炎，也无上述疾病病史。实验室、B超、X线等检查排除肝、胆、胰及肠道器质性病变；追踪2~5年，2次以上胃镜检查，未发现新的器质性病变。

三、西医治疗

1. 运动障碍型。给予胃动力药物：(1) 吗叮啉每次10毫克，每日3次，餐前半小时服，能增加食管下括约肌张力，加强胃的收缩，提高胃排空力，还能协调胃、十二指肠运动，防止胆汁反流。(2) 莫沙必利或伊托必利每次5~10毫克，每日3次，餐前服，它可以增进胃十二指肠的收缩力与加强胃窦、十二指肠的协调，从而加快胃十二指肠排空，主动增加胃肠动力，但不影响胃酸分泌，对功能性消化不良有很好的疗效，为当前治疗胃肠动力障碍疾病的常用药物，副作用小，无药物耐受性，长期应用安全。另外可应用胃复安10毫克，每日3次，或红霉素0.2~0.4克，每日3次。

2. 溃疡样型。给予胃黏膜保护剂、抑酸剂，抑酸剂可选用H-2受体拮抗剂或质子泵抑制剂。(1) 胃黏膜保护剂：铝碳酸镁片，每次2片，每日3次口服；或胶体果胶铋胶囊，每次2粒，每日3次口服。(2) H-2受体拮抗剂：甲氰咪呱每次200毫克，每日3次；雷尼替丁每次150毫克，每日2次；法莫替丁20毫克，每日2次。(3) 质子泵抑制剂：奥美拉唑胶囊20毫克，每日2次口服；或雷贝拉唑肠溶片10毫克，每日1次口服；或泮托拉唑胶囊40毫克，每日1次口服；或雷贝拉唑、兰索拉唑、埃索美拉唑等。

3. 反流样型。给予胃黏膜保护剂，抑酸剂及促动力药。

4. 吞气症治疗。以精神疗法为主，嘱患者口含青果、麦冬，不断咽下唾液，以减少气体吞入。

5. 非特异型。对症治疗，酌情应用抑酸剂，促动力药，胃黏膜保护剂。生长激素释放肽（Ghrelin）是一种主要由胃的内分泌细胞（X/A样细胞）分泌的脑肠肽。受体在体内广泛分布，具有调节生长激素分泌、摄食和能量平衡，影响神经内分泌及胃肠功能等多种生物学作用。研究表明Ghrelin在FD

中对于提高摄食量、产生饥饿感及促进胃排空方面有积极作用。目前，Ghrelin已成为研究FD的新热点。

6. 对幽门螺旋菌阳性者可抗幽门螺旋杆菌治疗。常用药物有：(1) 质子泵抑制剂：奥美拉唑、泮托拉唑、雷贝拉唑、兰索拉唑、埃索美拉唑等；(2) 铋剂：胶体果胶铋胶囊，每次2粒，每日3次口服；(3) 抗生素：阿莫西林胶囊，每次1.0，每日2次口服；克拉霉素分散片0.5克，每日2次口服；甲硝唑每次200毫克，每日3次，口服；左氧氟沙星每次100毫克，每日2次，口服。根治幽门螺旋杆菌一般采用：质子泵抑制剂+铋剂+1~2种抗生素方案治疗，目前主张10~14天为一疗程。

7. 因胆汁分泌不足或消化酶缺乏引起的症状。复方阿嗪米特片1~2片，每日3次口服。复方阿嗪米特与盐酸伊托必利联合治疗FD具有较好效果，可以有效减少功能性消化不良患者的腹胀概率，并且治疗有效率高于单独使用复方阿嗪米特肠溶片。

四、中医治疗

(一) 辨证施治

1. 肝胃不和证。临床表现为胁肋疼痛，胸闷善太息，情志抑郁易怒，或嗳气，脘腹胀满，脉弦。治以疏肝理气、健脾和胃方以柴胡疏肝散加减（陈皮、柴胡、川芎、香附、枳壳、芍药、甘草）。若胁肋痛甚者，酌加郁金、青皮、当归、乌药等以增强其行气活血之力；肝郁化火者，可酌加山栀、黄芩、川楝子以清热泻火。嗳气者加沉香，气滞化火加左金丸，脾虚加白术、云苓等。

2. 饮食停滞。临床表现为食积停滞，脘腹胀满，嗳腐吞酸，不欲饮食。治以消食导滞，方以保和丸加减（山楂、六神曲、半夏、茯苓、陈皮、连翘、莱菔子、麦芽）。食积化热加黄连，大便秘结加大黄、槟榔，泛酸加大贝、煅瓦楞，脾虚加党参、黄芪。

3. 肝胃郁热。临床表现为嗳气、恶心、呕吐，有时打嗝，多在食后发生腹部饱胀不适，胃灼热吐酸，苔黄腻，脉弦。治以泄肝清热、和胃通降，方以化肝煎合左金丸加减（青皮、陈皮、芍药、牡丹皮、栀子、泽泻、土贝母、黄连、吴茱萸）。口干、口苦甚加龙胆草、柴胡、寸冬，兼食滞加鸡内金、谷麦芽，湿浊内阻加川朴花、砂仁，便秘加大黄，胃痛甚加元胡、佛手。

4. 寒热错杂。心下痞，但满而不痛，或呕吐，肠鸣下利，舌苔腻而微黄。

治以和中降逆消痞，方以半夏泻心汤加减（半夏、黄连、黄芩、干姜、甘草、大枣、人参）。恶心、呕吐加竹茹、砂仁，下利甚加车前子、云苓，反酸、胃灼热明显加乌贼骨、煅瓦楞。湿热蕴结中焦，呕甚而痞，中气不虚，或舌苔厚腻者，可去人参、甘草、大枣、干姜，加枳实、生姜以下气消痞止呕。

5. 脾胃虚弱。临床表现为饮食减少，体倦肢软，少气懒言，面色萎黄，渴喜热饮，大便稀溏，舌淡，脉虚大无力。治以益气健脾、升清降浊，方以补中益气汤加减（黄芪、白术、陈皮、升麻、柴胡、人参、甘草、当归）。阳虚加附子或以理中汤温补，兼气滞者，加木香、枳壳、佛手、郁金以理气解郁。湿盛脘闷纳呆加茯苓、薏苡仁，腹胀、纳呆加砂仁、木香。

（二）单方验方

1. 安神疏肝汤：五味子 12 克，枣仁 30 克，远志 10 克，青皮、陈皮、柴胡、枳壳、香附各 12 克，白芍 15 克，甘草 6 克。每日 1 剂，水煎分 2 次服。适用于本病属于肝胃不和型者。

2. 乌贝散：乌贼骨 30 克，浙贝母 12 克，白芨 30 克。共为细末，每服 6 克，每日 4 次。用于肝郁犯胃，胃酸过多证。

3. 新鲜萝卜 250 克，酸梅 2 枚，食盐适量。将萝卜洗净切成薄片，与酸梅同放入铝锅内，加清水 3 碗，置文火上煎煮，清水只剩一碗时，加食盐少许调味即成。服用时去渣饮汁。此方适用于饮食积滞、进食过饱引起的胸闷、胃灼热、腹胀、烦躁、气逆等症，有宽中行气、化积滞、下气生津、化痰去热的功效。

4. 加味三香汤：木香 10 克，香附 10 克，藿香 10 克，槟榔 20 克，莱菔子 30 克，白豆蔻 10 克，厚朴 10 克，党参 20 克，枳实 10 克，白术 10 克。本方具有行气解郁、健脾消食之功效。适用于因气郁引发的功能性消化不良症状。

5. 清热化湿汤：黄连 6 克，陈皮 9 克，半夏 6 克，枳实 9 克，茯苓 15 克，竹茹 9 克，白蔻仁 6 克，蒲公英 15 克，泽泻 12 克。水煎服，每日 2 次。本方具有清热化湿、和胃降逆功效。适用于胃脘痞满，灼热疼痛，恶心不欲食，口干苦、口臭，胸膈烦闷，舌红，苔黄厚腻，脉弦滑。若纳差，食少加焦谷、麦芽各 15 克，鸡内金 15 克；脘腹胀满不适加佛手 9 克，香橼 9 克，枳实 9 克；阴虚者加石斛 12 克，麦冬 12 克。

6. 化瘀止痛汤：蒲黄 12 克，五灵脂 12 克，丹参 30 克，檀香 6 克，砂仁

12 克，三七粉 3 克，白芨 15 克。水煎服，每日 2 次。本方具有活血化瘀、理气止痛之功效。适用于胃脘疼痛，痛有定处，或呈针刺感，食后痛甚，呃逆泛酸或见吐血便血，舌质紫黯，脉涩者若见神疲乏力加党参 15 克，太子参 20 克；烦躁，口干口渴，舌红，脉数加黄连 6 克，石斛 15 克。

（三）药膳食疗方

1. 羊肉粥：新鲜精瘦羊肉 250 克，切小块先煮烂，再和粳米同煮粥，每日吃 2 次。该方能补中益气，温胃止痛，治脾胃虚弱而致的消化不良、腹部隐痛等。尤其适用于老年气虚亏损，阳气不足，恶寒怕冷，脘腹疼痛。

2. 砂仁粥：先用粳米 100 克煮粥，砂仁 5 克研末放入粥中，再稍煮即可。本方具有暖脾胃、通滞气、散热止呕之效，适用于胃痛、胀满、呕吐等症。

3. 佛手柑粥：佛手柑 20 克，煎汤去渣；粳米 100 克，加水适量，煮粥。粥成后加冰糖并入佛手汤稍煮即可。每日食 2 次。本方具有清香开胃、理气止痛之效，适用于老年胃弱、消化不良、嗳气、胃痛者。

4. 八珍糕：党参、茯苓、白术、薏米、芡实、扁豆、莲子、怀山药各 10 克，糯米 300 克。共研细末，加入白糖适量，再用白米粉 300 克蒸糕。每日吃 4~6 块。本方具有健胃补气、滋肾养脾之功效，并在一定程度上能改善胃肠运动功能。适用于脾胃虚弱而致的消化不良症状。

5. 蘑菇黄芪汤：鲜蘑菇 150 克，黄芪 30 克，鸡 1 只（约 650 克），生姜 3 片。将鸡去内脏，斩件，下油起锅炒香。用料（除蘑菇外）放入锅内，加清水适量，武火煮沸后，文火煲 2 小时，汤成去黄芪，放入鲜蘑菇煮熟，调味佐膳。本方具有强健脾胃、增加食量、提高免疫力、促进消化吸收功效。适用于脾胃虚弱引起的功能性消化不良症。

五、生活调养

（一）生活习惯

确诊为功能性消化不良病人要建立良好的生活习惯，避免烟酒及非留体抗炎药，避免食用个人生活经历中会诱发症状的食物。注意根据患者不同特点进行心理治疗和中医药辨证治疗。对于失眠、焦虑者可适当予以镇静药物。功能性消化不良一般预后良好，若能正确治疗，保持心情舒畅，饮食有节，多能痊愈。但本病为慢性过程，若久病失治或治疗不当，转为虚实夹杂或变生他证，可使病程延长，或呈慢性进展，治疗则较为棘手，有报道发现 3% 的患者可发展为消化性溃疡，其中约 25% 患者可多年不愈，有的甚至可终身罹患。

（二）饮食调适

功能性消化不良患者不要认为胃有病就只需治“胃”，而不懂得合理饮食以养“胃”。其实，患者在日常生活中注意饮食调养亦是十分重要的。(1) 饮食有节。①饮食规律，按时进食，可以保证胃之腐熟、脾之运化有节奏地进行。②不要饮食过饱。《内经》中言“饮食自倍，脾胃乃伤”。饮食过量超过了脾胃的纳运能力，可导致脾胃损伤，使食物不能及时腐熟和运化，以致阻滞于内，形成宿食积滞，从而出现脘腹胀满、嗳气、反酸或呕吐下利等饮食伤胃证。(2) 饮食不偏嗜。①不偏食种类。《素问·脏气法时论》提出：“五谷为养，五果为助，五畜为益，五菜为充。”②不偏嗜寒热。饮食宜寒温适中，若多食生冷寒凉之物，易损伤脾胃阳气，致脾胃虚寒；偏食辛辣燥热之物，可使胃肠积热，出现腹满腹胀，或口干口苦等。此外也不宜嗜酒及饮浓茶。(3) 饮食有洁。不食腐败变质、腌制霉变及不净不洁之物。饮食不洁也是主要致病因素之一，可引起多种胃肠道疾病，致胃肠功能失调，出现腹泻、呕吐或痢疾等。食与病相宜，能辅助治疗，促进疾病好转，反之疾病就会加重。所以，功能性消化不良患者应注重饮食调养，以助治胃养胃。

第九节　肠结核

肠结核是结核分枝杆菌侵袭肠壁引起的一种肺外结核病，是一种慢性特异性感染性疾病。本病最常见于青少年，30 岁以下者约占 2/3，40 岁以下者约占 90%，女性略多于男性。绝大多数病例继发于肠外结核病，尤其是肺结核。无肠外结核病灶者称原发性肠结核，约占肠结核的 10% 以下。肠结核在临床上表现为腹痛、腹泻、便秘、腹部积块、潮热盗汗等症状，属于中医“痨瘵”“泄泻”“症积”等范畴。

一、临床特点

肠结核的临床表现在早期多不明显，多数起病缓慢，病程较长，如与肠外结核并存，其临床表现可被遮盖而被忽略。因此，活动性肠外结核病例如出现明显的消化道症状，应警惕肠结核存在的可能性。本病主要临床特点可归纳如下。

1. 腹痛。腹痛是本病常见症状之一，疼痛的部位因病变所在的部位不同而异。常见的腹痛部位为右下腹，疼痛性质一般为隐痛或钝痛。

2. 腹泻。常与腹痛相伴，大便每日数次至数十次，常有黏液。重症人可有脓血便，量多，有恶臭味，或“鸡鸣泄”。腹泻与便秘可交替出现，常被认为是肠结核的典型症状。

3. 腹部肿块。主要见于增生型肠结核，系极度增生的结核性肉芽肿使肠壁呈瘤样肿块。肿块常位于右下腹，一般比较固定，中等质地，伴有轻重不等的压痛。

4. 结核病的毒性症状。以溃疡型肠结核为多见，表现轻重不一，多数为午后低热或不规则热、弛张热或稽留热，伴有盗汗。患者倦怠、消瘦、苍白，随病程发展而出现维生素缺乏、脂肪肝、营养不良性水肿等表现。

二、诊断要点

1. 青壮年患者，原有肠外结核，或原发病灶已被控制而一般情况及结核病毒血症状反而加重者。

2. 临床表现有腹痛、大便或溏或秘、或便秘腹泻交替等消化道症状，并伴发热、盗汗等全身症状。

3. 腹部尤其是右下腹部有肿块，伴或不伴压痛，或出现原因不明肠梗阻。

4. X 线胃肠钡餐检查对肠结核的诊断有重要价值。检查显示溃疡型回肠部炎症所致激惹征象，或增生型病变所致充盈缺损与狭窄等征象。

5. 实验室辅助检查。（1）血液检查：溃疡型肠结核患者可有中度贫血、淋巴细胞增高、血沉明显增快。（2）粪便检查：溃疡型肠结核患者粪便多为糊状，常规镜检可见少量脓细胞和红细胞。在粪便中检测到结核杆菌有助于肠结核的诊断，但仅在痰液检查阴性者才有意义。

6. 诊断性治疗对疑为肠结核而无法确诊者可给予抗结核药物治疗 2～3 周，观察临床症状有无好转，以判明诊断。

7. 当增生型肠结核与肠癌或其他赘生性疾病不能鉴别时，应剖腹探查，以明确诊断。

三、西医治疗

1. 肠结核治疗以营养充分、易消化、少刺激食物为宜。腹泻较明显者可采用少渣食物，有脂肪泻者减少脂肪饮食。

2. 补充复合维生素 C 和钙，吸收不良和脂肪泻者，需注射脂溶性维生素 AD。

3. 抗结核药：抗结核药物应根据药物敏感试验选择。用药过程中，应复查药物敏感试验。如出现耐药现象，应及时改换药物。抗结核药物的抗菌作用取决于三个方面：（1）病变中结核菌的代谢状态；（2）细菌所处环境的氧供给及 pH 值；（3）抗结核药物浓度：经实验证明，达到最大药物浓度的 10 倍以上可起杀菌作用，达到最大药物浓度的 10 倍以下只起到抑菌作用。20 世纪 90 年代结核的化疗原则主要是多药联合，给予合适的剂量。

4. 静脉高营养：伴有肠与肠之间或肠与皮肤之间瘘管的病人可出现严重的营养不良，必要时需用静脉高营养，以维护身体的需要。直至结构被控制，进食能维持身体需要时为止。

5. 手术适应症：手术只限于并发症的治疗。包括以下情况：（1）结核溃疡发生穿孔；（2）局限性穿孔伴有脓肿形成或瘘管形成；（3）瘢痕引起狭窄或肠系膜缩短，造成肠扭曲；（4）局部的增殖型结核引起部分肠梗阻。手术前和手术后均需进行抗结核药物治疗。

四、中医治疗

（一）辨证施治

1. 脾虚气滞证。临床表现为脘腹胀满或疼痛，不思饮食，四肢倦怠，舌苔白腻，脉沉弦，治以温阳健脾、理气燥湿，方以厚朴温中汤加味（厚朴、陈皮、甘草、茯苓、草豆蔻仁、木香、干姜）。腹泻不止者，可加黄连、山药、赤石脂，以燥湿涩肠；腹痛甚，加川楝子、元胡、三七粉以行气止痛。如兼见晨泻，腰酸肢冷者，为脾肾阳虚，可合用四神丸以温脾肾之阳气。兼身重肢肿者，可加大腹皮以下气利水。

2. 痰凝血瘀证。临床表现为腹胀，食欲减退，疲乏消瘦发热，盗汗，腹部隐痛，腹泻，形成痞块，痛处不移，卧则腹坠。治以消瘀化痰、软坚散结，方以膈下逐瘀汤加味（灵脂、当归、川芎、桃仁、丹皮、赤芍、乌药、玄胡索、甘草、香附、红花、枳壳）。包块硬加三棱、文术；纳差加砂仁、麦芽；大便秘结加芒硝以软坚通便。

3. 气阴两虚证。阴虚火旺，潮热盗汗，口干咽痛，耳鸣遗精，小便短赤。治以滋阴益气、清热降火，方以知柏地黄汤加味（知母、熟地黄、黄柏、山茱萸、山药、牡丹皮、茯苓、泽泻、太子参、白薇、制鳖甲、沙参)。眩晕、头痛者加钩藤、牡蛎;潮热、咽干去泽泻、茯苓,加银柴胡、胡黄连;伴咳嗽加川贝母、百部;痰中夹血加白芨、仙鹤草、三七粉。

4. 脾肾虚寒。临床表现为肠鸣腹胀、五更溏泻、食少不化、久泻不止、面黄肢冷、腰膝酸软。苔白,脉虚。治以补肾健脾,方以四神丸加减(补骨脂、肉豆蔻、五味子、吴茱萸)。若脾肾阳虚偏重加制附子、白术、炮姜;腰膝酸软者加寄生、杜仲;多梦易醒者加远志、枣仁。

5. 肝肾阴虚。临床表现为肾阳虚弱,精津不足证。大便秘结,小便清长,腰膝酸软,头眩目晕,舌淡苔白,脉沉迟。治以益肾养阴,方以济川煎加减(当归、牛膝、肉苁蓉、泽泻、升麻、枳壳、旱莲草、女贞子)。有瘰病者,加夏枯草、穿破石、蜈蚣等;腹部触之包块加龟板、鳖甲、水蛭等。

6. 寒凝气滞。临床表现为腰酸痛无热,口中不渴,舌淡苔白,脉沉细或迟细。属于阴寒证者。治以温中散寒、理气导滞,方以阳和汤加减(熟地、肉桂、白芥子、姜炭、生甘草、麻黄、鹿角胶、枳壳、香附、川楝子)。腹痛甚加乌药、元胡、郁金。

(二)单方验方

1. 附子理中汤:附子6克,干姜9克,党参12克,白术12克,山药15克,扁豆15克,补骨脂9克,吴茱萸3克,肉豆蔻9克,百部15克,陈皮6克,甘草6克。水煎服,每日1剂。本方具有健脾胃,温肾阳之功效。潮热盗汗甚者,加青蒿9克,知母12克,鳖甲9克。本方可用于脾肾阳虚引起的肠结核。

2. 参芪汤:党参12克,黄芪15克,白术12克,茯苓12克,鳖甲15克,知母9克,白芍9克,当归9克,秦艽9克,青蒿9克,地骨皮9克,百部15克,乳香6克,没药6克,三棱9克,莪术9克,陈皮6克,甘草3克。水煎服,每日1剂。本方具有益气养阴,化瘀祛邪之功效。可用于益气养阴引起的肠结核。

3. 紫皮大蒜10克,佐餐食用。紫皮大蒜味辛、性温,入脾、胃、肺经;具有温中消食、行滞气、暖脾胃、消积、解毒、杀虫的功效;主治饮食积滞、脘腹冷痛、水肿胀满、泄泻、痢疾等病症。

4. 白石榴花、夏桂草各30克,加黄酒少量煎服。白石榴花味酸、甘,性平,主治涩肠止血。主久痢,便血,散郁结。夏桂草散结消肿。本方具有散郁结、消肿抗痨之功效。适用于下血之肠结核。

（三）药膳食疗方

1. 治脾虚泄泻、面色萎黄：青蛙600克，黄芪30克，莲子肉60克，生姜4片。将青蛙剥净（去内脏、皮及蛙头），和生姜一同下油锅爆香，加少许米酒。黄芪、莲子肉洗净一齐放入锅内，加清水适量，武火煮沸后，文火煲1小时，调味食用。适用于脾虚型肠结核。

2. 青蛙500克，党参60克，淮山30克，红枣5枚。一同煎水煮服。每日1次。可用于虚劳发热、脾虚水肿、食欲不振等慢性腹泻。

3. 嫩光鸡1只（乌骨鸡更佳），黄芪20克，西洋参3克，百部10克，冬笋片30克，熟火腿3片，文火炖2小时后食用。

4. 光鸭1只，冬虫夏草10克，装入鸭腹，加调料蒸2小时取出食用。

5. 鲜马齿苋60克。洗净，水煎，早晚分服，1~2个月为一疗程。

6. 青蛙3只（约250克），苋菜（鲜）500克，大蒜100克，粳米60克。将青蛙剥皮，去内脏；其余各用料洗净。把苋菜放入锅内，加清水适量，文火煲半小时，去渣取汁，放入粳米、大蒜、青蛙煲1小时，调味食用。适用于慢性细菌性痢疾、过敏性结肠炎、肠结核。

五、生活调养

（一）生活习惯

重视休息疗养，配合食疗、体疗，加强摄生，戒酒色，节起居。息妄想，适寒温，方能提高疗效。应注意各种营养的补充，保证足够的热量、维生素和蛋白质的供应。久病体虚患者更应进食滋补类食品。控制脂肪的摄取。忌温热辛燥、香燥的饮食，如辣椒、生姜、羊肉等，亦忌烟酒。

（二）饮食调适

肠结核患者因为消化系统功能紊乱，更应该吃清淡、易于消化、富含高蛋白的食物。例如，豆类，有黄豆、黑豆等；动物肝血类，主要有猪肝、猪血、羊血、牛肝、羊肝等；以及各种蛋类，有鸡蛋、鸭蛋、鹅蛋等。患有肠结核，多因腹泻频繁，一天之内排便2~4次，若病变严重，涉及范围较广，则腹泻次数增多，有的每天多达十余次，饱受痛苦的同时食欲下降，使得身体素质急剧下降，免疫力更为低下。另外，患者也可以吃一点青鱼、带鱼、黄花鱼等水产类食物。以上食物，尤其是肉类，应做得清淡，不能大荤，这点很重要。

第十节　细菌性痢疾

细菌性痢疾，简称菌痢。是由痢疾杆菌引起的急性肠道传染病，以结肠黏膜的炎症和溃疡为基本病理变化，主要临床表现为全身中毒症状、发热、腹痛、腹泻、里急后重和排泄黏液及脓血便。本病轻重悬殊，轻者可自愈，重者可发生呼吸衰竭或循环衰竭而致死亡。本病属祖国医学“痢疾”范畴，古代尚有“肠澼”“赤利”“热利”“下利”“滞下”“痢”等名称。

一、临床特点

（一）急性菌痢

1. 起病急，畏寒、发热达 39℃、乏力、食欲减退、恶心、呕吐、腹痛、腹泻、里急后重。稀便转成脓血便，每日数十次，量少，失水不显著。

2. 腹痛、里急后重均不明显，可有低热，糊状或水样便，便中混有少量黏液，无脓血，一般每日排便 10 次以下。

3. 起病急，高热、恶心、呕吐、剧烈腹痛及腹部（尤为左下腹）压痛、里急后重明显，脓血便，便次频繁，甚至失禁。病情进展快，明显失水，四肢发冷，极度衰竭，易发生休克。

4. 中毒型多见于 2~7 岁体质好的儿童。起病急骤，高热达 40℃以上，而肠道炎症反应极轻。

（二）慢性菌痢

1. 患者有菌痢史，但临床症状不明显，大便病原菌培养呈阳性。

2. 患者有急性菌痢史，长期迁延不愈，腹胀或长期腹泻，黏液脓血便，长期间歇排菌，为重要的传染源。

3. 患者有急性菌痢史，急性期后症状已不明显，受凉、饮食不当等诱因致使症状再现，但较急性期轻。

二、诊断要点

1. 感染史，近期有不洁的饮食史或与菌痢患者密切接触史。

2. 急性腹泻，伴有发热、腹痛、腹泻、里急后重，排黏液脓血便，左下腹有压痛。

3. 血象升高，白细胞总数和中性粒细胞增加。

4. 黏液脓血便，镜检有大量白细胞与红细胞；粪便细菌培养可分离到痢疾杆菌；粪便免疫检测示痢疾杆菌抗原阳性。

5. 急性中毒型菌痢，起病急骤，突然高热，反复惊厥，嗜睡，昏迷，迅速发生呼吸衰竭。肠道症状轻或缺如。

6. 慢性菌痢，过去有菌痢病史，多次典型或不典型腹泻两个月以上。

三、西医治疗

（一）急性菌痢的治疗

1. 一般治疗。依肠道传染病治则，病人应进行胃肠道隔离、消毒处理粪便，直至症状消失后一周、大便培养连续两次阴性为止。发病早期应卧床休息，以流质或半流质饮食为宜。忌食生冷、多渣、多油、粗纤维或刺激性食物，少食牛乳、蔗糖、豆制品等易产生气和增加腹胀的食物。视具体情况逐渐过渡到正常饮食。

2. 对症治疗。（1）脱水的纠正：呕吐不能进食或有脱水者，应予补液。氯化钠3.5克，碳酸氢钠2.5克，氯化钾1.5克，葡萄糖20克加开水一升。此溶液可用于预防脱水和补充体液或电解质的缺乏，适用于所有腹泻疾病和各年龄组。对反复呕吐、脱水严重者，则应静脉补液。（2）酸中毒的纠正：菌痢发生严重脱水、休克及缺氧等都可导致酸碱平衡失调。一般予碱性溶液治疗，常用药有碳酸氢钠、乳酸钠等。（3）低钾血症：血清钾低于3.5毫摩尔/升为低血钾，根据轻度、中度、重度缺钾情况而定补氯化钾需要量。（4）痉挛性腹痛：可用胆碱能神经阻滞药或腹部热敷，如：阿托品、颠茄、派替啶、吗啡、可待因、樟脑酊、苯乙哌啶、盐酸氯苯哌酰胺等。

3. 抗菌治疗。为避免发生慢性菌痢，减少恢复期带菌，保证临床疗效，使用抗菌药物时应注意以下几点：根据当地流行菌株药敏试验或患者大便培养的药敏结果，选择较敏感的抗菌药物；选择易被肠道吸收的口服药物，病重或口服吸收不良者应加用肌肉注射或静脉滴注抗菌药物；原则上菌痢疗程不宜短于5~7天，以减少恢复期带菌；抗菌药物疗效考核应以粪便培养转阴为准。（1）磺胺类药物。目前常用复方新诺明（每片含SMZ400毫克、Tmp80毫克）。成人及12岁以上儿童每次2片，每日2次，首次加倍，早、晚饭后服用。其他磺胺类药物还有：磺胺异恶唑（SIZ）为短效药，1~2克/次，4次/日，磺胺咪（SG）2~3克/次，3~4次/日；磺胺嘧啶4克/天，分4次服，加等量苏打，首次加倍。（2）喹诺酮类。此类药物对多种引起肠道感染的菌属均有良好的杀灭作用，且无毒副作用，目前已广泛使用。如氟哌酸（诺氟沙星），成人：0.2~0.3克/次，2~4次/日，口服疗程均为5~7天。而依诺沙星、氧氟沙星、培氟沙星、环丙沙星，每天皆为600毫克，分2次口服，疗程3~5天。需静脉给药者，可用氟哌酸注射液或用环丙沙星加入5%葡萄糖或生理盐水50~100毫升，保证滴注时间在30分钟内，每日2次。（3）头孢菌素。常用先锋必（头孢哌酮），2~4克/天，分等量，每12小时肌注1次；严重者可用8克/天，或用1~2克溶于20~100毫升稀释液中，15~60分钟滴入，每6小时1次；若直接静注每天最大量为2克。复达欣（头孢噻甲羧肟），1.5~6克/天，分2~3次深部肌注或静脉滴注。菌必治（头孢三嗪），1~2克/天，深部肌注或静脉滴注，重者2~4克/天。西力欣（头孢呋肟），0.75克/次，3次/日，肌注或静脉给药，严重者可用至3~6克/天。（4）其他药物。如痢特灵（呋喃唑酮），0.2克/次，2次/日，疗程5~7天。长期使用可引起末梢神经炎。磷霉素钠2~6克/天，静脉滴注，与喹诺酮类药物联合应用有协同作用。以上抗生素应用时，一般剂量要充足，用药3天后若无效，可改用其他药物，或联合用药，不必频繁更换药物。

（二）慢性菌痢的治疗

1. 抗菌治疗。根据药敏试验，选用适当的抗生素，或选用过去没有用过的有效的抗菌药物，应联合应用两种不同类的抗生素，剂量要充足，疗程较长，一般为10~14天，且需重复1~3个疗程，可供选用的抗菌药物同“急性菌痢”。

2. 局部灌肠治疗。常用药物有0.3%黄连素50~100毫升，5%大蒜浸液100毫升，0.5%~%新霉素100~200毫升，1%~2%磺胺溶液200毫升，1：5000呋喃吡啶淀粉浆液50~100毫升，0.1%卡那霉素溶液50毫升。顽固病例可用庆大霉素24万~32万单位，土霉素片1.0克，灭滴灵片0.4克，地塞米松5~10毫克加生理盐水50~100毫升制成浆液。以上药物均每晚一次，

10~14 天为一疗程。亦有人主张灌肠溶液中加入 0.25% 普鲁卡因、氢化可的松 25 毫克可提高疗效。

3. 肠道菌群失调的处理。以枯草杆菌溶液 100~200 毫升灌肠，每晚 1 次，2~3 周为一疗程；肠球菌减少可给予叶酸；球菌/杆菌比例增加，甚至有较多葡萄球菌时可口服氟哌酸；真菌较多时或有隐孢子虫时可口服大蒜素。饮用乳酸杆菌或牛乳制品，或口服乳酶生，或用培菲康 3~5 粒/次、2~3 次/日，丽珠肠乐 2 粒/次、2~3 次/日等亦可调整肠道菌群，使之恢复正常。

4. 肠功能紊乱的处理。可予乳酶生或小剂量异丙嗪，或用 0.25% 普鲁卡因液 100~200 毫升保留灌肠。限制乳类、豆制品和动物蛋白食品的摄入，配合针灸、理疗、穴位注射或埋线等方法，有利于早日康复。

5. 免疫治疗。应用自身菌苗或混合菌苗，以前者为最好。隔日皮下注射一次，剂量自每日 0.25 毫升开始，逐渐增至 2.5 毫升，10~14 天为一疗程。同时加用左旋咪唑，每周 2 次，应用日每日 3 次，每次 50 毫克可增加疗效。菌苗注入后，可致局部充血，血流增加，白细胞吞噬作用增强，亦可使抗生素易于进入病变部位而发挥作用。

四、中医治疗

（一）辨证施治

1. 湿热痢。临床表现为痢下赤白黏冻，有臭味，肛门灼热，尿短赤，舌红，苔黄腻，脉滑数。治以清热利湿、行气导滞，方以芍药汤加减（黄连、黄柏、黄芩、秦皮、白头翁、赤芍、槟榔、当归、木香）。若初起兼有表证见恶寒、发热、头痛身重者，用活人败毒散以解表达邪；若风寒束表者，可用银翘散清热解表；若夏季暑湿困表者，可用藿香正气散或加藿香、佩兰、荷叶、香薷等以芳香透达；若表邪未尽、里热已盛者，用葛根芩连汤加减以解表清里；若表证已解、痢犹未止，可加香连丸以调气清热；挟食滞者，可加莱菔子、神曲、山楂以消导；积滞较甚者，可用调胃承气汤加槟榔以破积通腑；热重于湿，症见高热、口渴、肛门灼热、舌红苔黄、脉滑数，可合用白头翁汤以加强清热解毒之力；湿重于热者，症见白多赤少、胸脘痞闷、发热不著，用胃苓汤或不换金正气散以加强温化湿浊之力；血热瘀阻、腹痛较甚者，可酌加地榆、桃仁、丹皮等以凉血行瘀；热毒蕴结、肠中腐烂可用解毒生化汤（金银花、白芍、甘草、三七、鸦胆子）以解毒祛腐。

2. 寒湿痢痢。临床表现为下赤多白少，或纯为白冻，脘闷，头身困重。

苔薄白，脉沉迟。治以温化寒湿、调气和血，方以胃苓汤加减（陈皮、苍术、厚朴、甘草、白术、白芍、茯苓、当归、炮姜、木香、桂枝）。兼表证者，可用藿香正气散或干葛平胃散以疏表解肌；若暑季感寒湿者，可用纯阳正气丸合藿香正气散以祛暑解寒、化湿止痢；湿偏盛，症见脘闷腹胀、头身困重、痢下稀薄、白多赤少，可加炒车前子、泽泻、炒白术以健脾化湿；寒偏盛，症见里急腹痛拘急、形寒肢冷，可加肉桂、附子以温阳散寒；食滞者，加炒山楂、炒麦芽、建曲以消导积滞；呕吐者，加制半夏、生姜以和胃降逆；因贪凉饮冷而致者，加草蔻、砂仁温中散寒。

3. 疫毒痢。临床表现为痢下鲜紫脓血，腹痛，里急后重较剧，壮热烦躁。舌质红绛，苔黄燥，脉洪大而数。治以清热解毒、凉血开窍、熄风止痉，方以白头翁汤加减（白头翁、秦皮、生地、黄连、黄柏、丹皮、赤芍、银花、苦参、当归）。高热神昏者，可加服水牛角30~60克，或犀角粉2克，或合用犀角地黄汤，另服紫雪丹或至宝丹以清营凉血、解毒开窍；痉厥抽搐者为热盛风动，加钩藤、石决明，另加服止痉散或羚羊角粉冲服以镇肝熄风止痉；正虚邪陷、内闭外脱，症见面色苍白、四肢厥冷、汗多喘促、脉微欲绝，可急服参附汤以回阳救逆，并配合针刺人中、内关等穴；腹痛剧烈、大便不爽者，可加生大黄以荡涤解毒，或用大承气汤通下秽浊积滞；热毒消灼、阴液将竭者，急用西洋参配三鲜汤（鲜生地、沙参、石斛）以养阴液。

4. 阴虚痢。临床表现为痢下赤白，或脓血黏稠，虚坐努责，口干，舌质红绛，苔少或舌质尖红，乏津，脉细数。治以养阴清肠、泄热止痢，方以驻车丸加减（黄连、阿胶、当归、白芍、瓜蒌、炮姜）。痢下血多者可加丹皮、赤芍、旱莲草以凉血止血；阴虚较甚者，可加石斛、沙参、生地、麦冬以养阴生津；湿热未清而见口苦、肛门灼热者，可加黄柏、秦皮以清热燥湿。

5. 虚寒痢。临床表现为痢下稀薄或白冻，或滑脱不禁，腰酸肢冷，食少神疲。口淡不渴，舌质淡，苔薄白，脉细数。治以温补脾肾、收涩固脱，方以真人养脏汤加减（党参、白术、肉桂、罂粟壳、肉豆蔻、当归、诃子、炒白芍）。久痢、脾虚、气陷脱肛者，可用补中益气汤以益气补中、升清举陷；虚寒较著者，可加附子片、干姜以温阳散寒；积滞未尽者，可加枳壳、山楂、神曲以消导积滞；中气下陷而致虚坐努责者，可用三奇散或用五倍子煎汤熏肛门以益气升举；下痢不禁、且厥且痢，宜参附龙牡汤合桃花汤固脱回阳。

6. 休息痢。（1）发作期。临床表现为下痢时作时止，缠绵日久不愈，发作腹痛，里急后重，大便挟有白冻或呈赤色。休止期倦怠乏力，嗜卧怯冷，腹胀纳呆，舌苔黄腻。治以温中清肠，方以连理汤加减（党参、干姜、白芍、黄连、木香、白术、当归、地榆）。偏湿热者，可加白头翁、黄柏等清热利湿，但苦寒之品不可太过，以免苦燥伤阴、寒凉伤阳；偏寒湿者，可加苍术、草果仁等以温化寒湿；脾阳虚极、积滞不化，可用温脾汤以温脾逐积；虚寒夹杂、寒热互见、久痢不止者，可用乌梅丸加减以温脏散寒、化湿止痢，以达虚实兼顾、寒热并治之目的；若病由饮食不当引发者，可加服保和丸以消积导滞；因思虑劳心诱发者，可合归脾丸以养心健脾、补益气血；因郁怒诱发者，可合痛泻要方以抑肝扶脾；若痢下不止，时作时息，色如果酱者，可用鸦胆子仁治疗，成人每日 3 次，每次 15 粒，饭后服用，连服 7~10 天（胶囊分装）。(2) 休止期。临床表现为痢下白冻涩滞，腹痛肢冷，舌苔白腻；若虚实夹杂，寒热互见者，症见久痢不愈，时轻时重，下痢脓血或夹杂赤白，或下痢清稀，腹中隐痛，口干口苦，心烦欲呕，舌苔黄或白，脉沉弦。治以调理脾胃，方以香砂六君子汤加减（党参、白术、茯苓、陈皮、半夏、木香、砂仁）。偏于脾虚而便溏者，加山药、薏苡仁、扁豆以健脾利湿；偏于肾阳虚者，加肉豆蔻、补骨脂、吴茱萸以温肾止痢；挟有肝郁乘脾者，加白芍、防风以缓肝；中气下陷者，改用补中益气汤以补气升举。

（二）单方验方

1. 马齿苋汤：马齿苋 100~150 克，加水煎服，每日两次；或鲜马齿苋捣汁半杯，加蜂蜜两匙，隔水炖，空腹分两次服，可用于治疗菌痢（湿热痢、寒湿痢）。

2. 扁豆花汤：取扁豆花 60 克炒焦，水煎两碗，连服 2 次，第二日再服 1 次，有健脾利湿、涩肠止泻的功效，可用于治疗痢疾初起。

3. 干姜汤：取干姜，切如大豆大，每次服 6~7 粒，米汤送服，每日 4 次，可用治寒湿痢，症见下痢赤白黏冻，腹痛，里急后重，舌苔白腻等。

4. 石榴皮茶：取石榴皮 15 克，洗净切片，加水煎服，每日代茶频饮，可用于治疗休息痢，症见下痢时发时止、日久难愈、饮食减少、大便挟有黏液或见赤色。

5. 大蒜粳米粥：取紫皮大蒜 30 克，去皮，放入沸水中煮 2 分钟后捞出，然后将粳米 100 克淘净放入大蒜水中煮粥，待粥成后，把大蒜放入粥中，煮至粥稠即可。每日早晚各 1 次，空腹热食，10~15 天为一疗程，间隔 3~5 天再行第二疗程。可用于下痢赤白黏冻、白多赤少，或纯为白冻、腹痛、里急后重、脘闷纳呆等。

6. 黄连生姜饮：用黄连 50 克、生姜 200 克，同以文火炒至姜脆。取出，把两药分开，各研为末。水泻用姜末，脾泻用黄连末。每服 10 克，空心服，开水送下。此方名“神圣香黄散”，用于治疗细菌性痢疾。

7. 银蒜茶合剂：紫皮大蒜 1000 克，茶叶（普通土茶）1200 克，银花 320 克，生甘草 120 克。将大蒜去皮，用绞肉机绞碎后，加少许凉白开，用纱布挤其汁；茶叶用 2000 毫升沸水浸泡半小时，过滤取汁；甘草、银花加水 1600 毫升，用瓦罐以文火煎煮，浓缩成 800 毫升，以纱布过滤取汁。将以上三液混合，加入适量白糖或红糖及开水，配成 4000 毫升，装瓶待用。每次 20 毫升，一日 3 次，连服 3~7 天，用于治疗细菌性痢疾（湿热痢、寒湿痢）。

8. 灵砂丹：硇砂、丹砂各 12.5 克，研细。另以黄蜡 2.5 克，巴豆仁 21 粒（去膜）同在瓦罐内煮透。到豆色变紫时，取其中 7 粒与硇砂、丹砂共研匀，和熔蜡做成丸子，如绿豆大。每服 3~9 丸，淡姜汤送下。用于治疗各种痢疾。

（三）药膳食疗方

1. 干姜粳米粥：赤石脂 24 克，干姜 6 克，粳米 30 克。赤石脂打碎，与姜同入砂锅中，加水适量，煎取汁 50 毫升，去渣澄清。粳米煮粥，粥成时兑入药汁，煮沸即成。热空腹食之，一次食尽，用于温中养胃，涩肠止泻。

2. 鲫鱼汤：大鲫鱼 1000 克，荜茇、砂仁、陈皮、胡椒、泡辣椒各 10 克，大蒜 2 个。鲫鱼洗净，在鱼腹内装入陈皮、砂仁、荜茇、大蒜、胡椒、泡辣椒，将鲫鱼用油稍煎后，再加入水适量，炖煮成汤，调味即成。用于醒脾暖胃，空腹随量食。

3. 蒜泥马齿：大独蒜 15 克，鲜马齿苋 250 克。食盐、酱油、白糖、黑芝麻、葱白各 5 克，花椒面少许。马齿苋洗净，摘成 5~6 厘米长。用沸水烫透，捞出沥干。将马齿苋装盘中抖散，先加食盐拌匀，再放蒜泥、酱油、白糖、葱花、花椒面、醋调味，最后撒上熟芝麻即可。用于清热解毒，杀菌止痢。佐餐适量食之。

4. 肉桂粥：肉桂 2~3 克，当归 2~3 克，陈皮 3 克，山楂 6 克，粳米 100 克，红糖适量。先将肉桂、当归、陈皮、山楂煎取浓汁，去渣。另煮粳米，待粥成，调入药汁及红糖。用于温阳健脾，散寒止痢。每日 1 剂，分 2 次温服。

5. 大蒜炖肚条：猪肚 100 克，大蒜 150 克。猪肚洗净，蒜头去皮，二物加水适量，煮至猪肚熟烂，将猪肚捞出切成肚条再稍煮加盐调味。用于健脾补虚，解毒止痢。佐餐食用。

五、生活调养

（一）生活习惯

发病后应卧床休息，尤其是发热、中毒症状严重、排便频数、有脱水、酸中毒者。待病情缓解后，可下床活动，逐渐增加活动量。在流行季节，可适当食用生蒜瓣，每次1~3瓣，每日2~3次，或将大蒜瓣放入菜食之中食用。亦可用马齿苋、绿豆适量，煎汤饮用。注意纳凉取暖要适度，尤其夏季更应防止外邪侵入，注意保持心情舒畅、情绪稳定，避免抑郁恼怒、思虑过度等精神刺激。

（二）生活调适

饮食宜忌很重要，一般宜食清淡易消化之食品，忌食荤腥油腻难消化之物。随着病情好转，可逐渐增加饮食，以流质为主，采用少食多餐法。至恢复期，给予半流质或普食。但应忌食生冷瓜果、荤冷油腻或不洁、变质、多渣之品。《千金要方》说：凡痢病患，“所食诸食，皆须大熟烂为佳，亦不得伤饱，此将息之大经也，若将息失所，圣人不救也”。

第十一节　病毒性胃肠炎

病毒性胃肠炎又称病毒性腹泻，是一组由多种病毒引起的急性肠道传染病。临床特点为起病急、恶心、呕吐、腹痛、腹泻，排水样便或稀便，也可有发热及全身不适等症状，病程短，病死率低。各种病毒所致胃肠炎的临床表现基本类似。与急性胃肠炎有关的病毒种类较多，其中较为重要的、研究较多的是轮状病毒等证的范畴，归属于祖国医学“泄泻”“腹痛”“腹胀”。

一、临床特点

起病急、恶心、呕吐、腹痛、腹泻，排水样便或稀便，也可有发热及全身不适等症状，病程短，病死率低。各种病毒所致胃肠炎的临床表现基本类似。

1. 症状。腹泻，水样便或稀便，日数次或数十次，无脓血，有黏液。恶心、呕吐、腹痛，多伴有头痛、发热等上呼吸道感染症状，严重者出现脱水、电解质紊乱及酸中毒。(1) 轮状病毒胃肠炎：A 组轮状病毒主要侵袭婴幼儿，潜伏期 2~3 天。起病较急，突然呕吐，继之腹泻，日十余次至数十次，水样便或黄绿色稀便，无脓血及黏液，有酸臭味。部分患儿伴有上呼吸道感染症状。吐、泻严重者可引起脱水、电解质紊乱和酸中毒。病程 3~7 天，少数可达两周。B 组轮状病毒可感染任何年龄的人，但多为青壮年，潜伏期 3 天左右。突然出现严重的腹泻，日数次到数十次，水样便，无脓血及黏液。病程 5~6 天，少数持续两周。C 组轮状病毒主要侵袭儿童，症状以腹泻为主。(2) 诺沃克样病毒胃肠炎：潜伏期 24~28 小时（或 4~77 小时）。成年人起病多为突然腹泻、腹痛，可有恶心、呕吐。腹泻为水样便或黄稀便，日数次至数十次。腹痛有时可呈剧烈绞痛。同时伴有食欲减退、全身乏力、头痛和低热。儿童则可首先出现呕吐，吐物为水样物，后出现腹泻。婴儿发病者少。病程 1~3 天。(3) 肠腺病毒胃肠炎：潜伏期 7 天（或 3~10 天）。腹泻日数次至数十次，为稀水样便，2/3 以上患儿伴有呕吐。发热者 2/5 在 38℃ 以上。发热持续 2~3 天，腹泻则持续 1~2 周，平均 8~9 天，少数患儿可持续 3~4 周。不少患儿可同时出现鼻炎、咽炎、气管炎等上呼吸道症状，3%~6% 的患儿可出现肺炎改变。(4) 嵌杯状病毒胃肠炎：潜伏期 1~3 天。腹泻和呕吐为主要症状。儿童以呕吐为主要症状，故有冬季呕吐的报道。可伴有恶心、腹痛等。成年人主要症状为腹泻，水样便，也可有恶心、呕吐和腹痛，少数人还有头痛和全身不适等。病程 3~5 天。(5) 星状病毒胃肠炎：潜伏期 24~36 小时。主要症状为腹泻，稀水样便。可伴有呕吐、恶心、腹痛等。病情较轻。病程 1~4 天。

2. 体征。腹胀，有压痛，肠鸣音亢进。

二、诊断要点

1. 有消化道疾病流行史，有相互接触史。

2. 大便为水样或稀便，呕吐，恶心，或发热。

3. 多伴有不同程度脱水及代谢性酸中毒。

4. 血常规白细胞总数正常或稍高。粪便常规镜检无红细胞、白细胞及脓细胞。

三、西医治疗

尚无特效抗病毒药物用于临床，应以对症治疗为主。

1. 一般状态好转，中毒症状消失，但腹泻不止者可用鞣酸蛋白 0.1~0.3 克/次，次碳酸铋 0.6~0.6 克/次，每日 3 次。思密达小儿 1/2~1 包/次，成人 2 包/次，每日 3 次，口服。鞣酸蛋白酵日散小儿 1~2 包/次，成人 3 包/次，每日 3 次，口服。

2. 腹痛严重者，可给予肠痛水小儿 0.5~1 毫升/（千克·天）成人 30 毫升/次。

3. 伴消化不良者，给予妈咪爱冲剂 1 包，或爱儿 A 颗粒 1 包，每日 3 次口服。根据脱水程度、电解质及酸碱平衡紊乱的情况综合考虑给予处理。(1) 轻症者口服补液盐。(2) 脱水严重者需静脉补液，同时纠正酸中毒和电解质紊乱，特别注意补钾。（3）尽快使病人脱离酸中毒，严重脱水及电解质紊乱的状态，可降低死亡率。（4）纠正电解质紊乱及代谢性酸中毒：①纠正低血钾：重症腹泻常在补液后出现低钾，故应注意补钾。②补钙和镁：有佝偻病及营养不良的小儿在纠正酸中毒后易有惊厥，可给 10% 葡萄糖酸钙 10 毫升，静滴或推入，可重复 1~2 次。如抽风不止或血镁低，可给 25% 硫酸镁，每次 0.2 毫升/千克，肌肉注射，1 日 2~3 次，至抽风停止。③纠正代谢性酸中毒：一般经过上述补液后，肾功能改善，酸中毒即可纠正。但如酸中毒严重，则应使用碱性药物。一般主张 pH 值<7.30 时即补碱性液。

四、中医治疗

（一）辨证施治

1. 寒湿犯胃证。临床表现为腹泻急则如水样，起病较急，突然呕吐，腹痛肠鸣，脘闷食少，苔白腻，脉濡缓。治以芳香化湿、解表散寒，方以轻证用平胃散（苍术、厚朴、陈皮、甘草）。重证用胃苓汤（桂枝、苍术、白术、茯苓、猪苓、泽泻、厚朴、陈皮、甘草）。兼风寒表证用藿香正气散加减（紫苏、白芷、藿香、厚朴、大腹皮、姜半夏、陈皮、茯苓、白术）。表寒重者加荆芥、防风。

2. 湿热蕴结证。临床表现为泄泻腹痛，泻下急迫，或泻而不爽，粪色黄褐或绿，气味臭秽，肛门灼热，食入即吐，呕吐酸臭，烦热口渴，小便短黄，苔黄腻，脉滑数或濡数。治以清热利湿，方以葛根芩连汤加减（葛根、黄芩、黄连、甘草）。偏湿重者加薏苡仁、厚朴；挟食滞者加神曲、山楂、麦芽；如有发热、头痛、脉浮等风热表证，上方加银花、连翘、薄荷等。如在长夏之间，证见发热头重，烦渴自汗，小便短赤，脉濡数等，是暑湿入侵，表里同病，用新加香薷饮合六一散以解暑清热，利湿止泻。

3. 食滞肠胃证。临床表现为腹痛肠鸣，泻下粪便臭如败卵，泻后痛减，伴有不消化之物，脘腹痞满，常伴呕吐酸腐、恶心，嗳腐酸臭，不思饮食，舌苔垢浊或厚腻，脉滑。治以消食导滞，方以保和丸为主方（神曲、山楂、莱菔子、陈皮、半夏、茯苓、连翘）。如食滞重加大黄、枳实。

4. 肝气乘脾证。临床表现为平时多有胸胁胀闷，嗳气食少，每因抑郁恼怒或情绪紧张之时，发生腹痛泄泻，舌淡红，脉弦。治以抑肝扶脾，方以痛泻要方为主方（白术、白芍、陈皮、防风）。如水泻者加炒升麻以升脾止泻。

5. 脾胃虚弱证。临床表现为大便时溏时泻，水谷不化，稍进油腻之物，则大便次数增多，干呕，呕吐物不消化，臭味不大，或吐清稀痰涎，饮食减少，脘腹胀闷不舒，面色萎黄，肢倦乏力，舌淡苔白，脉细弱。治以健脾益气，方以参苓白术散为主方（人参、白术、茯苓、甘草、砂仁、陈皮、桔梗、扁豆、莲子肉、薏苡仁、淮山药）。若脾阳虚衰，阴寒内盛，亦可用附子理中汤；若久泻不愈，中气下陷，而兼有脱肛者，可用补中益气汤，并重用黄芪、升麻、党参等。

6. 肾阳虚衰证。临床表现为黎明之前，腹部作痛，肠鸣即泻，泻后则安，舌淡苔白，脉沉细。治以温补脾肾、固涩止泻，方以理中汤合四神丸（补骨脂、肉豆蔻、吴茱萸、五味子）。如年老体衰，久泻不止，中气下陷，宜加黄芪、诃子肉、赤石脂等。

（二）单方验方

1. 泽苓保赤饮：泽泻、猪苓、诃子、生姜、大枣、砂仁、白术、山药、扁豆、苍术。治疗秋季腹泻 81 例，效果良好。（田国桢方）

2. 五味秋泻饮：土茯苓、白术、葛根、鸡内金、藿香。治疗秋季腹泻 50 例，痊愈 48 例。（袁立萍方）

3. 番石榴叶：将新鲜番石榴叶 1000 克洗净后放入锅中，加水浸过锅面，煎至 4~5 小时倾去药渣，再浓缩为 1000 毫升，加入 0.1% 苯甲酸钠防腐剂，调入白糖即成。成人量 1 次 10~30 毫升，1 日 3 次，患儿用量酌减。

4. 苍苓止泻口服液：由河南省中医研究院赵宪法教授研制，主要由苍术、茯苓、金银花、马鞭草、柴胡、黄芩、葛根、金樱子、青木香、槟榔、甘草等组成，具有健脾除湿、解毒止泻的功效。

5. 胃苓汤：苍术、厚朴、陈皮、甘草、茯苓、桂枝、泽泻、猪苓为主方，吐泻亡阳加干姜、附子；吐泻伤津加扁豆、僵蚕、木瓜、丝瓜络；头痛加菊花、薄荷；兼吐者加半夏、生姜。胃苓汤为治疗湿泻之要方。

6. 藿香、紫苏、黄连、木香、茯苓、猪苓、厚朴、橘皮、焦三仙等，治疗秋季腹泻。

7. 久泻不止，罂粟壳蜜炙、厚朴姜制各120克，为细末。每服3克，米炊下，忌生冷。

注意饮食卫生。隔离病人，加强消毒，病房内的桌椅、生活用具可用1：1000~3：1000的过氧乙酸溶液消毒。患儿尿布须高温消毒。对感染动物尤其是患病的幼狗、猫等，也应该加强管理和治疗。

病室内空气宜新鲜，通风，保持适当室内温度，并由专人管理。尤其是轮状病毒性胃肠炎，因其水样便、量多，易引起脱水、电解质紊乱、尿量变化，病人不宜长时间禁食，应给予清淡、富有营养的饮食。

（三）药膳食疗方

1. 鲫鱼羹：荜茇10克，缩砂仁10克，陈皮10克，大鲫鱼1000克，大蒜2头，胡椒10克，葱、食盐、酱油、泡辣椒、菜油各适量。将鲫鱼去鳞、鳃和内脏，洗净；在鲫鱼腹内装入陈皮、缩砂仁、荜茇、大蒜、胡椒、泡辣椒、葱、食盐、酱油备用。在锅内放入菜油烧开，将鲫鱼放入锅内煎熟，再加入水适量，炖煮成羹即成。空腹食之。本方有醒脾暖胃之功，适用于脾胃虚寒之慢性腹泻、慢性痢疾等症。

2. 姜糖饮：鲜姜15克或干姜6克，红糖30克。姜打碎或切细，加入红糖，用开水冲1碗温服。每日1~2次，泻止为度。本方有温中祛寒、解痛止泻之功效，适于腹部受寒或过食生冷而致大便溏泻、臭味不堪、腹痛喜温的寒泻者。

3. 马齿苋汤：鲜马齿苋250克（或干品60克）。洗净，水煎，分数次饮服。每日1剂，连饮3~7天。本方有清热祛湿、解毒止泄作用，适于肠道感染所致的发热、腹痛、口渴、腹泻等。

4. 藿香粥：干藿香15克，粳米30克。藿香研细末。粳米淘净，加水烧至米粒开花时调入藿香末，文火煮成稀粥。每日1剂，调味分次服食，连食3天。本方有健脾化湿之功效，适于轻度急性肠炎腹痛、腹泻者及中度肠炎腹泻已减轻者。

5. 韭菜汁：连根韭菜适量。洗净，绞取汁。每次 30 毫升，每日 2 次，开水冲服，连服 2~3 天。本方有抑菌解毒、温中行气之功效，适于畏寒、口不渴、苔白腻属寒湿内盛而腹痛较著、腹泻较轻的急性肠炎。

6. 扁豆山药羹：炒扁豆、淮山药各 60 克。洗净，加水适量，煮成羹状，加适量糖服食。每日 1 剂，连食数日，直至病愈。本方有健脾益气、化湿止泻之功效，适于暑天脾胃虚弱、食欲不振、时时腹泻者，也可用于急性肠道感染恢复期，纳少乏力、时有便溏者。

7. 八珍糕：薏苡仁、芡实、扁豆、莲子、山药各 90 克，党参、茯苓各 60 克，白术 30 克，白糖 240 克。共研细末，同白米粉适量混匀，加水和匀，蒸熟为糕。可随意食之。若切块，烘干后可储存，平素常食。本方具有益气、健脾、渗湿之功效。适用于慢性肠炎属脾虚泄泻者。

8. 青蒿绿豆粥：青蒿 5 克，西瓜翠衣 60 克，鲜荷叶适量，绿豆 30 克，赤茯苓 12 克。将青蒿（或绞汁）、西瓜翠衣、赤茯苓入锅内煮沸取汁，绿豆、荷叶共煮为稀粥，粥成后去荷叶，加入药汁，再沸即成。日服 2 次，连续服 1 周。本方具有清热解毒、利湿止泻之功效。

五、生活调养

（一）生活习惯

预防诺如病毒性腹泻最好的办法是勤洗手，喝开水，不喝生水；不吃生或半生的贝壳类水产品及不洁食品；蔬菜水果应彻底清洗或去皮食用。天气炎热时，食品易因贮存不当而变质，但食品加热至 85℃左右即可杀死诺如病毒，故食用烧熟煮透食品尤其重要。建议在家做饭注意生熟分开，一旦发生腹泻和呕吐，应立即到医院就诊。

（二）生活调适

腹泻时可控制饮食，禁食牛奶、肥腻或渣多的食物，给予清淡、易消化的半流质食物，如米粥、碎面汤、菜粥等。对于肠蠕动过快引发的腹泻，如肠易激综合征、过敏性肠炎、着凉等引起的腹泻，饮食上应注意避免敏感食物及产气食品，如奶制品、卷心菜、豆类、含气饮料、洋葱等的摄入。严重腹泻患者因体内水分丢失较多，宜增加流质饮食的摄入，如藕粉、菜汁、果汁、鸡蛋汤、软面和稀粥等。这些流质饮食易于消化吸收，并含有人体所需的大量电解质。

第三章　常用药物

第一节　常用中成药

1. 小柴胡颗粒

性状：本品为黄色至棕褐色的颗粒，味甜；或为棕黄色的颗粒，味淡、微辛。

成分：柴胡、黄芩、党参、姜半夏、甘草、生姜、大枣。

功能主治：解表散热，疏肝和胃。用于寒热往来，胸胁苦满，心烦喜吐，口苦咽干。

用法用量：开水冲服，2~4 克/次，一日 3 次。

药性分析：方中柴胡疏邪透表，使半表之邪得从外宣，黄芩清热，使半里之邪得从内彻；半夏开结痰，降浊气以止呕；人参补气扶正，甘草和中；更加姜、枣以助少阳生发之气，使邪不内传。

禁忌：本品勿用于非小柴胡汤证。孕妇慎用。对本品过敏者禁用，过敏体质者慎用。

2. 麻仁润肠丸

性状：本品为黄褐色的大蜜丸；气微香，味苦，微甘。

成分：火麻仁、苦杏仁、大黄、木香、陈皮、白芍。

功能主治：润肠通便。用于肠胃热炽之胸腹胀满，大便秘结。

用法用量：温开水送服。6~12 克/次，2 次/日。

药性分析：方中以质润多脂之火麻仁润肠通便，为主药；辅以杏仁降气润肠，白芍养阴濡坚；佐以木香、陈皮行肠胃气滞，大黄泻热通便；使以蜂蜜润燥滑肠。诸药合用为丸，共具润肠、通便、缓下之功。

禁忌：孕妇忌服。月经期慎用。年轻力壮者便秘慎用。严重器质性病变引起的排便困难，如结肠癌、严重的肠道憩室、肠梗阻及炎症性肠病者忌用。

3. 苦黄注射液

性状：本品为橙红色至棕红色的澄明液体。

成分：苦参、大黄、大青叶、茵陈、柴胡。

功能主治：清热利湿，疏肝退黄。用于湿热黄疸，也用于因湿热内蕴引起的黄疸型病毒性肝炎。

用法用量：静脉滴注。40~60 毫升加入 10% 葡萄糖溶液静滴。两周为一疗程，必要时可延长给药时间。

不良反应：

（1）用药期间个别患者出现轻度消化道症状；

（2）个别患者可见过敏性休克、急性喉水肿、药疹、药物热等过敏反应。

禁忌：

（1）过敏体质者禁用；

（2）严重心、肾功能不全者慎用。

药理毒理：本品经大白鼠利胆实验表明，有促进胆汁分泌和增加胆红素排量的作用；对小鼠机体的免疫功能有调节作用。

4. 复方黄连素片

性状：本品为糖衣片，除去包衣后显棕黄色至棕褐色；味苦、微辛。

成分：盐酸小檗碱、木香、白芍、吴茱萸。

功能主治：清热燥湿，行气止痛，止痢止泻。用于大肠湿热之齿白下痢、里急后重或暴注下泻、肛门灼热。

用法用量：口服。3~4 片/次（每片含盐酸小檗碱 30 毫克），2~3 次/日。

药性分析：方中盐酸小檗碱为主药，是治疗痢疾的有效药，辅以木香、白芍行气止痛，缓解脐周胀痛及痢疾里急后重；佐以吴茱萸温中散寒，并制黄连之苦寒。诸药合用，有清肠热、行气缓急、止痛止泻之功效。

药品禁忌：

（1）饮食宜清淡，服药期间忌酒、生冷、辛辣食物。

（2）葡萄糖-6-磷酸脱氢酶缺乏的儿童禁用。

注意事项：本品是中西复方制剂，鉴于尚无充分的临床研究数据证实本复方制剂可以减低或消除其中化学药品的不良反应或其他应当注意的事项，故在此罗列口服所含化学药品的相关内容，以提示医患在使用本品时予以关注。本药含有盐酸小檗碱，盐酸小檗碱属于抗菌药，单用时日服剂量一般不得超过0.3~0.9克。

5. 香连丸

性状：本品为淡黄色至黄褐色的水丸；气微，味苦。

成分：黄连（吴茱萸制）、木香。

功能主治：清热燥湿，行气止痛。用于湿热痢疾，里急后重，腹痛泄泻，菌痢，肠炎。

用法用量：口服，3~6克/次，每日2~3次，小儿酌量。

药性分析：方中黄连清热燥湿，泻火解毒；木香辛行苦降，善行大肠之滞气，与黄连相伍加强行气止痛之功。

禁忌：孕妇慎用。忌食辛辣、油腻食物。

6. 黄芪健中丸

成分：黄芪、肉桂、白芍、炙甘草、大枣。

功能主治：补气散寒，健胃止痛。用于中气不足之胃脘疼痛、畏寒腹痛、身体衰弱。

用法用量：口服。9克/次，2次/日。

禁忌：孕妇、糖尿病患者禁用。

7. 理中丸

成分：党参、白术（土炒）、甘草（蜜炙）、炮姜。

功能主治：温中散寒，健胃。用于脾胃虚寒之呕吐泄泻、胸满腹痛、消化不良。

用法用量：口服。大蜜丸1丸（9克/丸），2次/日。

禁忌：泄泻时腹部热胀痛者忌服。忌食生冷、辛辣、油腻之物。感冒发热者慎用。孕妇慎用。过敏体质者慎用。

8. 小健中颗粒

性状：本品为浅棕色至棕黄色的颗粒；气香，味甜。

成分：白芍、大枣、桂枝、甘草、生姜等。

功能主治：温中补虚，缓急止痛。用于脾胃虚寒之脘腹疼痛、喜温喜按、嘈杂吞酸、食少心悸，以及腹泻与便秘交替症状的慢性结肠炎，胃、十二指肠溃疡等。

用法用量：开水冲服。5克/次，2次/日。

禁忌：孕妇忌用。忌食生冷、油腻及不易消化的食物。脾胃阴虚、肝肾阴虚、外感风热表证未清、脾胃湿热或有明显为肠道出血症状者不宜服用。糖尿病患者慎用。

9. 香砂六君丸

性状：本品为棕色的浓缩丸；气微香，味微甜、辛。

成分：木香、砂仁、党参、白术、茯苓、甘草、陈皮、半夏。

功能主治：益气，健脾，和胃。用于脾虚气滞之消化不良、嗳气食少、脘腹胀满、大便溏泄。

用法用量：口服。6~9克/次，2~3次/日。

禁忌：孕妇忌用。忌食生冷、油腻及不易消化的食物。不适用于口干、舌少津、大便干者。不适用于急性胃肠炎。

10. 人参健脾丸

性状：本品为棕褐色至棕黑色的水蜜丸或大蜜丸；气香，味甜、微苦。

成分：人参、白术、茯苓、山药、陈皮、木香、砂仁、黄芪、当归、酸枣仁、远志。

功能主治：健脾益气，和胃止泻。用于脾胃虚弱引起的饮食不化、胃中嘈杂、恶心呕吐、腹痛便溏、不思饮食、体弱倦息。

用法用量：口服。大蜜丸12克/次，水蜜丸8克/次，2次/日。

药性分析：方中人参、茯苓、白术、黄芪益气健脾；山药、陈皮、砂仁健脾和胃；木香理气健脾，调理中焦气机；酸枣仁、远志安神定志；当归活血养血。诸药共奏健脾益气、和胃止泻之功。

禁忌：宜饭前服用或进食同时服用。不宜同时服用藜芦、五灵脂、皂荚或其制剂。不宜喝茶和吃萝卜以免影响药效。不宜和感冒类药同时服用。

11. 归脾丸

性状：本品为深棕色的浓缩丸；味微酸，稍苦。

成分：党参、白术、茯苓、木香、黄芪、甘草、当归、酸枣仁、龙眼肉、远志、大枣。

功能主治：益气健脾，养血安神。用于心脾两虚之气短心悸、肢倦乏力、食欲不振、崩漏便血、头昏头晕、失眠多梦。

用法用量：温开水或生姜汤送服。水蜜丸 6 克/次，小蜜丸 9 克/次，大蜜丸 9 克/次，3 次/日。

药性分析：方中党参、黄芪、白术、甘草益气补脾以统血摄血；龙眼肉、酸枣仁、茯苓养血补心以安神定志；更用木香行气助运，以防补药腻滞碍胃。诸药配伍，共成健脾养心、气血双补之剂。

现代应用：大量临床研究证实，该药用途广泛，除用于治疗心律失常、房性早搏、冠心病、低血压、功能性子宫出血、内痔便血、血小板减少性紫癜等证属心脾两虚，气血不足者，也可用于治疗喘证、泄泻、内伤发热、胃溃疡出血、上消化道出血、胃及十二指肠出血、乙型肝炎、肝炎伴血小板减少、慢性结肠炎、术后气血俱虚引起的夜间持续性抖动症、间脑综合征、癔病、脑震荡、脑外伤综合征、椎管内麻醉后并发头晕头痛、多发性神经炎、梅尼埃综合征等，另外亦见有用该药加减治疗巨幼红细胞贫血、再生障碍性贫血、霍奇金病、闭经、阳痿、男子早泄不育症、口舌生疮、输卵管结扎后出现伤口血肿、红斑狼疮、引产后乳衄及不孕症等报道。

12. 四神片

性状：本品为棕褐色片；味酸、辛。

成分：肉豆蔻（制）、吴茱萸、补骨脂、五味子、干姜、大枣（去核）。

功能主治：助肾散寒，止泻消胀。用于肾阳不足之肠鸣腹胀、五更泄泻、食物不化、久泻不止、面黄体弱。

用法用量：口服。4 片/次，2 次/日。

禁忌：湿热泄泻、腹痛禁用。忌生冷、油腻食物。

13. 十灰散

成分：大蓟炭、小蓟炭、牡丹皮炭、侧柏叶炭、灸黄炭等。

功能主治：凉血止血。用于吐血、咳血、便血、血崩及一切血出不止热证者。

用法用量：口服。6~9 克/次，1~3 次/日。用藕汁或萝卜汁或温开水于饭后冲服，亦可外用如吹鼻止衄，外敷倒上止血。

禁忌：忌烟、酒、辛辣食物。若出血属于虚寒者忌用。

14. 越鞠丸

成分：香附、川芎、栀子、苍术、神曲。

功能主治：理气解郁，宽中除满。用于胸脘痞闷、腹中胀满、饮食停滞、嗳气吞酸。

用法用量：口服。每100丸重6克。成人服6克/次，2次/日。7岁以内儿童每次服成人1/2量，3~7岁每次服1/3量，2次/日。

药性分析：方中香附行气，开气郁；苍术燥湿，解湿郁；川芎活血，调血郁；栀子清热，除火郁；神曲消食，去食郁。五药多能行气，气畅则诸郁自解。

注意事项：虚证郁滞者不宜单独使用本品。

15. 气滞胃痛颗粒

性状：本品为淡棕色至棕黄色颗粒；具特异香气，味甜、微苦辛。

成分：柴胡、枳壳、白芍、甘草、香附、延胡索。

功能主治：舒肝和胃，止痛消胀。用于肝郁气滞之胸痞胀满、胃脘疼痛等。

用法用量：口服。每袋重10克，1袋/次，2~3次/日。开水冲化服。

药性分析：方中延胡索、枳壳、香附行气；柴胡疏肝解郁；白芍、炙甘草缓急止痛，炙甘草兼能补中益气。诸药共奏疏肝理气、和胃止痛之功。

注意事项：忌气怒，忌食辛辣食物。孕妇慎服。

16. 胃苏颗粒

性状：本品为淡棕色至棕褐色颗粒，味苦。

成分：柴苏梗、香附、陈皮、佛手等。

功能主治：理气通降，和胃，消胀止痛。用于气滞性胃脘痛，症见胃脘胀痛、窜及两肋、得嗳气或矢气则舒、情绪郁闷则发作或加重、胸闷食少、排便不畅、舌苔薄白、脉弦等。也用于慢性胃炎及消化性溃疡见上述证候者。

用法用量：口服。含糖型每袋15克，无糖型每袋5克。1袋/次，3次/日，15天为一疗程。

不良反应：偶有口干、嘈杂，多能自行耐受而消失。

注意事项：孕妇忌用。糖尿病患者不宜服用含糖型。

17. 元胡止痛颗粒

成分：延胡索、白芷。

功能主治：理气、活血、止痛。用于气滞血瘀所致的胃痛、胁痛、头痛及月经痛等。

用法用量：开水冲服。1袋/次（5克/次），3次/日。

不良反应：偶有恶心、眩晕、乏力，但过量可出现呼吸抑制、帕金森综合征等表现。

注意事项：忌食生冷食物。不宜用于虚证痛经。如出现过敏症状应停药。对本品过敏者禁用。易过敏者慎用。

18. 三九胃泰颗粒

性状：本品为棕色至深棕色颗粒；味甜、微苦。

成分：三桠苦、九里香、白芍、生地、木香等。

功能主治：消炎止痛，行气健胃。用于浅表性胃炎、糜烂性胃炎。

用法用量：开水冲服。每袋2.5克，1袋/次，2次/日。15天为一疗程。

注意事项：忌食辛辣、油炸、过酸食物及酒类等刺激性食品。忌情绪激动或生闷气。服本品初现疗效后，不宜立即停药，建议再服3~4个疗程以巩固疗效。胃寒患者慎用。

19. 胃康灵胶囊

性状：本品为硬胶囊，内容物为淡黄色至棕褐色的粉末；味甘。

成分：白芍、白芨、三七、甘草、茯苓、延胡索、海螵蛸、颠茄浸膏。

功能主治：柔肝和胃，散瘀止血，缓急止痛，去腐生新。用于急慢性胃炎、胃溃疡、糜烂性胃炎、十二指肠溃疡及胃出血等。

用法用量：口服，4粒/次（0.4克/粒），一日3次；饭后服用。

药性分析：方中白芍为君，柔肝和胃，缓急止痛。白芨收敛止血，消肿生肌；三七化瘀止血；甘草调和诸药，又合芍药以缓急止痛；茯苓健脾；延胡索活血，行气止痛；海螵蛸制酸止痛；颠茄浸膏解痉止痛，抑制胃酸分泌。全方共奏柔肝和胃、散瘀止血、缓急止痛、去腐生新之功。

不良反应：常见口干、便秘、出汗减少、口鼻咽喉及皮肤干燥、视力模糊、排尿困难（老人）。

药品禁忌：

（1）前列腺肥大、青光眼患者禁用。

（2）哺乳期妇女禁用。

注意事项：忌食辛辣、生冷、油腻及不易消化的食物。忌情绪激动或生闷气。胃阴虚者不宜用。

20. 枳术丸

性状：本品为褐色的水丸；气微香，味微苦。

成分：枳实、白术。

功能主治：健脾消食，行气化湿。用于脾胃虚弱之食少不化、脘腹痞满。

用法用量：温开水送服。6 克/次（12 克/袋），2 次/日。小儿量酌减。

注意事项：忌食生冷及刺激性食物。

21. 参芪扶正注射液

性状：本品为黄色的澄明液体。

成分：党参、黄芪。

功能主治：益气扶正。用于气虚之肺癌、胃癌的辅助疗效。与化疗合用有助于提高疗效、提高血象。提高气虚患者免疫功能、改善气虚症状及生存质量。

用法用量：

（1）肿瘤：放化疗的联合用药可在化疗前 3 天使用，以后与化疗药物同步使用。每日 1 瓶，静脉滴注，疗程同放、化疗周期。

（2）心、脑血管疾病：主要用于心绞痛、心肌梗死、脑血管梗死等气虚患者。一般每日 1 瓶，静脉滴注，7~10 天为一疗程，气虚程度明显者可每日 2 瓶。

（3）年老体弱、病后体虚、月经失调、产后的气虚证。视气虚程度而定，一般每日 1 瓶，静脉滴注，3~7 瓶为一疗程。

不良反应：非气虚证患者用药后可能发生轻度出血。少数可能出现低热、口腔炎、嗜睡。

注意事项：有内热者忌用，以免助热动血。有出血倾向者慎用。本品不得与化疗药混合使用。有特异性过敏体质者慎用。

22. 贞芪扶正胶囊

性状：本品为胶囊剂，内容物为深褐色颗粒；味酸、微苦。

成分：女贞子、黄芪等。

功能主治：补气养阴。用于久病虚损、气阴不足诸证。如头晕目眩、腰膝酸软、须发早白、潮热盗汗等。可配合肿瘤的手术治疗、放射治疗、化学治疗，有促进正常功能恢复的作用。

用法用量：口服。6 粒/次（0.4 克/粒），2 次/日。

23. 木香顺气丸

性状：本品为棕褐色的水丸；气香，味苦。

成分：木香、砂仁、香附（醋制）、槟榔、甘草、陈皮、厚朴（制）、枳壳（炒）、苍术（炒）、青皮（炒）。

功能主治：行气化湿，健脾和胃。用于湿浊中阻、脾胃不和所致的胸膈痞闷、脘腹胀痛、呕吐恶心、嗳气纳呆。

用法用量：口服。一次 6~9 克，一日 2~3 次。

不良反应：尚不明确。

24. 补中益气丸（浓缩丸）

性状：本品为棕黑色的浓缩丸；味微甜、辛。

成分：黄芪（蜜炙）、党参、甘草（蜜炙）、白术（炒）、当归、升麻、柴胡、陈皮、生姜、大枣。

功能主治：补中益气。用于体倦乏力，内脏下垂。

用法用量：口服，一次 8~10 丸，一日 3 次。

不良反应：尚不明确。

25. 香砂养胃丸（浓缩丸）

性状：本品为亮黑色的浓缩丸；气微，味辛，微苦。

成分：木香、砂仁、白术、陈皮、茯苓、半夏（制）、香附（醋制）、枳实（炒）、豆蔻（去壳）、厚朴（姜制）、广藿香、甘草、生姜、大枣。辅料为饴糖。

功能主治：温中和胃。用于不思饮食，胃脘满闷或泛吐酸水。

用法用量：口服，一次 8 丸，一日 3 次。

不良反应：尚不明确。

26. 附子理中丸（浓缩丸）

性状：本品为棕黑色的浓缩丸；气微，味微甜而辛辣。

成分：附子（制）、党参、白术（炒）、干姜、甘草。辅料为淀粉。

功能主治：温中健脾。用于脘腹冷，肢冷便溏。

用法用量：口服。一次 8~12 丸，一日 3 次。

不良反应：尚不明确。

27. 保和丸（水丸）

性状：本品为棕色至褐色的水丸；气微香，味微酸、涩、甜。

成分：山楂（焦）、茯苓、半夏（制）、六神曲（炒）、莱菔子（炒）、陈皮、麦芽（炒）、连翘。

功能主治：消食，导滞，和胃。用于食积停滞，脘腹胀满，嗳腐吞酸，不欲饮食。

用法用量：口服。一次 6~9 克，一日 2 次。

不良反应：尚不明确。

28. 逍遥丸（浓缩丸）

性状：本品为亮黑色的浓缩丸；气微，味甜、辛，而后苦。

成分：柴胡、当归、白芍、白术（炒）、茯苓、薄荷、生姜、甘草（蜜炙）。辅料为饴糖。

功能主治：疏肝健脾，养血调经。用于肝气不舒，胸胁胀痛，头晕目眩，食欲减退，月经不调。

用法用量：口服，一次 8 丸，一日 3 次。

不良反应：尚不明确。

29. 丹栀逍遥丸

性状：本品为白色的水丸；气清香，味微苦、辛。

成分：柴胡（醋制）、香附（醋制）、香橼、槟榔、牵牛子（炒）、青皮

（醋炒）、陈皮、枳壳、厚朴（姜制）、檀香、豆浆、延胡索（醋炒）、白芍（麸炒）、鸡内金（炒）、五灵脂（醋制）。辅料为滑石粉、桃胶、醋、干姜、麸皮。

功能主治：疏肝开郁，导滞和中。用于肝胃不和引起的胃脘胀痛，胸胁满闷，呕吐吞酸，腹胀便秘。

用法用量：口服，一次3~6克，一日3次。

不良反应：尚不明确。

禁忌：孕妇禁用。

30. 参苓白术颗粒

性状：本品为淡棕黄色至棕褐色的颗粒；味甜，微苦。

成分：人参、茯苓、白术（炒）、山药、白扁豆（炒）、莲子、薏苡仁（炒）、砂仁、桔梗、甘草。辅料为糊精、蔗糖。

功能主治：健脾、益气。用于体倦乏力，食少便溏。

用法用量：开水冲服，一次1袋，一日3次。

不良反应：尚不明确。

31. 安胃疡胶囊

性状：本品为胶囊剂，内容物为黄色或黄棕色至棕褐色的粉末或颗粒；无臭，味微苦、涩，几乎无甜味。

成分：甘草黄酮类化合物。辅料为淀粉。

功能主治：补中益气，解毒生肌。主治胃及十二指肠球部溃疡。对虚寒型和气滞型患者有较好的疗效，并可用于溃疡愈合后的维持治疗。

用法用量：口服。一次2粒，一日4次（三餐后和睡前）。

不良反应：尚不明确。

32. 四磨汤口服液

性状：本品为棕黄色至棕色的澄清液体；气芳香，味甜、微苦。

成分：木香、枳壳、槟榔、乌药。

功能主治：顺气降逆，消积止痛。用于婴幼儿乳食内滞证，症见腹胀、腹痛、啼哭不安、厌食纳差、腹泻或便秘；中老年气滞、食积证，症见脘腹胀满、腹痛、便秘；腹部手术后促进肠胃功能的恢复。

用法用量：口服，成人一次20毫升，一日3次，疗程一周；新生儿一次3~5毫升，一日3次，疗程2天；幼儿一次10毫升，一日3次，疗程3~5天。

不良反应：尚不明确。

禁忌：孕妇、肠梗阻、肠道肿瘤、消化道术后禁用。

33. 麻仁润肠丸

性状：本品为黄褐色的水蜜丸；气微香，味苦、微甘。

成分：火麻仁、炒苦杏仁、大黄、木香、陈皮、白芍。辅料为赋形剂蜂蜜。

功能主治：润肠通便。用于肠胃积热，胸腹胀满，大便秘结。

用法用量：口服。一次1~2丸，一日2次。

不良反应：尚不明确。

禁忌：孕妇禁用。

34. 健胃消食片

性状：本品为浅棕黄色的薄膜衣异形片，除去包衣后显浅棕黄色；气微香，味微甜、酸。

成分：太子参、陈皮、山药、炒麦芽、山楂。辅料为蔗糖、糊精、包衣粉。

功能主治：健胃消食。用于脾胃虚弱所致的食积，症见不思饮食、嗳腐酸臭、脘腹胀满；消化不良见上述证候者。

用法用量：口服，可以咀嚼，一次3片，一日3次。小儿酌减。

不良反应：尚不明确。

35. 归脾丸（浓缩丸）

性状：本品为棕色的浓缩丸；味甘而后微苦。

成分：党参、白术（炒）、炙甘草、炙黄芪、茯苓、远志（制）、酸枣仁（炒）、龙眼肉、当归、木香、大枣（去核）。

功能主治：益气健脾，养血安神。用于心脾两虚，气短心悸，失眠多梦，头昏头晕，肢倦乏力，食欲不振。

用法用量：口服，一次8~10丸，一日3次。

不良反应：尚不明确。

36. 补脾益肠丸

性状：本品为黑色的包衣水蜜丸；断面可见两层，外层为棕褐色至黑褐色，内层为黄棕色至红棕色；气香，味甘辛、微苦。

成分：外层为黄芪、党参（米炒）、砂仁、白芍、当归（土炒）、白术（土炒）、肉桂；内层为醋延胡索、荔枝核、炮姜、炙甘草、防风、木香、盐补骨脂、煅赤石脂。辅料为聚丙烯酸树脂Ⅱ、炼蜜、滑石粉、蓖麻油、乙醇、淀粉、药用炭、虫白蜡、单糖浆。

功能主治：益气养血，温阳行气，涩肠止泻。用于脾虚气滞所致的泄泻，症见腹胀疼痛、肠鸣泄泻。

用法用量：口服。一次 6 克，一日 3 次。儿童酌减。

不良反应：尚不明确。

禁忌：孕妇禁用。泄泻时腹部热胀痛者忌服。

37. 藿香正气软胶囊

性状：本品为软胶囊，内容物为棕褐色的膏状物；气芳香，味辛、苦。

成分：苍术、陈皮、厚朴（姜制）、白芷、茯苓、大腹皮、生半夏、甘草浸膏、广藿香油、紫苏叶油。辅料为明胶、甘油巧克力棕、苋菜红、精制玉米油、大豆磷脂、蜂蜡。

功能主治：解表化湿，理气和中。用于外感风寒、内伤湿滞或夏伤暑湿所致的感冒，症见头痛昏重、胸膈痞闷、脘腹胀痛、呕吐泄泻；胃肠型感冒见上述证候者。

用法用量：口服。一次 2~4 粒，一日 2 次。

不良反应：尚不明确。

38. 扶正润肠通便口服液

性状：本品为棕黄色至棕色的澄清液体；气芳香，味甜、微苦。

组成：炙黄芪、太子参、肉苁蓉、地黄、麦冬、火麻仁、黑芝麻、生白芍、甘草等。

功能主治：益气养阴、健脾滋肾、润肠通便。用于气阴两虚，脾肾不足，大肠失于濡润而致的虚症便秘。

用法用量：口服。一次 30 毫升，一日 3 次，疗程一周；新生儿一次 3~5 毫升，一日 3 次，疗程 2 天；幼儿一次 10 毫升，一日 3 次，疗程 3~5 天。

不良反应：尚不明确。

来源：张景祖主任中医师经验方，院内制剂。

39. 小儿消食化积膏

性状：本品为棕黄色至棕色的黏稠膏滋；气芳香，味甜、微苦。

成分：木香、枳壳、槟榔、炒山楂、炒麦芽、炒神曲、鸡内金、广陈皮、茯苓、炒莱菔子、炒谷芽、薏苡仁等。

功能主治：消食健脾、理气化积。用于小儿气滞，消化不良，脘腹胀满，腹泻或便秘。

用法用量：口服。一次一羹勺，一日 3 次，疗程 1 周。

不良反应：尚不明确。

来源：张景祖主任中医师经验方，院内制剂。

40. 洁白胶囊

性状：本品为胶囊剂，内容物为暗褐色的细小颗粒；气香，味涩、苦、辛。

成分：诃子（煨）、肉豆蔻、草果仁、草豆蔻、沉香、丁香、五灵脂膏、红花、石榴子、木瓜、土木香、寒水石（平制）、翼首草、石灰华。辅料为蜂蜜（炼）、炒面、牛奶。

功能主治：健脾和胃，止痛止吐，分清泌浊。

用于胸腹胀满，胃脘疼痛，消化不良，呕逆泄泻，小便不利。

用法用量：口服，2 粒/次，2~3 次/日。

不良反应：尚不明确。

注意事项：(1) 忌食生冷油腻不易消化食物。(2) 不适用于脾胃阴虚，主要表现为口干，舌红少津，大便干。(3) 小儿、年老体弱者，请在医师或药师指导下服用。(4) 服药 3 天后症状无减轻或加重者，应立即停药并到医院就诊。(5) 肝肾阴虚所致头晕血压高者，不宜服本药。(6) 孕妇及妇女月经量多者不宜服本药。(7) 不宜与含有人参成分药同时服用。

41. 猴菇饮

性状：本品为棕黄色至棕色的澄清液体；气芳香，味甜、微苦。

成分：猴头菇。

功能主治：养胃和中。用于慢性浅表性胃炎引起的胃脘痛。

用法用量：每次 10 毫升，每日 3 次。

禁忌：糖尿病患者禁用。

注意事项：（1）饮食宜清淡，忌烟、酒及辛辣、生冷、油腻食物。（2）忌情绪激动及生闷气。（3）有高血压、心脏病、肝病、肾病等慢性病严重者应在医师指导下服用。（4）服药 3 天症状无缓解，应去医院就诊。（5）儿童、孕妇、年老体弱者应在医师指导下服用。（6）对本品过敏者禁用，过敏体质者慎用。

42. 气滞胃痛颗粒

性状：本品为淡棕色至棕黄色颗粒；具特异香气，味甜、微苦辛。

成分：柴胡、枳壳、白芍、甘草、香附、延胡索。

功能主治：疏肝理气，和胃止痛。适用于肝郁气滞，胸痞胀满，胃脘疼痛等。

用法用量：口服，每次 1 袋，每日 3 次。

不良反应：尚不明确。

注意事项：（1）忌气怒、辛辣食物。（2）孕妇慎用。（3）重度胃痛应在医师指导下服用。（4）儿童及年老体虚患者应在医师指导下服用。（5）服药 3 天后，症状无改善者应停止服用，去医院就诊。

43. 六味安消胶囊

性状：本品为胶囊剂，内容物为灰黄色至黄棕色粉末，气香，味苦涩，微咸。

成分：土木香、大黄、山柰、寒水石（煅）、诃子、碱花。

功能主治：和胃健脾，导滞消积，行血止痛。适用于胃痛胀满，消化不良，便秘，痛经。

用法用量：每次 3~6 粒，每日 2~3 次。

注意事项：（1）不适用于久病体虚的胃痛患者。（2）高血压、心脏病、肾脏病、浮肿患者，应在医师指导下服用。（3）老年患者应在医师指导下服用。（4）服药 3 天后症状未改善，应及时去医院就诊。（5）长期连续服用，应向医师咨询。（6）对本品过敏者禁用，过敏体质者慎用。

44. 胃复春片

性状：本品为薄膜衣片，除去包衣后显棕褐色；味苦、涩。

成分：人参、香茶菜、枳壳。

功能主治：健脾益气，活血解毒。适用于治疗胃癌癌前期病变、胃癌手术后辅助治疗、慢性浅表性胃炎属脾胃虚弱证者。

用法用量：每次 4 片，每日 3 次（宜饭前服用），3 个月为一个疗程或遵医嘱。

不良反应：偶有便秘。

注意事项：孕妇忌服。对任何成分过敏者禁用。

45. 健胃愈疡片

性状：本品为灰褐黑色的素片或为薄膜衣片，除去包衣后显灰褐黑色；气微，味苦。

成分：柴胡、党参、白芍、延胡索、白芨、珍珠层粉、青黛、甘草。

功能主治：疏肝健脾，解痉止痛，止血生肌。主治肝郁脾虚、肝胃不和型消化性溃疡活动期，症见胃脘胀痛、嗳气吐酸、烦躁不食、腹胀便溏等。

用法用量：每次 4~6 片，每日 3~4 次。

注意事项：过敏体质者慎用。儿童应在成人监护下使用。小儿、年老体弱者应在医生或药师指导下服用。高血压、心脏病、糖尿病、肝病、肾病及正在接受其他药物治疗的患者，应在医师指导下服用。溃疡病出血较多者宜综合治疗。若服用本品中，突然腹部剧痛难忍，按之加剧，腹如板状，属急腹症，须立即停药，去医院请外科会诊。服用本品症状加重，或出现其他严重症状时，应停药并及时去医院诊治。用药期间忌食辛辣、酸性及刺激性食物。

46. 养胃舒胶囊

性状：本品为胶囊剂，内容物为棕黄色至棕褐色的细粉和颗粒；味微酸、苦。

成分：党参、陈皮、黄精（蒸）、山药、玄参、乌梅、山楂、北沙参、干姜、菟丝子、白术（炒）。

功能主治：滋阴养胃。适用于慢性胃炎，胃脘灼热胀痛，隐隐作痛。

用法用量：每次3粒，每日2次。

注意事项：(1) 孕妇慎用。(2) 湿热胃痛证及重度胃痛应在医师指导下服用。(3) 儿童及年老体虚患者应在医师指导下服用。(4) 服本药3天症状未改善，应停止服用，并去医院就诊。

47. 温胃舒胶囊

性状：本品为硬胶囊，内容物为棕黄色至棕褐色的细粉和颗粒；味微酸、苦。

成分：炙黄芪、党参、附子制、山药、白术（炒）、肉桂、山楂（炒）、陈皮、砂仁、肉苁蓉（制）、乌梅、补骨脂。

功能主治：温胃止痛。适用于慢性胃炎，胃脘凉痛，饮食生冷或受寒痛甚。

用法用量：每次3粒，每日2次。

注意事项：(1) 胃脘灼热痛证、重度胃痛应在医师指导下服用。(2) 儿童及年老体虚患者应在医师指导下服用。(3) 服本药3天症状未改善，应停止服用，并去医院就诊。(4) 对本品过敏者禁用，过敏体质者慎用。(5) 孕妇、胃大出血时忌用。

48. 致康胶囊

性状：本品为胶囊剂，内容物为浅灰棕色至棕褐色的颗粒及粉末；气微香，味辛凉、微苦。

成分：大黄、黄连、三七、白芷、阿胶、龙骨（煅）、白芨、没药（制）、海螵蛸、茜草、龙血竭等14味。

功能主治：清热凉血，化瘀止血。适用于消化道出血、便血、崩漏等。

用法用量：每次2~4粒，每日3次，或遵医嘱。

注意事项：(1) 在服用本品期间，尤其用于胃及十二指肠溃疡、急慢性胃炎、溃疡性结肠炎等消化系统疾病患者，饮食宜清淡，忌酒及辛辣、生冷、油腻食物。(2) 忌愤怒、忧郁，保持心情舒畅。(3) 在治疗剂量内未发现有血栓形成倾向，长时间超剂量服用应在医师指导下进行。(4) 过敏体质者慎用。(5) 孕妇禁服。

49. 胃苏颗粒剂

性状：棕色颗粒，味苦。

成分：紫苏梗、香附、陈皮、佛手等。

功能主治：理气消胀，和胃止痛。适用于气滞型胃脘痛，症见胃脘胀痛，窜及两胁，得嗳气或矢气则舒，情绪郁怒则发作加重。胸闷食少，排便不畅及慢性胃炎见上述症候者。

用法用量：15 克/次，3 次/日，15 天为一疗程，服 1～3 个疗程或遵医嘱。

注意事项：(1) 服药期间要保持情绪稳定，切勿恼怒。(2) 少吃生冷及油腻难消化的食品。(3) 有高血压、心脏病、肝病、肾病等慢性病严重者应在医师指导下服用。(4) 服药 3 天症状未缓解，应去医院就诊。(5) 儿童、年老体弱者应在医师指导下服用。(6) 对本品过敏者禁用，过敏体质者慎用。(7) 本品性状发生改变时禁止使用。

50. 胃灵颗粒

性状：本品为棕黄色的颗粒；气香，味甜。

成分：甘草（炙）、海螵蛸、白芍（炒）、白术（炒）、延胡索、党参。辅料为糊精。

功能主治：健胃和中，制酸，止痛。适用于慢性浅表性胃炎引起的胃脘痛、泛酸。

用法用量：饭后半小时服用，用温开水冲服。一次 1 袋，一日 3 次。4 周为一疗程，可连续服用两个疗程。

禁忌：孕妇禁用。糖尿病患者禁服。

注意事项：(1) 饮食宜清淡，忌食辛辣、生冷、油腻食物。(2) 忌情绪激动及生闷气。(3) 不宜在服药期间同时服用滋补性中药。(4) 胃阴虚胃痛者不适用，主要为唇燥口干、喜饮、大便干结。(5) 有高血压、心脏病、肝病、肾病等慢性病严重者应在医师指导下服用。(6) 服药 3 天症状无缓解，应去医院就诊。(7) 儿童、年老体弱者应在医师指导下服用。(8) 对本品过敏者禁用，过敏体质者慎用。

51. 快胃舒肝丸

性状：本品为淡粉色水丸；丸芯呈黑褐色。

成分：柴胡、当归、白芍、香附（醋制）、木香、沉香、厚朴（姜制）、枳壳（麸炒）、丁香、六神曲（炒焦）、陈皮、茯苓等。

功能主治：健胃止呕，舒郁定痛。适用于肝郁食滞，两肋膨胀，胃脘刺痛，嗳气吞酸，呕吐恶心，饮食无味，身体倦怠。

用法用量：饭后半小时服用，6克/次，2次/日。

注意事项：胃阴不足者慎用。

52. 克痢痧胶囊

性状：本品为胶囊剂，内容物为黄棕色粉末，气香，味辛、涩。

成分：白芷、苍术、石菖蒲、细辛、荜茇、鹅不食草、猪牙皂、丁香、硝石、白矾、雄黄、冰片。

功能主治：解毒辟秽、理气止泻。适用于泄泻、痢疾、痧气（中暑）等。

用法用量：2粒/次，3~4次/日。

注意事项：(1) 饮食宜清淡，忌食辛辣、生冷、油腻食物。(2) 不宜在服药期间同时服用滋补性中药。(3) 有慢性结肠炎、溃疡性结肠炎便脓血等慢性病史者，患泄泻后应去医院就诊。(4) 有高血压、心脏病、糖尿病等慢性病严重者应在医师指导下服用。(5) 本品不宜长期服用，服药3天症状无缓解，应去医院就诊。(6) 严格按用法用量服用，儿童、年老体弱者应在医师指导下服用。(7) 对本品过敏者禁用，过敏体质者慎用。(8) 婴幼儿、孕妇哺乳期妇女禁用。(9) 肝肾功能不全者禁服。

53. 苁蓉通便口服液

性状：本品为深棕色液体；味甜、微苦涩。

成分：肉苁蓉、何首乌、枳实（麸炒）、蜂蜜。

功能主治：滋阴补肾，润肠通便。适用于中、老年人，病后、产后等虚性便秘及习惯性便秘。

用法用量：每次20~30毫升，每日1次，睡前或清晨服用。

注意事项：(1) 孕妇慎用。(2) 年轻体壮者便秘时不宜用本药。(3) 服用本药出现大便稀溏时应立即停服。(4) 服药3天后症状未改善，或出现其他症状时，应及时去医院就诊。(5) 本药久贮后可能会出现少量振摇即散的沉淀，可摇匀后服用，不影响疗效。(6) 对本品过敏者禁用，过敏体质者慎用。

第二节　常用中医方剂

1. 一贯煎

组成：北沙参、麦冬、当归身各 9 克，生地黄 18 ~ 30 克，枸杞子 9 ~ 18 克，川楝子 4.5 克。

功效：滋阴疏肝。

临床应用：本方是治疗阴虚肝郁、肝胃不和所致脘胁疼痛的常用方。临床应用以脘胁疼痛，吞酸吐苦，舌红少津，脉虚弦为辩证要点。主治肝肾阴虚，肝气郁滞证。胸脘胁痛，吞酸吐苦，咽干口燥，舌红少津，脉细弱或虚弦。亦治疝气瘕聚。临床主要用于治疗慢性肝炎、慢性胃炎、胃及十二指肠溃疡、肋间神经痛、神经官能症等属阴虚肝郁者。

来源：《柳州医话》

2. 丁香柿蒂汤

组成：丁香 6 克，生姜、柿蒂各 9 克，人参 3 克。

功效：温中益气，降逆止呃。

临床应用：本方为治疗胃气虚寒、气逆不降之呃逆的常用方。临床应用以呃逆不已、舌淡苔白、脉沉迟为使用依据。配伍特点以寓温补于降逆之中，以降逆为主。主治胃气虚寒证，呃逆不已，胸痞脉迟者。临床常用于治疗神经性呃逆、膈肌痉挛等属胃中虚寒者。

《成方便读》："夫呃逆一证，其声短促，连续不断之象，虽其证有火有寒，皆能所致，然无不皆自胃腑而来者，以胃气下行为顺，上行为逆，或邪搏胃中，则失其下降之令，即上出于口而为呃矣。昔人有谓肾病者，究竟脏气不能上至于口，必因于胃而出也。亦犹咳之一证，虽有五脏之分，然也总不离开肺也。方中以丁香温胃祛寒，补火生土；柿蒂苦温降气，生姜散逆疏邪，二味皆胃经之药；用人参者，以祛邪必先补正，然后邪退正安，且人参入胃，镇守于中，于是前三味之功，益臻效验耳。"

用法：水煎服。

来源：《症因脉治》

3. 大承气汤

组成：大黄、芒硝、厚朴、枳实。

功效：峻下热结。

临床应用：本方用于阳明脏腑实证的基础方，又是寒下法的代表方。临床应用以痞、满、燥、实四症，及舌红苔黄，脉沉实为辨证要点。主治：（1）阳明腑实证大便不通，频转矢气，脘腹痞满，腹痛拒按，按之则硬，甚或潮热谵语，手足濈然汗出。舌苔黄燥起刺，或焦黑燥裂，脉沉实。（2）热结旁流证下利清谷，色纯青，其气臭秽，脐腹疼痛，按之坚硬有块，口舌干燥，脉滑实。（3）里热实证之热厥、痉病或发狂等。

禁忌：本方为泻下峻剂，凡气虚阴亏、燥结不甚，以及年老、体弱等应慎用；孕妇忌用；注意中病即止，以免损耗正气。

用法：水煎服。

来源：《伤寒论》

4. 大黄附子汤

组成：大黄、附子、细辛。

功效：温里散寒，通便止痛。

临床应用：本方主治寒积里实证。腹痛便秘，胁下偏痛，发热，手足厥冷，舌苔白腻，脉弦紧。本方临床常用于治疗急性阑尾炎、急性肠梗阻、睾丸肿痛、胆绞痛、胆囊术后综合征、尿毒症等属寒积里实证。

配伍特点：附子与细辛相配是仲景方中治疗寒邪伏于阴分的常用组合，与苦寒泻下之大黄同用，重在制约大黄寒性，以温下寒积，意在温阳通便。一药之异，即变助阳解表而为温下之法，且方中附子用至3枚，远比麻黄细辛附子汤为大，此中轻重，大有深意。

禁忌：使用时大黄用量一般不超过附子。

用法：水煎服。

来源：《金匮要略》

5. 大建中汤

组成：川椒、干姜、人参、饴糖。

功效：温中补虚，降逆止痛。

临床应用：本方主治中阳衰弱，阴寒内盛之脘腹剧痛证。心胸中大寒痛，呕不能食，腹中寒，上冲皮起，出见有头足，上下痛而不可触近，手足厥冷，舌质淡，苔白滑，脉沉伏而迟。

禁忌：本方辛甘温热之性较强，素体阴虚者慎用，寒凝气滞者亦不宜应用。

化裁方之间的鉴别：建中汤有小建中汤、黄芪建中汤、当归建中汤、大建中汤。四方均属温中补虚之剂。小建中汤倍用芍药，益于阳虚而营阴亦有不足之证。黄芪建中汤是小建中汤内加黄芪，是增强益气建中之力。当归建中汤偏重于和血止痛。大建中汤补虚散寒之力远较小建中汤为峻，且有降逆止呕作用，用治中阳衰弱，阴寒内盛之腹痛呕逆。

用法：水煎服。

来源：《金匮要略》

6. 大柴胡汤

组成：柴胡、黄芩、半夏、枳实、白芍、大黄、生姜、大枣。

功效：和解少阳，内泻热结。

临床应用：本方主治少阳阳明合病。往来寒热，胸胁苦满，呕不止，郁郁微烦，心下痞硬，或心下满痛，大便不解，或胁热下利，舌苔黄，脉弦数有力。临床常用于治疗急性胰腺炎、急性胆囊炎、胆石症、胃及十二指肠溃疡等属少阳阳明合病者。

实验研究：大柴胡汤是仲景名方之一，首见于《伤寒论》与《金匮要略》。由于其组方严谨，用药精简，应用广泛，疗效显著，故为历代医家所推崇，论述颇多。通过对大柴胡汤的方证、理论、临床医案的研究，认为大柴胡汤的应用范围极为广泛，几乎涵盖了临床各科，但以消化系统疾病的治疗为主，且疗效确切。同时提出了大柴胡汤证的主要指征、参考指征、舌脉指征和证型，以及大柴胡汤的药物组成特点，为大柴胡汤方证的规范化与标准化提供了理论依据。

用法：水煎服。

来源：《伤寒论》

7. 小柴胡汤

组成：柴胡、黄芩、人参、半夏、炙甘草、生姜、大枣。

功效：和解少阳。

临床应用：本方主治伤寒少阳病证。邪在半表半里，症见往来寒热，胸胁苦满，默默不欲饮食，心烦喜呕，口苦，咽干，目眩，舌苔薄白，脉弦者；妇人伤寒，热入血室，经水适断，寒热发作有时；疟疾，黄疸等内伤杂病而见以上少阳病证者。临床常用于治疗感冒、流行性感冒、疟疾、慢性肝炎、肝硬化、急慢性胆囊炎、胆结石、急性胰腺炎、胸膜炎、中耳炎等属胆胃不和者。

配伍特点：柴胡苦平升散，黄芩降泄，二者配伍，为和解少阳的基本结构。和解少阳为主，兼补胃气；以祛邪为主，兼补正气。邪气得解，胃气调和。

禁忌：因柴胡升散，黄芩、半夏性燥，故阴虚血少者忌用。

用法：水煎服。

来源：《伤寒论》

8. 丹栀逍遥散

组成：牡丹皮、栀子、柴胡、白芍、当归、茯苓、白术。

功能：养血健脾，疏肝清热。

临床应用：肝郁血虚，内有郁热证。胸胁胀痛，潮热晡热，烦躁易怒，或自汗盗汗，或头痛目涩，或颊赤口干，或月经不调，少腹胀痛，或小便涩痛，舌红苔薄黄，脉弦虚数。

实验研究：丹栀逍遥散可以有效治疗抑郁症。

用法：水煎服。

来源：《医部全录》

9. 六君子汤

组成：人参、白术、茯苓、炙甘草、陈皮、半夏。

功能：益气健脾，燥湿化痰。

临床应用：脾胃气虚兼痰湿证。食少便溏，胸脘痞闷，呕逆等。

用法：上为细末，作一服，加大枣2枚，生姜3片，新汲水煎服。

实验研究：对慢性胃炎、胃及十二指肠溃疡等属脾胃气虚者有较好疗效。

来源：《医学正传》

10. 玉女煎

组成：石膏、熟地黄、知母、麦冬、牛膝。

功能：清胃热，滋肾阴。

临床应用：本方具有清脏腑热，清胃热，滋肾阴之功效。主治胃热阴虚证。头痛，牙痛，齿松牙衄，烦热干渴，舌红苔黄而干。亦治消渴，消谷善饥等。临床常用于治疗牙龈炎、糖尿病、急性口腔炎等胃热阴虚者。

配伍特点：清热与滋阴共进，虚实兼治，以治实为主，使胃热得清，肾水得补，则诸症可愈。

禁忌：大便溏泄，脾胃阳虚者不宜使用。

用法：水煎服。

来源：《景岳全书》

11. 乌梅丸

组成：乌梅、黄连、黄柏、蜀椒、干姜、细辛、附子、当归、桂枝、人参。

功能：缓肝调中，清上温下。

临床应用：本方具有缓肝调中，清上温下之功效。用于治疗蛔厥，久痢，厥阴头痛，症见腹痛下痢、巅顶头痛、时发时止、躁烦呕吐、手足厥冷。

禁忌：肾脏病患者、孕妇、新生儿禁用。

用法：水煎服。

来源：《伤寒论》

12. 平胃散

组成：陈皮、厚朴、半夏、甘草。

功能：燥湿运脾，行气和胃。

临床应用：本方主治湿滞脾胃证。脘腹胀满，不思饮食，口淡无味，恶心呕吐，嗳气吞酸，肢体沉重，怠惰嗜卧，常多自利，舌苔白腻而厚，脉缓。临床常用于治疗慢性胃炎、消化道功能紊乱、胃及十二指肠溃疡等属湿滞脾胃者。

配伍特点：综合全方，燥湿与行气并用，而以燥湿为主。燥湿以健脾，行气以祛湿，使湿去脾健，气机调畅，脾胃自和。

禁忌：因本方辛苦温燥，阴虚气滞，脾胃虚弱者，不宜使用。

用法：水煎服。

来源：《太平惠民和剂局方》

13. 半夏厚朴汤

组成：半夏、厚朴、茯苓、生姜、苏叶。

功能：行气散结，降逆化痰。

临床应用：本方主治梅核气。咽中如有物阻，咯吐不出，吞咽不下，胸膈满闷，或咳或呕，舌苔白润或白滑，脉弦缓或弦滑。临床常用于治疗癔病、胃神经官能症、慢性咽炎、慢性支气管炎、食道痉挛等属气滞痰阻者。

配伍特点：全方辛苦合用，辛以行气散结，苦以燥湿降逆，使郁气得疏，痰涎得化，则痰气郁结之梅核气自除。

禁忌：方中多辛温苦燥之品，仅适宜于痰气互结而无热者。若见颧红口苦、舌红少苔属于气郁化火，阴伤津少者，虽具梅核气之特征，亦不宜使用本方。

用法：水煎服。

来源：《金匮要略》

14. 半夏泻心汤

组成：半夏、黄芩、干姜、人参、炙甘草、黄连、大枣。

功能：寒热平调，消痞散结。

临床应用：本方具有调和肝脾，寒热平调，消痞散结之功效。主治寒热错杂之痞证。心下痞，但满而不痛，或呕吐，肠鸣下利，舌苔腻而微黄。临床常用于治疗急慢性胃肠炎、慢性结肠炎、慢性肝炎、早期肝硬化等属中气虚弱、寒热错杂者。

配伍特点：寒热互用以和其阴阳，辛苦并进以调其升降，补泻兼施以顾其虚实。

禁忌：本方主治虚实互结证。若因气滞或食积所致的心下痞满，不宜使用本方。

用法：水煎服。

来源：《伤寒杂病论》

15. 归脾汤

组成：白术、茯神、黄芪、龙眼肉、酸枣仁、人参、木香、甘草、当归、生姜、大枣。

功能：益气补血，健脾养心。

临床应用：具有益气补血，健脾养心之功效。主治心脾气血两虚证。心悸怔忡，健忘失眠，盗汗，体倦食少，面色萎黄，舌淡，苔薄白，脉细弱；脾不统血证。便血，皮下紫癜，妇女崩漏，月经超前，量多色淡，或淋漓不止，舌淡，脉细弱。

配伍特点：一是心脾同治，重点在脾，使脾旺则气血生化有源，方名归脾，意在于此；二是气血并补，但重在补气，意即气为血之帅，气旺血自生，血足则心有所养；三是补气养血药中佐以木香理气醒脾，补而不滞。

用法：水煎服。

来源：《济生方》

16. 白头翁汤

组成：白头翁、黄柏、黄连、秦皮。

功能：清热解毒，凉血止痢。

临床应用：具有清热解毒，凉血止痢之功效。主治热毒痢疾。腹痛，里急后重，肛门灼热，下痢脓血，赤多白少，渴欲饮水，舌红苔黄，脉弦数。

禁忌：素体脾胃虚弱者当慎用。

用法：水煎服。

来源：《伤寒论》

17. 四君子汤

组成：党参、云苓、白术、甘草。

功能：益气健脾。

临床应用：本方具有补气、益气健脾之功效。主治脾胃气虚证，面色萎黄，语声低微，气短乏力，食少便溏，舌淡苔白，脉虚数。临床常用于治疗慢性胃炎、消化性溃疡等属脾胃气虚者。

配伍特点：温而不燥，补而不峻。

用法：水煎服。

来源：《太平惠民和剂局方》

18. 芍药汤

组成：白芍、黄芩、黄连、当归、肉桂、甘草、木香、槟榔、大黄。

功能：清热燥湿，调气和血。

临床应用：本方具有清脏腑热，清热燥湿，调气和血之功效。主治湿热痢疾。腹痛，便脓血，赤白相兼，里急后重，肛门灼热，小便短赤，舌苔黄腻，脉弦数。临床常用于治疗细菌性痢疾、阿米巴痢疾等属湿热的患者。

配伍特点：气血并治；兼以通因通用；寒热共投，侧重于热者寒之。

禁忌：痢疾初起有表证者忌用。

用法：水煎服。

来源：《素问病机气宜保命集》

19. 补中益气汤

组成：人参、黄芪、白术、当归、升麻、柴胡、陈皮、炙甘草、生姜、大枣。

功能：补中益气，升阳举陷。

临床应用：本方主治脾虚气陷证。饮食减少，体倦肢软，少气懒言，面色萎黄，大便稀溏，舌淡，脉虚；以及脱肛，子宫脱垂，久泻久痢，崩漏等。临床常用于治疗内脏下垂、慢性胃肠炎、慢性菌痢、脱肛、重症肌无力、乳糜尿、慢性肝炎等；妇科之子宫脱垂、妊娠及产后癃闭、胎动不安、月经过多；眼科之眼睑下垂、麻痹性斜视等脾胃气虚或中气下陷者。

配伍特点：黄芪、升麻、柴胡为补气升阳的基本结构。

禁忌：阴虚发热及内热炽盛者忌用。

用法：水煎服。

来源：《内外伤辨惑论》

20. 吴茱萸汤

组成：吴茱萸、党参、生姜、大枣。

功能：温中补虚，降逆止呕。

临床应用：本方主治肝胃虚寒，浊阴上逆证。食后泛泛欲吐，或呕吐酸水，或干呕，或吐清涎冷沫，胸满脘痛，巅顶头痛，畏寒肢冷，甚则伴手足逆冷，大便泄泻，烦躁不宁，舌淡苔白滑，脉沉弦或迟。临床常用于治疗慢性胃炎、妊娠呕吐、神经性呕吐、神经性头痛、耳源性眩晕等属肝胃虚寒者。

配伍特点：温中与降逆并施，寓补益于温降之中，共奏温中补虚，降逆止呕之效。

禁忌：热呕吐、阴虚呕吐或肝阳上亢之头痛禁用此方。

用法：水煎服。

来源：《伤寒论》

21. 连朴饮

组成：厚朴（制）、川连、石菖蒲、半夏（制）、香豉、焦栀、芦根。

功能：清热化湿，理气和中。

临床应用：本方主治湿热霍乱。上吐下泻，胸脘痞闷，心烦躁扰，小便短赤，舌苔黄腻，脉滑数。临床常用于治疗急性胃肠炎、肠伤寒、副伤寒等证属湿热并重者。

配伍特点：诸药相合，清热祛湿，理气和中，清升浊降，则湿热去，脾胃和而吐泻止。

用法：水煎服。

来源：《霍乱论》

22. 胃苓汤

组成：桂枝、苍术、茯苓、泽泻、厚朴、陈皮、猪苓、甘草、生姜、大枣。

功能：安胃利水止泻，祛湿和胃。

临床应用：本方适用于脾湿过盛，浮肿泄泻，呕吐黄疸，小便不利。小便癃闭，大便飧泄，濡泻。夏秋之间，脾胃伤冷，水谷不分，泄泻不止。沉冷证小便不利，及胃虚不和，早晨心腹痛。阴囊肿，状如水晶，时痛时痒出水，小腹按之作声，小便频数，脉迟缓。脾胃受湿，呕吐泄泻。黄疸。阴水。中暑挟食不消，吐泻腹痛。饮食停积，浮肿泄泻。

用法：水煎服。

来源：《丹溪心法》

23. 益胃汤

组成：沙参、麦冬、玉竹、生地、冰糖。

功能：养阴益胃。

临床应用：本方主治阳明温病，胃阴损伤证。食欲不振，口干咽燥，舌红少苔，脉细数者。临床常用于治疗慢性胃炎、糖尿病、小儿厌食症等属胃阴亏损者。

配伍特点：方用一派养阴之品，以复胃阴，纳饮食，以治病求本。

用法：水煎服。

来源：《温病条辨》

24. 逍遥散

组成：柴胡、白芍、当归、薄荷、白术、茯苓、炙甘草、煨姜。

功能：疏肝解郁，养血健脾。

临床应用：本方具有调和肝脾，疏肝解郁，养血健脾之功效。主治肝郁血虚脾弱证。两胁作痛，头痛目眩，口燥咽干，神疲食少，或月经不调，乳房胀痛，脉弦而虚者。临床常用于治疗慢性肝炎、肝硬化、胆石症、胃及十二指肠溃疡、慢性胃炎、胃肠神经官能症、经前期紧张症、乳腺小叶增生等属肝郁血虚脾弱者。

配伍特点：当归、芍药与柴胡同用，补肝体而助肝用，血和则肝和，血充则肝柔。诸药合用，使肝郁得疏，血虚得养，脾弱得复，气血兼顾，体用并调，肝脾同治。

用法：水煎服。

来源：《太平惠民和剂局方》

25. 柴胡疏肝散

组成：柴胡、枳壳、芍药、川穹、甘草、香附。

功能：疏肝理气，活血止痛。

临床应用：本方主治肝气郁滞证。胁肋疼痛，胸闷善太息，情志抑郁易怒，或嗳气，脘腹胀满，脉弦。

配伍特点：以疏肝理气为主，疏肝之中兼以养肝，理气之中兼以调血和胃。

禁忌：本方芳香辛燥，易耗气伤阴，不宜久服。

用法：水煎服。

来源：《景岳全书》

26. 理中汤

组成：人参、白术、干姜、炙甘草。

功能：温中祛寒，补气健脾。

临床应用：本方具有治疗脾胃虚寒证，自利不渴，呕吐腹痛，腹满不食及中寒霍乱，阳虚失血，如吐血、便血或崩漏，胸痞虚证，胸痛彻背，倦怠少气，四肢不温。现用于急性胃炎、慢性胃炎、胃窦炎、溃疡病、胃下垂、慢性肝炎等属脾胃虚寒者。

用法：水煎服。

来源：《伤寒论》

27. 黄芪建中汤

组成：黄芪、桂枝、芍药、炙甘草、饴糖、大枣、生姜。

功能：温中补虚，缓急止痛。

临床应用：本方适用于中焦虚寒之虚劳里急证。证见腹中时时拘急疼痛，喜温喜按，少气懒言；或心中悸动，虚烦不宁，劳则愈甚，面色无华；或伴神疲乏力，肢体酸软，手足烦热，咽干口燥，舌淡苔白，脉细弦。

用法：水煎服。

来源：《金匮要略》

28. 越鞠丸

组成：川芎、苍术、香附、炒山栀、神曲。

功能：行气解郁。消胀宽中。用于腹闷腹胀，食滞反酸。

临床应用：本方具有理气解郁，宽中除满之功效。适用于胸脘痞闷，腹中胀满，饮食停滞，嗳气吞酸。特别是气、血、痰、火、湿、食等引起的郁症。

用法：水煎服。

来源：《丹溪心法》

29. 枳实导滞丸

组成：大黄、枳实、神曲、茯苓、黄连、白术、泽泻。

功能：消积导滞，清利湿热。

临床应用：本方适用于湿热食积，脘腹胀痛，下痢泄泻，或大便秘结，小便短赤，舌苔黄腻，脉沉有力。

用法：水煎服。

来源：《内外伤辨惑论》

30. 藿香正气散

组成：藿香、厚朴、苏叶、陈皮、大腹皮、白芷、茯苓、白术、半夏曲、甘草、生姜、大枣。

功能：解表化湿，理气和中。

临床应用：本方适用于外感风寒，内伤湿滞证，恶寒发热，头痛，胸膈满闷，脘腹疼痛，恶心呕吐，肠鸣泄泻，舌苔白腻，以及山岚瘴疟等。临床常用于治疗急性胃肠炎或四时感冒属湿滞脾胃，外感风寒者。

配伍特点：诸药合用，外散风寒与内化湿滞相伍，健脾利湿与理气和胃共施，使风寒外散，湿浊内化，气机通畅，脾胃调和，清升浊降，则霍乱自已。

禁忌：本方重在化湿和胃，解表散寒之力较弱，故服后宜温覆以助解表。湿热霍乱之吐泻，则非本方所宜。

用法：水煎服。

来源：《太平惠民和剂局方》

31. 旋覆代赭汤

组成：旋覆花、人参、代赭石、甘草（炙）、半夏、生姜、大枣。

功能：降逆化痰，益气和胃。

临床应用：本方主治胃虚痰阻气逆证。胃脘痞闷或胀满，按之不痛，频频嗳气，或见纳差、呃逆、恶心，甚或呕吐，舌苔白腻，脉缓或滑。临床常用于治疗胃神经官能症、胃扩张、慢性胃炎、胃及十二指肠溃疡、幽门不完全性梗阻、神经性呃逆、膈肌痉挛等属胃虚痰阻者。

配伍特点：诸药配合，共成降逆化痰、益气和胃之剂，使痰涎得消，逆气得平，中虚得复，则心下之痞硬除而嗳气、呕呃可止。

禁忌：胃虚有热之呕吐、呃逆、嗳气者不宜使用本方。因方中代赭石、半夏有降逆作用，妊娠呕吐者不宜用之。

用法：水煎服。

来源：《伤寒论》

32. 痛泻要方

组成：白术、白芍、陈皮、防风。

功能：补脾柔肝，祛湿止泻。

临床应用：本方具有调和肝脾，补脾柔肝，祛湿止泻之功效。主治脾虚肝旺之泄泻。肠鸣腹痛，大便泄泻，泻必腹痛，泻后痛缓，舌苔薄白，脉两关不调，左弦而右缓者。临床常用于治疗急性肠炎、慢性结肠炎、肠易激综合征等属肝旺脾虚者。

配伍特点：白术补脾，白芍柔肝缓急，二者相配，土中泻木，共奏补脾柔肝之功，防风具有升散之性，辛能散肝郁，香能舒脾气。

用法：水煎服。

来源：《医学正传》

33. 温胆汤

组成：半夏、竹茹、枳实、陈皮、茯苓、甘草、生姜、大枣。

功能：理气化痰，和胃利胆。

临床应用：本方主治胆郁痰扰证。胆怯易惊，头眩心悸，心烦不眠，夜多易梦，或呕恶呃逆，眩晕，癫痫。苔白腻，脉弦滑。临床常用于治疗神经官能症、急性胃炎、慢性胃炎、消化性溃疡、慢性支气管炎、梅尼埃病、更年期综合征、癫痫等属胆郁痰扰者。

配伍特点：综合全方，半夏、陈皮、生姜偏温，竹茹、枳实偏凉，温凉兼进，令全方不寒不燥，理气化痰以和胃，胃气和降则胆郁得舒，痰浊得去则胆无邪扰，如是则复其宁谧，诸症自愈。

用法：水煎服。

来源：《三因极一病证方论》

34. 麦门冬汤

组成：麦冬、半夏、人参、甘草、粳米、大枣。

功能：滋养肺胃，降逆和中。

临床应用：本方主治虚热肺痿，咳嗽气喘，咽喉不利，咯痰不爽，咳唾涎沫，口干咽燥，手足心热，舌红少苔，脉虚数。胃阴不足证。呕吐，纳少，呃逆，口渴咽干，舌红少苔，脉虚数。临床常用于治疗慢性支气管炎、支气管扩张、慢性咽喉炎、矽肺、肺结核等属肺胃阴虚。气火上逆者。亦治胃及十二指肠溃疡、慢性萎缩性胃炎、妊娠呕吐等属胃阴不足，气逆呕吐者。

配伍特点：一是体现“培土生金”法；二是于大量甘润剂中少佐辛燥之品，主从有序，润燥得宜，滋而不腻，燥不伤津。

用法：水煎服。

来源：《金匮要略》

35. 竹叶石膏汤

组成：竹叶、石膏、人参、麦冬、半夏、甘草、粳米。

功能：清热生津，益气和胃。

临床应用：具有清气分热，清热生津，益气和胃之功效。主治伤寒、温病、暑病余热未清，气津两伤证。身热多汗，心胸烦热，气逆欲呕，口干喜饮，气短神疲，或虚烦不寐，舌红少苔，脉虚数。

配伍特点：半夏性温，与清热生津药配伍使用，消除其温燥之性，使降逆止呕的功效增强，使人参、麦冬补而不滞，使石膏清而不寒。本方为清补两顾之方。

禁忌：本方清凉质润，如内有痰湿，或阳虚发热，均应忌用。

用法：水煎服。

来源：《伤寒论》

36. 启膈散

组成：沙参、茯苓、丹参、川贝、郁金、砂仁壳、荷叶蒂、杵头糠。

功能：润燥解郁，化痰降逆。

临床应用：本方适用于噎膈。咽下梗塞，食入即吐，或朝食暮吐，胃脘胀痛，舌绛少津，大便干结者。

用法：水煎服。

来源：《医学心语》

37. 沙参麦冬汤

组成：沙参、麦冬、玉竹、桑叶、天花粉、白扁豆、甘草。

功能：甘寒生津，清养肺胃。

临床应用：本方适用于燥伤肺胃，津液亏损而见口渴咽干，或干咳少痰，舌红少苔，脉细数者。

用法：水煎服。

来源：《温病条辨》

38. 参苓白术散

组成：白扁豆、人参、白术、白茯苓、甘草、山药、莲子肉、桔梗、薏苡仁、缩砂仁。

功能：补脾胃，益肺气。

临床应用：本方适用于脾胃虚弱，食少便溏，气短咳嗽，肢倦乏力。

用法：水煎服。

来源：《局方》

39. 藿朴夏苓汤

组成：藿香、半夏、赤苓、杏仁、薏苡仁、白蔻仁、猪苓、淡豆豉、泽泻、厚朴。

功能：解表化湿。

临床应用：本方具有宣通气机，燥湿利水之功效，适用于湿热病邪在气分而湿偏重者。方中香豉、藿香芳化宣透以疏表湿，使阳不内郁；藿香、白蔻仁、厚朴芳香化湿；厚朴、半夏燥湿运脾，使脾能运化水湿，不为湿邪所困。再用杏仁开泄肺气于上，使肺气宣降，则水道自调；茯苓、猪苓、泽泻、薏苡仁淡渗利湿于下，使水道畅通，则湿有去路。

用法：水煎服。

来源：《医原》

40. 六磨汤

组成：沉香、木香、乌药、槟榔、枳实、大黄。

功能：下气通便。

临床应用：本方具有破气、宽中、通便之功效。适用于气滞腹痛，大便秘结而有热者。

用法：水煎服。

来源：《世医得效方》

41. 增液汤

组成：玄参、麦冬、生地。

功能：增液润燥。

临床应用：本方具有阳明温病，津亏便秘证之功效。适用于大便秘结，口渴，舌干红，脉细数或沉而无力。

用法：水煎服。

禁忌：本方增液有余，攻下不足，是为津液少，而燥结不甚者而设，若阳明里实热结所致便秘，则非所宜，如津液不足，燥结正甚者亦非本方所能胜任。

来源：《温病条辨》

42. 济川煎

组成：当归、牛膝、肉苁蓉、泽泻、升麻、枳壳。

功能：温肾益精，润肠通便。

临床应用：本方主治肾阳虚弱，精津不足证。大便秘结，小便清长，腰膝酸软，头眩目晕，舌淡苔白，脉沉迟。本方临床常用于治疗习惯性便秘、老年便秘、产后便秘等肾虚津亏肠燥者。

配伍特点：补中有泻，降中有升，寓通于补之中、寄降于升之内。

禁忌：凡热邪伤津及阴虚者忌用。

用法：水煎服。

来源：《景岳全书》

43. 香砂六君子汤

组成：党参、白术、茯苓、半夏、陈皮、广木香、砂仁、炙甘草。

功能：健脾益气，调中和胃。

临床应用：本方具有益气健脾，行气化痰之功效。适用于脾胃气虚，痰阻气滞证。呕吐痞闷，不思饮食，脘腹胀痛，消瘦倦怠或气虚肿满。现代医学将此方主要用于治疗慢性胃炎、胃溃疡等胃部疾病。能有效缓解胃痛、胃酸、胃胀、呃逆、嗳气、痞满等症。

用法：水煎服。

来源：《古今名医方论》

44. 橘皮竹茹汤

组成：橘皮、竹茹、大枣、生姜、甘草、人参。

功能：降逆止呃，益气清热。

临床应用：本方主治胃虚有热之呃逆。呃逆或干呕，虚烦少气，口干，舌红嫩，脉虚数。临床常用于治疗妊娠呕吐、幽门不完全性梗阻、膈肌痉挛及术后呃逆不止等属胃虚有热者。

用法：水煎服。

配伍特点：诸药合用，补胃虚，清胃热，降胃逆，且补而不滞，清而不寒，对于胃虚有热之呃逆、干哕，最为适宜。

禁忌：呕逆因实热或虚寒而致者，非本方所宜。

来源：《金匮要略》

45. 葛根黄芩黄连汤

组成：葛根、甘草（炙）、黄芩、黄连。

功能：清泻里热，解肌散邪。

临床应用：本方适应于外感表证未解，热邪入里，身热，下利臭秽，肛门有灼热感，心下痞，胸脘烦热，喘而汗出，口干而渴，苔黄，脉数。

用法：水煎服。

来源：《伤寒论》

第三节　常用西药

随着消化性溃疡病发机制和临床治疗学研究的进展，特别是1983年沃伦（Warren）和马歇尔（Marshall）从人胃黏膜中分离出幽门螺旋杆菌以后，人类对消化性溃疡的病因学及药物治疗学有了很多新的认识。从而出现了一大批新型抗溃疡药，如 H_2 受体拮抗剂、质子泵抑制剂、胶体铋制剂、前列腺素及其衍生物等。另外，一批新型复合或复方抗溃疡药也纷纷问世，为人们治疗消化性溃疡提供了更多的选择方式。常用的治疗消化性溃疡西药可分为以下几类。

一、抗酸剂

（1）吸收性抗酸药：此类药物（如碳酸氢钠）口服后，除在胃内中和胃酸外，尚易肠道吸收而引起碱血症，因此还可用于酸血症和碱化尿液。

（2）非吸收性抗酸药：此类药物含有难吸收的阳离子，口服后只能直接中和胃酸而不被胃肠道吸收。有些胶体制剂（如氢氧化铝凝胶、三硅酸镁）除能中和胃酸外，尚能在溃疡面形成一层保护性薄膜，减少胃酸和胃蛋白酶对溃疡面的腐蚀和消化作用。

1. 常用抗酸药

碳酸氢钠：0.5 克/片，0.5~2 克/次，3 次/日。

氢氧化铝：0.3 克/片，0.6~0.9 克/次，3 次/日。

复方碳酸钙：1~2 片/次，2~3 次/日。

2. 常见不良反应

（1）大量注射时可出现心律失常、肌肉痉挛、疼痛、异常疲倦虚弱等，主要由于代谢性碱中毒引起低钾血症所致。

（2）剂量偏大或存在肾功能不全时，可出现水肿、精神症状、肌肉疼痛或抽搐、呼吸减慢、口内异味、异常疲倦虚弱等。主要由代谢性碱中毒所致。

（3）长期应用时可引起尿频、尿急、持续性头痛、食欲减退、恶心呕吐、异常疲倦虚弱等。

二、抑酸制剂

（1）H_2 受体拮抗剂：此类药物通过选择性抑制 H_2 受体减少胃酸分泌，降低胃酸和胃蛋白酶活性，如西咪替丁、雷尼替丁等。

（2）质子泵抑制剂：系通过阻碍胃壁细胞 H+-K+-ATP 酶发挥抑制胃酸分泌的作用，如奥美拉唑、泮托拉唑等。

（3）选择性抗胆碱药：此类药物对胃壁细胞的毒蕈碱受体有高度亲和性，可选择性地抑制胃酸分泌，而对其他部位的胆碱能受体作用微弱，如哌仑西平。

（4）胃泌素受体拮抗剂：如丙谷胺，由于与胃泌素组成相似，可竞争性地拮抗胃泌素的作用，抑制胃酸分泌。

1. 常用抑酸药

西咪替丁：0.2 克/片，0.4 克/片，0.4~0.8 克/次，2 次/日。

法莫替丁：10 毫克/片，20 毫克/片，20 毫克/次，2 次/日。
奥美拉唑：10 毫克/粒，20 毫克/粒，20 毫克/次，2 次/日。
兰索拉唑：15 毫克/粒，30 毫克/粒，早餐顿服 15~30 毫克/天。

2. 常见不良反应

（1）少数可有口干、头晕、失眠、便秘、腹泻、皮疹、面部潮红、血压上升、月经失调、白细胞减少。偶有轻度一过性转氨酶增高等。

（2）偶见血浆泌乳素升高，男性乳房女性化，女性泌乳或阴茎勃起功能障碍，精子数量减少。长期用药可引胃内细菌繁殖，诱发感染。

（3）罕见过敏反应、发热、关节痛、肌痛、粒细胞减少、间质性肾炎、肝脏毒性、心动过速、心动过缓等；药物过量常可有呼吸短促或呼吸困难，以及心动过速。

（4）长期或高剂量使用质子泵可引起患者尤其是老年患者髋骨、腕骨、脊骨骨折。连续使用 3 个月以上可导致低镁血症。少见肠嗜铬细胞增生、高胃泌素血症、息肉胃部类癌。

三、胃黏膜保护剂

（1）胶体铋剂：此类药物具有胶体特性，可在胃黏膜上形成牢固的保护膜并通过铋离子对幽门螺旋杆菌的杀灭作用而发挥抗溃疡作用，如枸橼酸铋钾、胶体果胶铋等。

（2）前列腺素及其衍生物：此类药物有强大的细胞保护作用，并能通过降低细胞 cAMP 水平而减少胃酸分泌，从而发挥抗溃疡作用。

（3）其他：硫糖铝、甘草锌、替普瑞酮、吉法酯等，分别通过不同机制保护胃黏膜，促进溃疡愈合。

1. 常用胃黏膜保护剂

枸橼酸铋钾：0.3 克/粒，0.6 克/次，2 次/日。
胶体果胶铋：40 毫克/粒，50 毫克/粒，120~150 毫克/次，4 次/日。
硫糖铝：0.25 克/片，1.0 克/次，4 次/日。

2. 常见不良反应

（1）服用铋剂期间，口中可能带有氨味，并可使舌苔及大便呈灰黑色，易与黑粪症状混淆；个别病人服用时可出现恶心、呕吐、食欲减退、腹泻、便秘等症状。上述表现停药后可自行消失。

（2）硫糖铝较常见的是便秘；少见或偶见的有腰痛、腹泻、眩晕、昏睡、口干、消化不良、恶心、皮疹、瘙痒以及胃痉挛。个别病例口干、恶心、便秘、剧烈胃痛，长期使用大剂量可出现铝中毒。硫糖铝可引起血浆内磷酸盐含量下降，长期使用可能出现骨软化。

四、助消化药

助消化药是促进胃肠道消化过程的药物，大多数助消化药本身就是消化液的主要成分。在消化液分泌功能不足时，用它们能起到代替疗法的作用。另外有些药物能促进消化液的分泌，或制止肠道过度发酵，也用作消化不良的辅助治疗。

1. 常用助消化药

乳酶生：0.1 克/片，0.15 克/片，0.3 克/片，0.3~1.0 克/次，3 次/日。

乳酸菌：0.2 克/片，0.4 克/片，1.2 克/片，1.2~2.4 克/次，3 次/日。

干酵母：0.3 克/片，0.5 克/片，成人 0.5~4 克/次，儿童 0.3~0.9 克/次，3 次/日。

胰酶：0.3 克/片，0.5 克/片，0.3~1 克/次，3 次/日。

2. 常见不良反应

此类助消化药较安全，不良反应较少。

五、促胃动力药

促胃动力药可以通过增加胃肠推动性运动，增强胃肠道收缩，促进和刺激胃肠排空，同时减轻食物对胃窦部 G 细胞和壁细胞的刺激，抑制胃酸分泌，改善功能性消化不良等症状。常用促胃动力药有多巴胺 D2 受体阻断剂甲氧氯普胺、外周多巴胺 D2 受体阻断剂多潘立酮，以及通过乙酰胆碱作用的莫沙必利、伊托必利等。

1. 常用促胃动力药

甲氧氯普胺：5 毫克/片，10 毫克/片，20 毫克/片，5~10 毫克/次，4 次/日。

多潘立酮：10 毫克/片，10 毫克/次，餐前 3 次/日。

莫沙必利：5 毫克/片，5 毫克/次，餐前 3 次/日。

2. 常见不良反应

促胃动力药可致锥体外系反应、尖端扭转型心律失常、心电图 Q—T 间延长、泌乳、乳房肿痛、月经失调。老年人、儿童长期使用促胃动力药更易出现锥体外系反应。

六、胃肠解痉药

目前临床使用的解痉药以胆碱 M 受体阻断剂为主，多为非特异受体阻断剂，包括莨菪生物碱类及其衍生物和人工合成用品。胆碱 M 受体阻断剂在消化道运动方面机制包括：（1）减弱食管、胃和小肠的蠕动，松弛食管下端括约肌、幽门以及胆管口括约肌，从而减慢胃的排空和小肠运转；（2）减弱胆囊的收缩和降低胆内压力；（3）减弱结肠的蠕动，减弱结肠内容物的转运。

1. 常用胃肠解痉药

阿托品用法用量：

（1）口服成人常用量：一次 0.3~0.6 毫克，一日 3 次。极量：一次 1 毫克，一日 3 毫克。小儿常用量：按体重 0.01 毫克/千克，每 4~6 小时一次。

（2）皮下、肌内或静脉注射成人常用量：一次 0.3~0.5 毫克，一日 0.5~3 毫克；极量：一次 2 毫克。

（3）抗心律失常成人静脉注射 0.5~1 毫克，按需可 1~2 小时一次，最大用量为 2 毫克。小儿按体重静注 0.01~0.03 毫克/千克。

山莨菪碱用法用量：

（1）口服：5 毫克/片，5~10 毫克/次，3 次/日。

（2）肌内注射：①一般慢性疾病：每次 5~10 毫克，每天 1~2 次，可连用 1 个月以上。②治疗严重的三叉神经痛，必要时可加大剂量至每次 5~20 毫克。③治疗腹痛：每次 5~10 毫克。④治疗脑血栓形成：用山莨菪碱 30~40 毫克加入 5% 葡萄糖注射剂 500 毫升中输注，每天 1 次。⑤治疗血栓闭塞性脉管炎：静脉注射 10~15 毫克，每天 1 次。⑥严重神经痛：肌内注射 5~20 毫克，颠茄片10 毫克/片，成人 10 毫克/次，必要时间隔 4 小时可重复给予注射一次。

2. 常见不良反应

（1）较常见的有便秘、出汗减少、口鼻咽喉及皮肤干燥、视力模糊、排尿困难（尤其老年人）。

（2）少见的情况有眼睛痛、眼压升高、过敏性皮疹或疱疹。

（3）用药逾量表现：视力模糊或视野改变、动作笨拙不稳、神志不清、抽搐、眩晕、昏睡不醒、严重口鼻或咽部发干、发热，婴幼儿多见；幻觉、谵妄，老年人多见；呼吸短促及呼吸困难（呼吸抑制）、言语不清、易激动、神经质、坐立不安等，儿童多见；心跳异常加快，皮肤特别温热、干燥、发红，儿童多见。

七、泻药

泻药是促进排便反射或使排便顺利的药物。按其作用原理可分为4类：

（1）容积性泻药（也称为盐类泻药或机械刺激性泻药）。本类药物是一些不易被肠壁吸收而又易溶于水的盐类离子，服用后在肠内形成高渗盐溶液，因此能吸收大量水分并阻止肠道吸收水分，使肠内容积增大，对肠黏膜产生刺激，引起肠管蠕动增强而排便，如硫酸镁及硫酸钠等。某些在肠内不被吸收的物质（如甲基纤维素）口服后也可由于增大肠容积而引起排便。

（2）刺激性泻药。此类药物本身或其体内代谢产物刺激肠壁，使肠道蠕动增加，从而促进粪便排出，如比沙可啶、酚酞、蓖麻油等。

（3）润滑性泻药（大便软化剂）。此类药物能润滑肠壁，软化大便，使粪便易排出，如液状石蜡等。

（4）润湿性泻药。此类药物为一些具有软便作用的表面活性剂，可降低粪便表面张力，使水分浸入粪便，使之膨胀、软化，便于排出，如多库脂钠等。

1. 常用泻药

酚酞：50毫克/片，100毫克/片，50~100毫克/次，一般睡前服。

硫酸镁：①导泻：每次口服5~20克，一般为清晨空腹服，同时饮100~400毫升水，也可用水溶解后服用。②利胆：每次2~5克，1日3次，饭前或两餐间服。也可服用33%溶液，每次100毫升。③抗惊厥、降血压等：肌注25%溶液，每次4~10毫升；或将25%溶液10毫升用5%~10%葡萄糖注射液稀释成1%或5%浓度后静滴；治心绞痛可将10%溶液10毫升用5%~10%葡萄糖注射液10毫升稀释后缓慢静注，每日1次，连用10日。

开塞露：每支20毫升。瓶口涂以油脂少许，缓慢插入肛门，然后将药挤入直肠内，成人一次1支，儿童一次半支。

2. 常见不良反应

（1）部分泻药连续使用可导致肠梗阻。长期、连续用药影响电解质平衡，如低钾血症。过度使用刺激性泻药会引起腹泻。

（2）硫酸镁导泻时，如服用大量浓度过高的溶液，可能自组织中吸取大量水分而导致脱水。

（3）肠道出血病人、急腹症病人及孕妇、经期妇女禁用硫酸镁导泻。

（4）药物过量或长期滥用时可造成电解质紊乱，诱发心律失常、神志不清、肌痉挛以及倦怠无力等症状。

八、止泻药

止泻药可通过减少肠道蠕动或保护肠道免受刺激而达到止泻之效。属于本类的药物包括阿片制剂复方樟脑酊，收敛保护药鞣酸蛋白、次碳酸铋及药用碳，具有收敛及减少肠道蠕动的地芬诺酯、氯苯哌酰胺、促菌生等。止泻药使用于剧烈腹泻或长期慢性腹泻，以防止机体过度脱水、水盐代谢失调、消化及营养障碍。

1．常用止泻药

复方地芬诺酯：2.5毫克/片，成人2.5~5毫克/次，3次/日；12岁以下儿童禁用。

蒙脱石散：3克/包，成人3克/次，3次/日；1岁以下1.5克/次，2次/日。

洛哌丁胺：2毫克/粒，成人初始计量2~4毫克/次；成人最大剂量一日不超过16毫克，儿童一日不超过8~12毫克。

2. 常见不良反应

（1）蒙脱石散不被胃肠道吸收，故不进入血液循环，对肝、肾、中枢神经及心血管等无不良影响；蒙脱石散与诺氟沙星合用可提高对致病性细菌感染的疗效，可减轻红霉素的胃肠道反应，提高红霉素的疗效。

（2）洛哌丁胺、地芬诺酯常见不良反应包括：厌食、体温升高、红斑、瘙痒、头痛、心悸。此两种药禁用于2岁以下儿童、肠梗阻患者、应用广谱抗菌药物引起的假膜性肠炎者、细菌性小肠结肠炎患者。

九、肝胆疾病辅助用药

所述药物包括治疗肝昏迷药、治疗肝炎肝硬化药和利胆药等。临床应用的降血氨药如谷氨酸钠、精氨酸等，对治疗外源性血氨增高所致的肝昏迷有一定效果，而对血氨不增高的肝昏迷则无效。近年来认为肝昏迷的发病还与脑内化学递质的异常有关，故使用左旋多巴、间羟胺等药物以恢复中枢递质的正常功能。

治疗肝炎肝硬化药包括保肝药、去脂药及其他药物。所谓保肝药，是指能改善肝脏功能、促进肝细胞再生、增强肝脏解毒能力的药物，如联苯双脂、门冬氨酸钾镁、葡糖醛内酯等。

所谓去脂药，多为含甲基的化合物，此类药物能促进脂肪的溶解、转运和代谢，减少肝细胞内脂肪的沉积，在预防脂肪肝和肝硬化中有一定作用。

1. 常用肝胆疾病辅助用药

谷氨酸：0.3 克/片，0.5 克/片，2~3 克/次，3 次/日。

甘草酸二铵：50 毫克/粒，150 毫克/次，3 次/日。

硫普罗宁：0.1 克/片，0.1~0.2 克/次，3 次/日。

葡醛内酯：0.05 克/片，0.1 克/片，0.1~0.2 克/次，3 次/日。

还原型谷胱甘肽：0.1 克/片，0.4 克/次，3 次/日。

联苯双酯：25 毫克/片，25 毫克/次，3 次/日。

熊去氧胆：50 毫克/片，150 毫克/片，250 毫克/片，每日极量 250 毫克。

促肝细胞生长素：肌肉注射，每次 40 毫克，一日 2 次；必要时也可将本品 80~120 毫克加入 10% 葡萄糖注射液中静脉滴注，一日 1 次。疗程视病情而定，一般为 1 个月。

2. 常见不良反应

（1）谷氨酸大剂量可导致严重的碱中毒与低钾血症。输液太快，可出现流涎、脸红、呕吐等症状。过敏的先兆有面部潮红、头痛与胸闷等症状出现。小儿可有震颤。合并焦虑状态的患者可能出现眩晕或晕厥。

（2）硫普罗宁偶见皮疹、皮肤瘙痒、发热等变态反应，也有恶心、呕吐、腹泻和食欲减退等胃肠道反应。

（3）熊去氧胆酸一般不引起腹泻，偶见便秘、过敏、头痛、头晕、胰腺炎和心动过速等。

（4）甘草酸二铵主要有纳差、恶心、呕吐、腹胀、皮肤瘙痒、口干、浮肿、头痛、头晕、胸闷、心悸及血压增高等症状，以上症状一般较轻，不必停药。

（5）促肝细胞生长素、联苯双酯服用后个别病例可出现轻度恶心、低热或皮疹，可自行缓解。

十、新药选粹

1. 埃索美拉唑镁肠溶片

功能主治：用于胃及十二指肠溃疡、反流性食管炎、卓-艾综合征、消化性溃疡急性出血、急性胃黏膜病变出血，与抗生素联合用于 Hp 根除治疗。

用法：成人①糜烂性反流性食管炎：40 毫克/次/日，连服 4 周。对于食管炎未治愈或持续有症状的患者建议再服药治疗 4 周。②食管炎维持治疗：20 毫克/次/日；胃食管反流性疾病（GERD），20 毫克/次/日，如果用药 4 周症状未获控制，应对患者做进一步的检查，一旦症状消除，随后的症状控制可采用即时疗法，即需要时口服 20 毫克/次/日。③Hp 根除治疗：埃索美拉唑镁肠溶片 20 毫克，阿莫西林 1 克，克拉霉素 500 毫克，每日 2 次，共 7~14 天。

毒副作用与不良反应：常见反应有头痛、腹痛、腹泻、腹胀、恶心、呕吐、便秘；皮炎、瘙痒、荨麻疹、头昏、口干等少见；其他如血管性水肿、过敏反应、肝转氨酶升高等罕见。

2. 兰索拉唑胶囊

功能主治：用于胃及十二指肠溃疡、反流性食管炎、卓-艾综合征、消化性溃疡急性出血、急性胃黏膜病变出血，与抗生素联合用于 Hp 根除治疗。

用法用量：成人①胃及十二指肠溃疡：每天清晨口服 15~30 毫克，十二指肠溃疡疗程 4 周，胃溃疡疗程 4~6 周，反流性食管炎为 8~10 周；②卓-艾综合征：因人而异，可加大至 120 毫克/日。③Hp 根除治疗：参见埃索美拉唑该项。

毒副作用与不良反应：①过敏症：偶有皮疹、瘙痒等症状，如出现上述症状时请停止用药。②血液系统：偶有贫血、白细胞减少，嗜酸球增多等症状，血小板减少之症状极少发生。③消化系统：偶有便秘、腹泻、口渴、腹胀等症状；偶有 ALT、AST、ALP、LDH、γ-GTP 上升等现象，所以须细心观察，如有异常现象应采取停药等适当的处置。④精神神经系统：偶有头痛、嗜睡等症状，失眠、头晕等症状极少发生。⑤其他：偶有发热、总胆固醇上升、尿酸上升等症状。

注意事项：①服用本品时应整粒用水吞服。②肝功能障碍者及高龄者须慎用。③使用本品有时会掩盖胃癌的症状，所以在排除胃癌可能性的基础上方可给药。

3. 泮托拉唑钠肠溶片

功能主治：用于胃及十二指肠溃疡、反流性食管炎、卓-艾综合征、消化性溃疡急性出血、急性胃黏膜病变出血，与抗生素联合用于Hp根除治疗。

用法用量：成人①常规剂量40毫克/1次/日，早餐前服用。十二指肠溃疡一般疗程2周，胃溃疡和反流性食管炎疗程4周，部分病例疗程可适当延长。②对伴有幽门螺旋杆菌感染者，须采用联合疗法，一般持续1周，然后继续上述常规治疗。在联合疗法中，以下方案可供选择：a. 40毫克泮托拉唑，1000毫克阿莫西林，500毫克克拉霉素，上述各药均2次/日。b. 40毫克泮托拉唑，500毫克甲硝唑，500毫克克拉霉素，上述各药均2次/日。c. 40毫克泮托拉唑，1000毫克阿莫西林，500毫克甲硝唑，上述各药均2次/日。

毒副作用与不良反应：本品不良反应较少，少数患者出现头痛、头晕、恶心、腹泻、腹胀、皮肤瘙痒、皮疹等症状，并偶尔引起氨基转移酶升高，白细胞、血小板减少等实验室检查异常。

注意事项：①禁用于对该药的某种成分过敏的患者。②慎用于肝功能不全、妊娠和哺乳期妇女。动物实验未发现此药对胚胎的任何损害，但确实可见少量药物进入动物的乳汁。③肾功能不全和老年患者每日剂量不宜超过40毫克。目前尚无将之用于儿童的经验。④用药前须除外胃与食道的恶性病变，以免因症状缓解而延误诊断。⑤勿将其肠溶片嚼碎后服用。

4. 雷贝拉唑钠肠溶片

功能主治：用于胃及十二指肠溃疡、反流性食管炎、卓-艾综合征、消化性溃疡急性出血、急性胃黏膜病变出血，与抗生素联合用于Hp根除治疗。

用法用量：成人①活动性十二指肠溃疡：早晨服10~20毫克，疗程4~8周。②活动性胃溃疡：早晨服20毫克，疗程6~12周。③胃食管反流病：早晨服20毫克，疗程4~8周。④Hp根除治疗：可参见泮托拉唑。

毒副作用与不良反应：最常见的不良反应为头痛、腹泻和恶心。其他不良反应有鼻炎、腹痛、虚弱、胃肠胀气、咽炎、呕吐、非特异性疼痛或背痛、头晕、流感症状、感染性咳嗽、便秘和失眠。其他不良反应有瘙痒、皮疹、心悸、肌痛、胸痛、口干、消化不良、神经过度敏感、嗜睡、支气管炎、鼻窦炎、畏寒、嗳气、腿部抽搐、尿道感染、关节炎和发热、四肢无力、感觉麻木、握力下降、步履不稳、疲倦感；少见的不良反应有厌食、胃炎、体重增加、抑郁、瘙痒症、视觉/嗅觉功能障碍、口炎、发汗和白细胞增多症。

5. 胶体果胶铋胶囊

功能主治：胃及十二指肠溃疡，也可用于慢性浅表性胃炎、慢性萎缩性胃炎和消化道出血的治疗。

用法用量：①消化性溃疡和慢性胃炎：120～150 毫克/次（以铋计），4 次/日，于三餐前 1 小时及临睡前服用，或遵医嘱，疗程 4 周。②并发消化道出血：将日服剂量 1 次服用。方法为：将胶囊内药物取出，用水冲开搅匀后服用。

毒副作用与不良反应：服药期间本药可使大便呈无光泽的黑褐色，如无其他不适，当属正常现象，停药后 1～2 天内粪便色泽可转为正常。

注意事项：本药宜在餐前 1 小时左右口服。

6. 替普瑞酮

功能主治：用于各种原因引起的急、慢性胃炎，胃黏膜病变的改善及胃溃疡。

用法用量：成人 50 毫克/次，3 次/日，餐后 30 分钟口服。

毒副作用与不良反应：不良反应停药后即可消失。①消化系统：便秘、腹胀、腹泻、口渴、恶心、腹痛等症状，天门冬氨酸氨基转移酶（AST）及丙氨酸氨基转移酶（ALT）轻度升高。②精神/神经系统：现头痛等症状。③皮肤：出现皮疹、全身瘙痒等症状。④其他：有时会出现血清总胆固醇升高、上睑发红或发热等症状。

注意事项：妊娠期妇女、儿童应慎用，出现皮疹、全身瘙痒等皮肤症状时，应停止用药。

7. 瑞巴派特片

功能主治：胃溃疡和急、慢性胃炎的急性加重期胃黏膜病变（糜烂、出血、充血、水肿）的改善。

用法用量：①胃溃疡：成人 100 毫克/次，3 次/日，早、晚及睡前口服。急、慢性胃炎的急性加重期胃黏膜病变：成人 100 毫克/次，3 次/日。

毒副作用与不良反应：①严重不良反应：a. 白细胞减少（0.1%以下）、血小板减少（频度不明）：有时出现白细胞减少、血小板减少，这时应充分进行观察，发现异常时，应中止给药，做适当处理。b. 肝功能障碍（0.1%以下）、黄疸（频度不明）：有时出现伴随GOT、GPT、Y-GPT、AL-P。②一般不良反应：a. 过敏症（出现这样的症状即停止给药）：皮疹、瘙痒感、药疹样湿疹等过敏症状。荨麻疹精神、神经系统：麻木、眩晕、嗜睡。b. 消化系统：便秘、腹部胀满感、腹泻、恶心、呕吐、胃灼热、腹痛、嗳气、味觉异常等。c. 肝脏（转氨酶显著上升，或同时出现发烧、出疹等症状时，停止服药，并采取适当的措施）：GOT、GPT、Y-GTP、AL-P 上升等。d. 血液：白细胞、粒细胞、血小板减少。e. 其他：月经异常、BUN 上升、浮肿、咽喉部异物感、乳腺肿胀、乳房痛、乳房女性化、诱发乳汁分泌、心慌、发热、面部潮红、舌麻木、咳嗽、呼吸困难。

8. 米索前列醇片

功能主治：用于胃及十二指肠溃疡，急、慢性胃炎等。

用法用量：①胃及十二指肠溃疡：200 微克/次，4 次/日，于三餐前及睡前口服，疗程 4~8 周，如溃疡复发可继续延长疗程。②预防非甾体抗炎药相关消化性溃疡：200 微克/次，2~4 次/日。

毒副作用与不良反应：有腹痛，部分对象可发生呕吐和腹泻。极个别妇女可出现皮疹、手掌发红、瘙痒、寒颤、一过性发热甚至过敏性休克。

注意事项：①有心、肝、肾、脑血管或冠状动脉疾患者或肾上腺皮质功能不全者禁用。②有使用前列腺素类药物禁忌者，如青光眼、哮喘、过敏性结肠炎、过敏体质等。③低血压者慎用，因前列腺素 E 类药物有使外周血管扩张产生低血压的现象。④妊娠及哺乳期妇女禁用。

9. 美沙拉嗪

功能主治：①治疗溃疡性结肠炎（治疗急性发作、预防复发），特别适用于对柳氮磺吡啶不能耐受者的缓解维持。②用于克罗恩病的急性发作。

用法用量：①溃疡性结肠炎（急性发作）、克罗恩病：1 克/次，4 次/日；②溃疡性结肠炎：0.5 克/次，每日 3 次。

毒副作用与不良反应：①过敏反应：出现不依赖剂量的过敏反应，如皮疹、药物热、支气管痉挛、红斑狼疮样综合征等。②心血管系统：有报道患者同时服用本药和柳氮磺吡啶时出现胸痛和心电图改变，单独服用柳氮磺吡啶时症状消失，再次合用时心脏症状又出现。提示本药可能对心肌有影响。③神经系统：个别患者可出现头晕、头痛、定向力障碍。有个案报道用药后出现记忆力减退和精神集中障碍、下肢麻木等，停药 2 周后症状消失。④消化系统：腹泻、恶心、呕吐、口干、便秘、轻微胃肠不适等，个别患者可出现氨基转移酶升高。也有报道可引起胰腺炎，这可能是由于本药制剂的生物利用度增高，体内血药浓度升高所致。⑤泌尿系统：个别患者可出现血浆尿素氮升高。在动物实验中有肾脏毒性。⑥其他：可出现关节炎、瘙痒、关节痛、痉挛性肌痛等。

注意事项：①肝、肾功能不全者慎用。②血尿素氮升高或蛋白尿患者慎用。③老年人慎用，并限于肾功能正常者。④既往曾有氮磺吡啶不良反应病史者慎用。⑤幽门梗阻者慎用。⑥凝血机制异常者慎用。

10. 注射用英夫利西单抗

功能主治：用于重度/顽固性克罗恩病、瘘管性克罗恩病。尚可用于治疗类风湿性关节炎、强直性脊柱炎、斑块型银屑病等。

用法用量：静脉滴注，成人初始剂量为 5 毫克/千克，在首次给药后的第 2 周、第 6 周再给 5 毫克/千克，然后每 8 周给药 5 毫克/千克；对于疗效不佳的患者，可考虑将剂量调至 10 毫克/千克。维持治疗剂量的间隔根据疗效确定，如果 10 周内还没效果则停药。

毒副作用与不良反应：皮肤（皮疹、瘙痒、荨麻疹、真菌性皮炎、甲真菌病）、中枢神经系统（头痛、眩晕）、呼吸系统（上呼吸道感染、下呼吸道感染、呼吸困难、鼻窦炎、胸膜炎、肺水肿）、胃肠道反应（恶心、腹泻、腹痛、呕吐）、肝功能异常、心血管（高血压、低血压）、过敏反应、条件性感染。

注意事项：已存在严重感染如结核、真菌或细菌感染者需慎用。慢性心功能衰竭患者，有异型增生、结肠癌病史者慎用。

11. 双歧杆菌乳杆菌三联活菌片

功能主治：用于肠道菌群失调引起的腹泻和腹胀，亦可用于治疗轻、中型急性腹泻及慢性腹泻，调整肠道功能。

用法用量：①成人：420~840 毫克/次，2~3 次/日。②儿童：1 岁以下，

105毫克/次；1~6岁，210毫克/次；6~13岁，210~420毫克/次；以上均为2~3次/日。婴幼儿可剥开胶囊，倒出药粉用温水服用。

注意事项：①此药为活菌制剂，切勿将本品置于高温处。②口服时用低于40℃温水冲服。③避免与抗菌药同服。④对本品过敏者禁用，过敏体质者慎用。⑤儿童必须在成人监护下使用。⑥孕妇及哺乳期妇女应在医师指导下使用。

12. 鞣酸蛋白酵母散

功能主治：用于急性胃肠炎、非细菌性痢疾。

用法用量：成人，1~2克/次，每日3次。空腹服用。

毒副作用与不良反应：长期服用可引起便秘。

注意事项：对急性腹泻者，如在服用本品48小时后临床症状无改善，应及时停药，改换其他治疗方案。

13. 聚乙二醇4000散

功能主治：用于治疗成人及8岁以上儿童便秘的症状治疗。

用法用量：成人和8岁以上儿童，10克/次，每日1~2次，或一日20克，一次顿服，将每袋本品溶解在一杯水中服用（包括8岁儿童）。

毒副作用与不良反应：因在消化道内不被吸收或吸收量极少，潜在毒性极低。可能会导致腹泻，少数甚至腹胀、腹痛、恶心，停药后24~48小时后恢复正常。重新再服用小剂量即可。罕有过敏反应，如皮疹、荨麻疹和水肿。

注意事项：①妊娠及哺乳期妇女慎用。②出现水、电解质紊乱者停药。③建议不要长期使用，儿童应为短期治疗，疗程最好不超过3个月。

14. 注射用生长抑素

功能主治：①消化性溃疡、应激性溃疡、糜烂性出血性胃炎合并的大出血。②肝硬化食管胃底曲张静脉出血。③预防和治疗急性胰腺炎。④预防和治疗胰腺手术后并发症。⑤胰、胆、肠瘘的辅助治疗。⑥糖尿病酮症酸中毒的辅助治疗。⑦其他肢端肥大症、胃泌素瘤、胰岛素瘤、血管活性肠肽瘤。

用法用量：①上消化道大出血，包括食管静脉曲张出血：先缓慢静注负荷量250微毫（3~5分钟内），继以静滴250微克/时，止血后应连续给药48~72小时。②胰、胆、肠瘘辅助治疗：持续静滴250微克/时，直至瘘管闭合（2~20 天），闭合后继续用药 1~3 天。③预防胰腺手术并发症手术开始时连续静滴 250 微克/时，共 5 天。④急性胰腺炎：尽早应用，连续静滴 250 微克/时，72~120 小时。为预防手术病人发生外周和手术后的胰腺炎，以及防止 ERCP 或括约肌成形术所引起的胰腺并发症，应于术前 2~3 小时开始用生长抑素 14 肽，连续静滴 250 微克/时至手术后 24 小时。⑤糖尿病酮症酸中毒辅助治疗：以 100~500 微克/时，连续静滴，作为胰岛素治疗的辅助措施。

毒副作用与不良反应：少数病例用药后出现恶心、眩晕、面部潮红。当注射速度超过每分钟 0. 05 毫克时，病人会发生恶心和呕吐现象。

注意事项：①由于本品抑制胰岛素及胰高血糖素的分泌，在治疗初期会导致血糖水平短暂下降。②胰岛素依赖型糖尿病患者使用本品后，每隔 3~4 小时应测试一次血糖浓度，同时给药中，尽可能避免使用葡萄糖。必要的情况下应使用胰岛素。③在连续给药的过程中，应不间断地注入，换药间隔最好不超过 3 分钟。可能时，可通过输液泵给药。④应单独给药，避免与其他药物混合配伍。⑤动脉性出血不是生长抑素的适应证。

15. 奥曲肽注射液

功能主治：用于肠道菌群失调引起的腹泻和腹胀，亦可用于治疗轻、中型急性腹泻及慢性腹泻，调整肠道功能。

用法用量：①肝硬化食管胃底曲张静脉出血：0. 1 毫克缓慢静注（不少于 5 分钟），随后 25~50 微克/时静脉滴注至少 48 小时。②应激性或消化性溃疡出血皮下注射 0. 1 毫克，每 8 小时一次，疗程 3~5 天。严重者静脉给药。③胰腺疾病急性重型胰腺炎，皮下注射，每次 0. 1~0. 2 毫克，每 8 小时一次，疗程 5~14 天。胰腺损伤或手术后胰瘘，皮下注射，每次 0. 1 毫克，每 8 小时一次，疗程 7~14 天或直至瘘管闭合。预防胰腺手术后并发症，术前 1 小时皮下注射 0. 1 毫克，以后每 8 小时皮下注射 0. 1 毫克，疗程 7 天。④胃肠道瘘管每 8 小时皮下注射 0. 1 毫克，疗程 10~14 天或直至瘘管闭合。⑤肢端肥大症，突眼性甲状腺肿，胃、肠及胰腺内分泌肿瘤每 8 小时皮下注射 0. 1 毫克，疗程 7~14 天。

毒副作用与不良反应：①注射部位疼痛或针刺感，一般可于 15 分钟后缓解。②消化道不良反应有厌食、恶心、腹泻、脂肪便、腹痛等。③长期应用可引起胆石症和胃炎。④偶见高血糖、糖耐量异常和肝功能异常者。

注意事项：①对本品过敏者，孕妇、哺乳期妇女和儿童禁用。老年人，高尿酸血症患者，全身感染者，肾脏、胰腺功能异常者和胆石症患者慎用。

②少数患者长期治疗有形成胆石的报道，应于治疗前及治疗后每6~12个月行胆囊超声波检查。③对胰岛素瘤患者，本品可能加重低血糖程度并延长其时间，应注意观察。④本品可减少环孢菌素的吸收，延缓西咪替丁的吸收。

16. 熊去氧胆酸胶囊

功能主治：用于胆固醇型胆结石及胆汁缺乏性脂肪泻，也可用于预防药物性结石形成及治疗脂肪痢（回肠切除术后）。

用法用量：成人按体重8~10毫克/千克/日，早、晚进餐时分次口服。疗程最短为6个月，治疗开始后6~10个月，做超声或胆囊X射线检查及胆囊造影无改善者可停药；如结石已有部分溶解则继续服药直至结石完全溶解。

毒副作用与不良反应：常见腹泻；偶见便秘、过敏、头痛、头晕、胰腺炎和心动过速等。

注意事项：本药不能溶解胆色素结石、钙化胆固醇性结石、混合结石及不透过X线结石。

第四章　生活指导

1. 预防胃肠病反复发作的重点

慢性胃肠疾病易反复发作，这是许多患者的体会。在治疗及日常生活中，应注意以下几点，有助于防止疾病复发。

（1）饮食预防。俗话说“病从口入”，这句话用在胃肠疾病中很恰当。饮食因素与胃肠病的发生关系最密切，要预防胃肠病的发生，一定要注意病从口入之饮食。饮食要规律，三餐规律是预防胃炎、消化性溃疡的基本要求。因人的胃肠道需要有规律地运动，无规律的饮食破坏了胃肠道的生理规律，为各种胃肠疾病埋下隐患。司机群体中胃肠疾病高发，与三餐不规律有很大关系。很多人尤其小儿有该吃饭时不吃饭、不吃饭时零食不断的习惯，这会破坏胃消化酶分泌的正常规律，使胃得不到休息，非常不利于胃肠道健康。日常规律饮食可遵循“早吃好、午吃饱、晚吃少”的原则进行，这一原则尤适宜于老年人。

（2）膳食结构要合理。人体健康必需的营养素有蛋白质、脂肪、糖、维生素、水和膳食纤维。饮食中要注意合理补充这些必要的饮食来源。脂肪主要存在于油脂中；五谷主要提供糖类；蔬菜、水果主要提供维生素和矿物质；膳食纤维是指植物中不能被消化吸收的成分，是维持健康不可缺少的因素，它能软化肠内物质，刺激胃壁蠕动，辅助排便。偏食、饮食结构不合理可引起营养素的缺乏，不利于健康。例如高脂肪、低膳食纤维饮食被认为与大肠癌密切相关。

（3）食用清洁、健康食品。饮食不洁是急性胃肠炎的首要病因，尤其在夏秋季节，要注意饮食卫生；多吃新鲜绿色食品，控制食盐摄入量，过咸、腌制、烟熏、油炸等食品尽量少吃，这些食品可产生致癌物质，是诱发胃癌的危险因素。

（4）养成良好的进食方式和饮食习惯。①坐姿端正，使胃肠道顺畅，血流供应通畅充足，充分发挥胃肠消化吸收的生理功能。进食时不要蹲着吃，蹲着吃使腹部及消化道血管受挤压，不利于胃肠血液供应而影响消化吸收的功能。另外，有些人喜欢边看书边吃饭，或边玩边吃，同样，由于阅读或玩时大量血液供应脑，供应消化吸收的血液相对减少，影响消化吸收，长期下去，易致慢性胃病。细嚼慢咽，使唾液充分与食物混合，有利于消化。狼吞虎咽，囫囵吞枣，食物咀嚼不充分，消化液分泌不足，食物难以充分消化，久而久之，易致胃病。饮食切忌过饱。暴饮暴食，不仅增加胃负担，使胃的消化能力难以承受，造成消化不良，有时还可导致急性胃扩张、胃穿孔等严重疾患。

（5）情绪预防。精神紧张、压力过大会引起胃肠应激反应，诱发胃肠疾病。在面对各种压力的情况下，要学会自我调节情绪。

（6）对于明确感染了幽门螺旋杆菌的慢性胃病患者，在常规治疗效果不佳、病情反复发作的情况下，治疗中可选择加入根除幽门螺旋杆菌的治疗方案，并在治疗结束至4周后进行复查，以判断病菌是否已被根除。

（7）合理使用内服药。一些药物如非甾体类抗炎药会直接损伤胃黏膜上皮层，因此要在医师指导下谨慎合理地用药，避免长期、大量服用能损伤胃黏膜的药物。

（8）选择适当的健身方式，坚持锻炼，提高机体自身免疫力。如中医所说“正气存内，邪不可干”，增强机体正气，以抵御外邪侵害，是防止疾病复发的根本方法。

2. 为什么胃肠病患者要高度重视日常饮食

要维持人体生命活动的生生不息，饮食是重要的能量支持。而对饮食进行消化和吸收的重担就落在人体消化系统中，或者说主要由胃肠来负责。消化功能强健，人体能量来源充足，是生命活动旺盛的一个重要保证；若消化系统出现问题，常常或多或少影响到人的消化或吸收功能，使人体能量供应受到影响。“巧妇难为无米之炊”，缺乏必要能量供应，势必影响人的整体生命活动。临床中胃肠疾病患者多形体消瘦，很少见肥胖者，正是消化或吸收存在障碍、能量来源不足的表现，因此胃肠功能在生命活动中的意义非同小可。中医称脾胃为后天之本，气血生化之源。突出了脾胃功能在生命活动中的重要地位，而在中医临床中，历代医家在治疗各种疾病过程中，常格外顾护脾胃功能，认为“多一分胃气，便多一分生机”，其意义也在于此。

饮食不当，常常会损害胃肠功能，如饮食不洁、暴饮暴食、饮食不规律等，都会增加胃肠负担或打乱胃肠活动规律，给胃肠带来或短暂或长期的影响。胃肠疾病患者消化系统已存在问题，或者说对饮食的消化吸收已经存在一定障碍，就要格外重视日常饮食，稍有不慎，常常会诱发或加重胃肠疾病。

3. 胃肠病患者通用饮食原则

（1）注意食用有营养的食物。多吃些高蛋白食物及高维生素食物，保证机体各种营养素充足，防止贫血和营养不良。高蛋白食物主要是禽蛋类、奶类、肉类等，高维生素食物主要是新鲜蔬菜及水果，如绿叶蔬菜、西红柿、茄子、红枣等。对已经出现贫血和营养不良者，应在饮食中增加富含蛋白质和铁的食物，如瘦肉、鸡、鱼及肝、肾等动物内脏。

（2）注意饮食酸碱平衡。当胃酸分泌过多时，可喝牛奶、豆浆，吃馒头或面包以中和胃酸。当胃酸分泌减少时，可食用浓缩的肉汤、鸡汤及带酸味的水果或果汁，以刺激胃酸分泌，帮助消化，要避免引起腹部胀气和含纤维较多的食物，如豆类、豆制品、蔗糖、芹菜、韭菜等。当患有萎缩胃炎时，宜饮酸奶，因酸奶中磷脂类物质会紧紧地吸附在胃壁上，对胃黏膜起保护作用，使已受伤的胃黏膜得到修复，酸奶中特有的成分——乳酸分解代谢所产生的乳酸和葡萄糖醛酸能增加胃内的酸度，抑制有害菌分解蛋白质产生毒素，同时使胃免遭毒素的侵蚀，有利于胃炎的治疗和恢复。

（3）注意进餐量，减轻胃肠负担。平时一定要把握进餐量，七八分饱最好。不能因喜好某种食物而多吃，一定少食多餐，以加强营养、减轻胃部负担为原则。

（4）注意饮食规律。研究表明，有规律地进餐，定时定量，可形成条件反射，有助于消化腺的分泌，更利于消化。每日三餐定时，到了规定的时间，不管肚子饿不饿，都应主动进食，避免过饥或过饱。要适时饮水，最佳的饮水时间是晨起空腹时喝一杯水，餐后立即饮水会稀释胃液，用汤泡饭也会影响食物的消化。

（5）注意细嚼慢咽。饮食过程中要注意细嚼慢咽，以减轻胃肠负担。对食物咀嚼次数越多，随之分泌的唾液也越多，有助于消化并保护胃黏膜。饮食温度要适宜，应以不烫不凉为度。

4. 哪些食物对胃肠病患者有益

根据胃肠疾病的不同，可选择不同类型食物，可以经常食用以下几种食物。

（1）萝卜缨。萝卜缨即白萝卜的嫩叶，它含胡萝卜素和维生素 B_1、B_2、B_6，能增进食欲，促进消化，又能清热解毒，是慢性胃病患者夏末秋初的良好蔬菜。沸水烫过后拌或炒均可。

（2）白萝卜。俗话说，“冬天吃萝卜，医生不用开药铺”。白萝卜含有许多消化素和淀粉酶，对修复胃黏膜和促进消化功能有着很大作用。日本学者认为，白萝卜能切断精神紧张—胃炎—胃溃疡的恶性循环，是防止胃病的“仙丹”。

（3）南瓜。南瓜富含丰富的胡萝卜素，南瓜营养丰富且全面，还含有较丰富的钾、钙、镁、硒、铁、锌等。能强化胃黏膜，预防感冒和癌症。慢性胃病常吃南瓜可防止发生胃癌。

（4）青芋。青芋又名芋艿、芋头，也是秋节出产一年四季均能吃到的食物。芋头含有黏蛋白，可滋润和保护胃黏膜，防止胃蛋白酶伤害胃黏膜而形成溃疡。

（5）酸奶。常喝酸奶能使人体肠道保有适量的乳酸杆菌，进而抑制腐生菌的生存和繁殖。同时酸奶中所富含的乳酸杆菌还能促进肠胃蠕动，具有清理肠道、促进消化的作用。因此，它有“胃肠清道夫”的美誉。当口服抗生素治疗某些炎症性疾病时，不能同时服用酸奶。抗生素治疗后饮用酸奶，则既可补充营养，又可避免抗生素引起的肠道菌群失调现象，使肠道重新获得平衡，同时保护胃黏膜。

5. 喝牛奶是否有益于胃肠病患者

牛奶由于富含蛋白质、乳糖和钙质等多种物质，近几年被推广普及，成为很多家庭的早餐必备品。牛奶虽然营养丰富，但不宜空腹喝。牛奶中的蛋白质须经过胃与小肠消化分解成氨基酸才能在小肠被吸收，而空腹喝奶时胃排空很快，蛋白质还来不及吸收即被排到大肠，不但造成了营养的浪费，而且蛋白质还会在大肠内腐败成有毒的物质。对于胃肠病患者来说，同样不宜空腹服用。

长期以来，牛奶一直被视为极佳的胃酸缓冲剂，但它虽可暂时缓冲胃酸，但稍后牛奶里的钙和蛋白质会刺激更多的胃酸分泌，使胃更不舒服。正确的方法是喝牛奶前最好先吃点东西或边吃食物边饮用，以利于营养成分的吸收。可与馒头、饼干等食物同食。胃肠病患者由于消化吸收功能弱，不宜大量饮用牛奶，可少量多次服用。

另外胃肠手术后不宜喝牛奶。胃肠手术操作对腹腔器官的影响，加之麻醉暂时性抑制作用，使得肠蠕动减弱，术后肠腔内收紧，因此，胃肠手术后的病人忌饮牛奶等产气食品，应给予米汤、藕粉等流质饮食。当然，对于胃肠病患者来说，更好的办法是用酸奶代替鲜奶，因为酸奶利用乳酸杆菌使牛奶发酵产生乳酸，并使乳糖含量降低，更利于肠道的消化吸收。

6. 胃肠病患者通常要少吃哪些食物

（1）油炸食物。因为这类食物不容易消化，会加重消化负担，吃得多会引起消化不良，还会使血脂增高，对健康不利。

（2）腌制食物。这些食物中含有较多的盐分以及某些可致癌物，不宜多吃。

（3）生冷食物。生冷寒凉食物可刺激胃肠黏膜，易引起腹泻。

（4）刺激性食物。如咖啡、可乐、酒、辣椒、芥末、胡椒等。刺激性强的食物对消化道黏膜具有较强的刺激作用，容易引起腹泻或消化道炎症。

（5）太粗糙的食物。这类食物会增加胃肠负担，平时尽量少吃，摄取时不可一次食用过多，例如纤维过老过粗、咬来感到费力的笋子等。

（6）容易引起胀气的食物。有些食物容易产气，例如地瓜、青椒、洋葱等，易产生饱胀感。

（7）滑肠性食物。如油脂含量高的松子、黑芝麻糊、瓜子仁等不宜多吃。

（8）过甜的食物。如甜点、蔗糖、巧克力等，食物过甜也能刺激胃酸过多分泌，不宜多吃。

7. 胃肠病患者为何要远离烟酒

吸烟有害健康，长期大量饮酒亦对健康不利，这是健康常识。对于胃肠病患者来说，烟酒均属于刺激性物品，可对消化道造成不利影响，建议胃肠病患者尽量远离。

研究发现，吸烟会引起胃黏膜血管收缩，影响胃壁细胞的血液供应，并使胃黏膜中的前列腺合成减少。前列腺素是一种胃黏膜保护因子，它的减少会使胃黏膜抵抗力降低而引发胃病。吸烟又会刺激胃酸和胃蛋白酶的分泌，所以嗜烟成癖是引起各种胃病的重要诱因。

酒精也会抑制或减少胃黏膜合成前列腺素，从而引发胃黏膜损伤，使胃黏膜发生充血水肿甚至糜烂出血而形成溃疡。研究发现，喝大量啤酒可以引起慢性胃炎，已患慢性胃炎又可加重或促使病情反复。慢性胃炎病人饮用大量啤酒后，病人比较普遍地感到上腹胀满、烧灼感加重、嗳气频繁、食欲减退，这就是胃黏膜受损的表现。长期饮酒还会损害肝脏，引起酒精性肝硬化。胰腺炎的发生也与酗酒有关。这些损害反过来又会加重对胃肠的伤害。

8. 胃肠病患者为何要少食辛辣食物

我国地域辽阔，物产丰富，葱、蒜、辣椒、胡椒、芥末等辛辣食品作为普通调料已走进千家万户，著名的川菜就是以麻辣为特色，北方的山东、河南一带有生食葱、蒜的习惯。辛辣食物与胃肠病有何关联呢？流行病学资料证明，喜食辛辣刺激食物的人胃病发病率并不比不吃辛辣食物的人高，两者没有明显的相关性。那么食物对胃黏膜是不是就没有什么影响呢？国外曾有人做过试验，给一组健康实验者进食含有大量胡椒的意大利饼，分别于餐后6、8、24、48小时行4次纤维胃镜检查，发现餐后第6、8小时胃黏膜呈充血、水肿改变，餐后24小时胃黏膜出血糜烂，但餐后48小时胃镜检查，胃黏膜完全恢复正常。这说明辛辣刺激食物对胃黏膜有损害作用，但一般不引起慢性炎症。也有人报道，辛辣食物可以增加胃黏膜的血流量，加快胃黏膜代谢，促进消化，从某种意义上说也有保护胃黏膜的作用。由此可见，健康人可以放心地食用辛辣食物，但对于患有胃炎、胃溃疡的病人则应慎用，以免加重对胃黏膜的损害，影响胃溃疡的愈合。

9. 胃肠病患者宜选择吃植物油还是动物油

胃肠病患者宜吃植物油。最新研究发现，人体自身产生的前列腺素具有刺激胃黏膜的形成和调节胃液酸度的功能，对胃黏膜起保护作用。胃炎、胃溃疡、胃排空迟缓等病的发生与发展，均与体内前列腺素合成的减少有关。生理学家研究证实，十二指肠黏膜可利用亚油酸转化产生前列腺素。当此类不饱和脂肪酸从胃内进入十二指肠后，可使前列腺素分泌在数分钟内升高数百倍。因此，胃肠病患者摄入的脂肪应以植物油为主，这样有益于保持血液中前列腺素的正常水平和防止其不同成分的比例失调。这对减少胃肠病的发生与促进胃肠病患者的康复，都是十分有益的。

另外，富含动物性脂肪的食品，虽能抑制胃液分泌，却不易消化，会停滞在胃中很长时间，因此植物油脂是胃肠病患者的首选。

10. 急性胃肠炎患者如何饮食

患急性胃炎时胃黏膜发生充血、水肿，甚至糜烂、出血。所以，急性胃炎患者应在医师指导下，可禁食1~2天，或以流质饮食为主，少食多餐。待症状缓解，可以少渣半流质饮食，逐渐过渡到少渣软饭。饮食应无刺激、少纤维，如大米粥、瘦肉米粥、蛋花粥、煮细挂面甩蛋花、面片汤、蒸蛋羹，并可适量选用烤馒头干、面包干、苏打饼干、咸面包等。另外，可补充适量蛋白质，可选食煮熟的瘦肉或肉末，制成肉丸、肉丝，以及烩鱼片、鱼丸等，以增加机体的抗病能力。

下面以一日食谱为例，可供参考。

（1）发作期：流质饮食

早餐：米汤1杯。加餐：藕粉1杯。

午餐：鸡蛋汤1碗。加餐：淡果汁1杯。

晚餐：鸡蛋羹1碗。加餐：藕粉1杯。

（2）恢复期：少渣饮食

早餐：稀粥、蒸蛋羹、面包2片。加餐：藕粉1杯。

午餐：烩鱼片粥1碗。加餐：牛奶冲藕粉，苏打饼干。

晚餐：细切面煮肉末甩蛋花1碗，面包1~2片。

急性肠炎多与饮食不洁有很大关系，患者根据病情也可选择禁食1~2天，使肠胃得到足够的休息；待症状稍缓解，没有恶心感时，可以开始吃一些清淡食物，例如米汤、稀饭等。患者在急性期常有呕吐、腹泻等症状，因失水较多，在饮食上应注意补充大量液体，可供给鲜果汁、藕粉糊、鸡蛋汤等流质食物，并应大量饮水，缓解脱水症状并加速毒素的排泄。膳食中应少用或不用蔗糖，以免产生或加重肠胀气，随着症状缓解再慢慢恢复正常饮食。

11. 急性肠胃炎患者饮食有哪些禁忌

急性胃肠炎多因吃了含有细菌或霉素的不洁食物使胃肠黏膜发生病变，或由化学药品、物理性刺激所致。其发病的原因很大程度上与饮食不当密切相关。因此，急性胃肠炎患者在饮食调理中应注意以下几点。

（1）进食一些生的蔬菜、水果以及粗纤维含量较高的食物。

（2）为避免胃肠道发酵、胀气，急性期应忌食牛奶、豆浆等易产气食品，并应减少脂肪食用量。

（3）禁食煎炸食品及所有腌熏的腊鱼、腊肉。

（4）注意饮食卫生，勿食霉变食品。

（5）禁食各种对胃黏膜有刺激的食物，如烈性酒、浓咖啡、浓茶、芥末、生蒜等，同时避免过硬、过酸、过辣、过咸、过热、过分粗糙的食物。

（6）慎用或不用易损伤胃黏膜的药物。

（7）为减轻胃肠负担，应少食多餐，一日进餐5~6次为适宜。烹调上可采用蒸、煮、烩等方法，以利于消化吸收。

12. 慢性胃肠炎患者日常饮食原则

胃肠炎患者除了饮食禁忌外，平时应遵守以下饮食原则。

（1）要注意饮食规律，三餐定时定量，不宜过饱，避免暴饮暴食。正餐之间可少量加餐，但不宜过多，以免影响正常饮食。

（2）饮食少含渣滓，尽量吃易于咀嚼和消化的软食。少食含纤维素多的食物，可通过烹调加工将食物中的粗硬纤维切碎煮软。症状严重时以软烂、易消化的食物为主食，豆类、花生米等硬果类都要煮透、烧熟。由于食物经过切碎、煮软、炖烂，会损失较多维生素和矿物质，因此要随时补充富含维生素和矿物质的饮食。

（3）宜清淡、少油食物，清淡膳食易于消化吸收。宜选用蒸、煮、焖、炖、烩等烹调方法。不宜选用煎、炸、熏、烤等烹调方式。

13. 慢性浅表性胃炎饮食原则

浅表性胃炎的特点是胃酸分泌多，因此饮食要注意中和胃酸，避免食物刺激带来的更多胃酸分泌。

（1）少食多餐，每日5~6餐。可增加无糖牛奶、苏打饼干、多碱馒头等。

（2）烹调方法：宜用蒸、熬、煮、氽、烩等烹调方法。忌食煎、炸、烹、溜、生拌的食物。宜进食奶油和黄油（可抑制胃酸分泌）。

（3）忌食粗纤维多的蔬菜及咖啡、浓茶、烈酒等，也不要食用辣、酸及过甜的食物。另外，浅表性胃炎虽会分泌过多胃酸，易消化含蛋白质多的肉类，但肉类会促进胃液分泌，因此不宜摄取过量。

14. 慢性萎缩性胃炎饮食原则

慢性萎缩性胃炎，尤其中、重度的慢性萎缩性胃炎，由于胃黏膜萎缩明显，常可引起胃酸缺乏。而胃酸的作用对人体相当重要，除了有激活胃蛋白酶、分解食物等助消化作用外，还能协助铁、维生素 B_6 的吸收。所以患者在饮食上，要注意刺激胃酸分泌。

（1）少食多餐，每日 6 餐，选择易消化的食物。可适量以醋调味增加食欲并助消化。

（2）进食富含优质蛋白质及铁的食物。进食新鲜蔬菜，如番茄、油菜、菠菜、胡萝卜等。

（3）胃酸少时，还可用肉汤、鸡汤、鱼汤来增进食欲，以刺激胃酸的分泌，提高胃酸浓度。

（4）在主食的选择上，提倡以面食为主食，面食较米饭对胃的保护作用要好。但应限制含碱多的面条、馒头、奶油、黄油等中和胃酸或抑制胃酸分泌的食物。

15. 家常食物性味功效如何

根据中医学理论，每一种食物均有其“四气”即寒热温凉和“五味”即酸苦甘辛咸的偏性，使用后均可作用于相关脏腑，产生一定保健治疗作用。那么家常食物性味功效如何呢？兹简介如下，以供胃病患者参考。

（1）主食类

大米：甘，平，微凉，健身养胃，止渴，除烦。

糯米：又名江米、元米。甘，微温，暖脾胃，补中益气，缩小便。

小麦：甘，凉，养心除烦，利尿止渴。

玉米：又名玉蜀黍、包谷、苞米。甘，平，调中和胃，降浊利尿。

（2）豆类及油类

花生：又名长生果、落地生。甘，平，润肺止咳，和胃，利尿，止血，催乳。

花生油：甘，平，滑肠下积。

黄豆：又名黄大豆。甘，平，健脾益气，补养气血。

麻油：又称胡麻油、芝麻油、香油。甘，凉，润燥滑利通便，解毒生肌。

豌豆：又名青豆、雪豆、荷兰豆。甘，平，益气中和，解疮毒，利小便。

赤豆：又名红饭豆、赤小豆、米赤豆。甘、酸，平，除热毒，散恶血，消胀满，利小便，通乳。

蚕豆：又名胡豆。甘，平，健脾胃，和脏腑，止血，解毒。

绿豆：甘，凉，清热解毒，除烦消暑，生津止渴，利尿消肿。

（3）蔬菜类

葱：又名香葱、青葱、葫葱、蒜葱。辛，温，发表解肌，利肺通阳，温暖脾胃。

生姜：辛，微温，发汗解表，温中止呕，健脾开胃，解半夏之毒。

大蒜：又名葫蒜、蒜头、独蒜、大蒜头。辛，温，抗菌消炎，解毒健胃，温阳散寒，活血散痈。

辣椒：辛，热，温中散寒，开胃除湿。

白菜：甘，凉，清热除烦，解渴利尿，通利肠胃。

萝卜：辛、甘，凉，消食顺气，醒酒化痰，润肺止渴，解毒，散瘀，利尿。

芹菜：甘，凉，平肝清热，祛风利湿。

菠菜：甘，凉，敛阴润燥，调中养血。

韭菜：辛，温，稳中下气，行血除湿，补肾壮阳。

冬瓜：甘，淡，凉，清热解毒，养胃生津，止渴利尿，减肥健美。

莲藕：甘，涩，寒，生者清热生津，凉血散瘀止血，熟者健脾开胃，补血止泻固精。

（4）肉类

猪肉：甘，咸，平，补益气血，养阴润燥。

牛肉：甘，平，补脾胃，养五脏，益气血，强筋骨，利水湿。

羊肉：甘，温，暖中补虚，益气开胃，强身健体。

鸡肉：甘，温，补血，养五脏，强筋骨，润肌肤，填精髓。

鸭肉：甘，微寒，滋阴补虚，养血健身。

（5）水产类

鲫鱼：又名鲋鱼、脊鱼。甘，平，补益气血，除湿利水。

青鱼：甘，平，益气力，滋阴平肝，逐水除湿。

鲤鱼：甘，平，利水消肿，下气通乳。

虾：甘，咸，温，补肾壮阳，强腰膝，下乳状汁，益气血，开胃化痰。

蟹：又名毛蟹、河蟹、螃蟹。咸，寒，清热解毒，舒筋活络，益气养血。

（6）水果类

木瓜：甘，酸，温，平肝和胃，舒筋祛湿，消水肿，除胀满，强筋骨。

西瓜：甘，凉，生津止渴，清热祛暑。

草莓：甘，平，生津止渴，止腹泻，健脾润肺。

猕猴桃：甘，酸，寒，解热止渴，利尿通便。

橘：甘，酸，性凉，入肺胃经，疏肝理气，开胃润肺，生津润燥，止渴止呕，除烦解酒。

梨：甘，微酸，凉，生津止渴，清热化痰，止咳，除烦，通便。

苹果：甘，微酸，凉，生津清热，健脾开胃，助消化。

枣：甘，平，温，补中益气，养血安神。

杏：甘，酸，平，生津润肺，理气止咳，健脾开胃。

桃：甘，酸，温，生津除热，活血消积，养肝润肠。

柿子：甘，涩，寒，清热止渴，润心肺，开胃清痰，涩肠止血。

樱桃：甘、辛、平，补中健脾，除热止泻。

荔枝：甘、酸，温，补气血，填精髓，止烦渴，益颜色。

16. 消化性溃疡病患者的饮食原则

饮食调养在促进溃疡病愈合、防止溃疡病复发等环节上起着重要的作用。消化性溃疡患者要遵循以下饮食原则。

（1）三餐要规律，急性期可适当增加餐次，少食多餐，每日 5~6 餐，注意定时定量，避免过饥过饱。

（2）选用易消化、营养价值高及能保护胃的食物。尤其急性溃疡发作时，宜以营养丰富、渣滓少、容易咀嚼消化的食物为主，例如青嫩去茎梗的叶菜类蔬菜、去皮去子的水果、嫩而无筋的瘦肉等。

（3）烹调方法宜用蒸、熬、煮、汆、烩等，忌食煎炸的食物。

（4）避免过黏食物，如年糕、粽子等糯米类食物，黏性较大，会刺激胃壁细胞分泌胃液，不适合溃疡患者使用，以免加重病情。

（5）避免过甜、过酸、过冷、过热及过油腻的食物，这些食物会刺激胃黏膜，常导致患者不适。

（6）避免刺激胃酸分泌的食物，例如酒、咖啡、浓茶、饮料、辛辣调味品。

17. 为什么消化性溃疡患者要选择高蛋白饮食

消化性溃疡患者要选择易消化的营养价值高的食物，尤其是高蛋白饮食。为什么要这样呢？溃疡病的发生与工作过度疲劳、精神紧张、情绪不好、睡眠不足等因素密切相关。人在身体过劳与精神压力下，会消耗大量体内储存的蛋白质，若压力过大，也会挪用到胃壁或肠壁的体蛋白，使胃肠壁变薄，导致附在胃壁的黏液腺萎缩或破坏。黏液分泌不足时，则无法保护胃壁，当食物自食道进入胃中时，胃酵素开始分泌出来，因为酵素中含有盐酸，盐酸就直接侵蚀胃壁，人就感到疼痛。此时的胃酸是一把双刃剑，因为一方面食物中的蛋白质必须靠胃酸才能分解成氨基酸的形式，才能在肠内被吸收利用，矿物质也是靠胃酸溶解后才能吸收；另一方面，胃酸又会侵蚀胃壁形成溃疡引起疼痛，若单纯抑制胃酸分泌，虽然暂时会减轻疼痛，但会影响蛋白等营养物质的吸收，使蛋白质极度缺乏的身体得不到补给，胃肠溃疡就难以治愈。因此消化性溃疡最根本的治疗方法是补充蛋白质，多吃高蛋白食物。植物蛋白、动物蛋白都可选用，如豆浆、豆腐、蛋、鱼、嫩瘦肉、动物肝脏等都很适合。

18. 为什么消化性溃疡患者要选择低脂饮食

消化性溃疡患者要尽量避免高油脂的食物，油脂过多会刺激胃酸分泌更多，增加胃肠消化负担，易引起胃灼热、打嗝等不适。尽量少喝一些汤类，如鸡汤、浓缩的肉汤等，如果吃炖菜等，必须撇去浮油，少喝汤，多吃一些菜。不宜食用含有过多脂肪的食物。如果患者一定要吃肉，在食用的时候，至少要将脂肪剔除，避免将肉类食物煮得太老，也要避免炭火烤制的肉食，因为那样会使食物中的分子结合得太紧，难以消化。

19. 为什么消化性溃疡患者要多补充维生素 C

维生素 C 可促进溃疡面的愈合，有利于胃肠溃疡疾病的痊愈。事实也证明了这一点，美国、瑞士、英国等发达国家几十年来胃溃疡发病率大大降低，与人们生活习惯的改变、经济的发展关系密切。有了冰箱以后，人们可以吃到比较新鲜的果蔬，从而增加了维生素 C 和蛋白质的摄入，减少了胃溃疡的发生率。我们每天的食物中虽含有维生素 C，但胃溃疡患者利用有障碍。因为，患者会经常服用抗溃疡药物，其中多含碳酸氢钠、碳酸镁等碱性成分，这些成分的碱性作用会影响维生素 C 的吸收，因此消化性溃疡患者仅靠食物中的维生素 C 计量是不够的，最好额外补充。补充时要注意与溃疡药错开服用，可在服用药物 2 小时后，即药物充分代谢或完全被分解吸收后再服用维生素 C，避免了二者的相互影响。维生素 C 可每日补充 100 毫克。

20. 消化性溃疡患者如何选用日常含维生素 C 多的果蔬

一提到维生素 C，通常人们都会认为水果中含量较高，只要经常吃水果，就不会缺乏维生素 C，其实这种看法是片面的。水果中维生素 C 的含量也不尽相同，有的含有丰富的维生素 C，有的维生素 C 含量却很少。资料表明，以 100 克水果的维生素 C 含量来计算，猕猴桃含 420 毫克，鲜枣含 380 毫克，草莓含 80 毫克，橙子含 49 毫克，枇杷含 36 毫克，橘子、柿子各含 30 毫克，香蕉、桃子各含 10 毫克，葡萄、无花果、苹果各自只有 5 毫克，梨仅含 4 毫克。从这些数据中，我们会发现猕猴桃是含维生素 C 最多的水果，被称为“水果之王”确实当之无愧，而原本我们认为会含维生素 C 多的苹果、梨等水果其实维生素 C 含量并不高。溃疡病患者可根据自己的具体情况选择食用一些上面介绍的富含维生素 C 的水果。注意进食不要过多，每次可少量食用。

另外，香蕉富含钾，还含有一种能帮助人脑产生 5-羟色胺的物质，能使人的心情变得愉悦，减轻疼痛和忧郁，故有“快乐食品”之称。香蕉含有丰富的微量元素镁，有预防癌症的作用。香蕉还有润肠的作用。虽然香蕉有如此多的保健功效，但有溃疡病的人胃酸分泌较多，腹泻的人肠胃功能差，吃了香蕉会加重溃疡病和肠胃病的病情，不宜食用。

蔬菜中维生素 C 的含量也各不相同，一般来说，绝大多数绿叶菜都含有丰富的维生素 C。资料显示，青椒、番茄、甘蓝、黄瓜、菜花等每百克维生素 C 含量超过 50 毫克，白菜、油菜、香菜、菠菜、芹菜、苋菜、豌豆、豇豆、萝卜等每百克中维生素 C 含量在 30~50 毫克。而维生素 C 含量最多的蔬菜，当属西兰花，又称绿花菜，它是蔬菜界的维生素 C 含量之王，大概是西红柿维生素 C 含量 6 倍之多，吃的时候尽量别炒，凉拌或是涮锅对维生素 C 含量破坏较少。溃疡病患者可多吃富含维生素 C 的蔬菜，但一定要酌情进食，粗纤维难消化的蔬菜尽量少吃。

另外，食用薯类食品也是补充维生素 C 的好方法。在各种薯类食品中，红薯特具营养价值。就维生素 C 含量而言，红薯每百克维生素 C 含量为 30 毫克，远超过苹果、葡萄、梨等水果，薯类食品的好处在于，煮、炸、烤等烹调方法皆不会损伤其中的维生素 C，因为所含的维生素 C 为“结合型维生素 C”，其特性为耐热，无论煎炒烹炸，都能保持原来的含量。因此，炸红薯片、烤红薯、土豆沙拉、炸薯条等，消化性溃疡患者可酌情适量食用。

21. 哪些蔬菜对消化性溃疡患者有益

（1）卷心菜。卷心菜又叫洋白菜、圆白菜，富含维生素 C 和叶酸。具有提高人体免疫力，预防感冒，保障癌症患者生活质量的作用。新鲜的卷心菜中含有植物杀菌素，有抑菌消炎的作用。卷心菜中还含有某种溃疡愈合因子，能加速溃疡创面愈合，对溃疡有很好的治疗作用，是胃或十二指肠溃疡患者的有益食品。另外，多吃卷心菜，还可以增进食欲，促进消化，预防便秘。

（2）花椰菜。俗称花菜，绿色的又叫西兰花。花菜具有很好的抗癌效果。近年来又发现西兰花对杀死导致胃溃疡和胃癌的幽门杆菌具有神奇的功效，因此是胃溃疡患者的有益菜品。花菜常有农药残存，还容易藏菜虫，吃之前可用盐水浸泡几分钟，泡出菜虫，去除农药。烹调时最好采用沸水焯烫，断其生味，急火快炒，调味后迅速出锅的做法，以保持其有益成分和清香脆嫩。

（3）萝卜。萝卜是低热量、具高膳食纤维和富含钙、磷、铁、钾、维生素 C 及叶酸的食品。中医认为，萝卜味甘、辛，无毒，有化积滞、解酒毒、散瘀血、消食、顺气等作用。俗有“冬吃萝卜夏吃姜，一年四季保平安”的说法。萝卜含有淀粉酶，不仅能分解食物淀粉，还具有防治胃炎、胃下垂、胃溃疡、消化不良等疾病的作用。

（4）莲藕。莲藕含有大量淀粉、维生素和微量元素，维生素 K、维生素 C、铁和钾的含量较高。莲藕中还含有较多的涩液，涩液的主要成分是单宁酸，它具有抗氧化和消炎、收敛的作用，可消除组织的炎症，发挥止血作用，可治疗胃或十二指肠溃疡并预防复发。单宁酸在藕节处含量较多，所以不要扔掉藕节。将藕及藕节碾成粉，每次取 12 克，加适量白糖，先用少许冷开水调稀，再加沸水调成糊，每日食用，能治疗脾胃虚弱、消化不良和缺铁性贫血。

（5）山药。山药含有淀粉糖化酶、淀粉酶等多种消化酶。它所含的能够分解淀粉的淀粉糖化酶是萝卜的 3 倍，胃胀时食用它可促进消化，改善消化不良等症状。山药含有一种黏度很大的黏蛋白物质，这种物质可以防止黏膜损伤，并且在胃蛋白酶的作用下保护胃壁。中医认为，山药性平，味甘，能补脾胃，益肺肾，治疗脾胃虚弱、食少体倦、便溏滞泄。故常吃山药粥具有预防和治疗胃溃疡的作用。

（6）马铃薯。马铃薯又名土豆，含有大量淀粉及胶质、维生素 B、维生素 C 和无机盐（以钾盐为主），并含有少量龙葵碱等成分。常吃马铃薯不仅能强健机体，防止坏血病，其含有的适量龙葵碱还能缓解胃肠平滑肌痉挛，减少胃液分泌。中医认为，马铃薯味甘，性平，功能为健脾益气，缓急止痛，通利便。每天食用一次土豆泥或土豆汁有利于溃疡愈合。但要注意的是，绿色和发芽的土豆含有有毒物质，不能食用。

（7）南瓜。南瓜性温，味甘，含有维生素和果胶，果胶有很好的吸附性，能黏结和消除体内细菌毒素和其他有害物质，如对重金属中的铅、汞和放射性元素起到解毒作用。南瓜所含果胶还可以保护胃肠道黏膜，免受粗糙食品刺激，促进溃疡面愈合，适宜于胃病患者。南瓜所含成分能促进胆汁分泌，加强胃肠蠕动，帮助食物消化。另外，南瓜能消除致癌物质亚硝胺的致突变作用，有防癌功效，并能帮助肝、肾功能的恢复，增强肝、肾细胞的再生能力。

（8）金针菇。金针菇具有低热量、高蛋白、低脂肪、多糖、多维生素等营养特点，尤其富含赖氨酸和锌，在日本等国家被誉为“益智菇”或“增智菇”。中医认为，金针菇性寒，味咸，能利肝脏、益肠胃、增智慧、抗肿瘤。故经常食用金针菇不仅能够降低胆固醇，防止高脂血症，减少心脑血管疾病和老年性痴呆的发生，而且具有防治肝脏疾病及胃肠道溃疡的作用。

22. 哪些主食对消化性溃疡患者有益

日常各类主食中，面条、发面馒头比较养胃，对溃疡患者最有益。发酵食品中的碱性成分可稀释中和胃酸，对保护溃疡病灶和促进愈合有利。包子、水饺等带馅食品不及纯面食品，尤其水饺非发面制成，不易消化，米中含酸多，所以少吃米饭。研究资料显示，我国以麦类为主食的北方与以米类为主食的南方溃疡发病情况有所不同，存在由北方向南方逐渐增多的趋势，与主食不同是否有关尚有待于进一步研究，但在动物实验中证实新鲜大米的米油对胃黏膜有保护作用，而贮存的陈旧大米则有致溃疡的作用。因此相对来说，消化性溃疡患者最好选择麦类面食。另外，大米偏凉性，日常熬粥时可选择小米，小米粥养胃功效佳。熬粥时稍放点苏打进去，对胃有好处。消化性溃疡患者日常可准备一些烤馒头片或烤面包片，购买比较方便，也可自制。感觉胃内泛酸时，可取一两片慢慢咀嚼食用，制酸效果比较好。

23. 胃病患者如何饮水更有益于健康

水之于人犹如机油之于机器，缺乏就会影响机体正常运转。有识之士更认为，水是最好的药。那么对于胃病患者来说，怎样喝水更有利于健康呢？

（1）晨起一杯温开水。早晨起床后，喝一杯温开水，符合人体的生理需求，对人的身体健康非常有益。因为睡眠时的不显性出汗、呼出水气，分泌尿液，使机体丧失了不少水分，起床后虽然无渴感，但体内仍会因为缺水而使血液黏稠。一杯白开水，既补充了睡眠时丢失与消耗的水分，降低了血液黏稠，促使了血液循环和废物排泄，又可促进胃肠蠕动，改善肠胃功能。可小口慢饮，但一定要达到一杯水量，约200毫升，只饮一两口效果不佳。

（2）三餐前后各一杯水。对胃溃疡患者的临床观察显示，饮水的最佳时间是在进食（早、午、晚三餐）前半小时，饭后半小时再喝适量的水，每次饮一杯（约200毫升）即可，餐前饮水可以让胃有一个进入工作状态的缓和过程，有助于消化和吸收。

（3）睡前一杯水。很多人尤其是老年人担心起夜而尽量避免睡前喝水，实际上睡觉时血液浓度会增高，如睡前适量饮水，则可以扩张血管，冲淡浓度较高的血液，加速血液循环，有利于身体健康。

需要说明的是，饮水就是单纯饮水，任何流体饮料或奶类、咖啡等都不能代替水。

24. 胃癌与饮食因素有关吗

胃癌的发生与饮食因素是否有关一直是个备受关注的问题，相关研究也很多。越来越多的证据表明，胃癌的发病与饮食因素关系密切，这些危险因素包括摄入高盐、高碳水化合物饮食和大量摄入作为食品保存剂使用的硝酸盐。同时，绿叶蔬菜和水果摄入不足也被认为是危险因素之一。

美国《流行病学报》发表的《胃癌与食入盐分之关系》发现，全世界的胃癌死亡率以韩国最高，其次是日本和中国，而这三个亚洲国家都是以高盐饮食著称的，许多人每日摄入的盐分都在10克以上。人体进食太多的盐会损伤胃壁细胞，引发慢性炎症。而食用腌制食品则更是诱发胃癌的危险因素。为了使其保存时间长，腌制食物往往含盐量较高且又含有大量亚硝酸盐，亚硝酸盐则会与某种含氮化合物结合形成亚硝酸胺类物质，该类物质已经被证实是一种强烈的致癌物质，许多动物实验以及研究均证明其可诱发胃的腺癌。因此说，腌制食品中高盐破坏胃黏膜与亚硝酸盐形成的致癌物质，两者结合使诱发胃癌的危险率提高。日本国立癌症中心在调查盐食用量和胃癌关系时发现，酱类对胃癌危害较大，特别是食盐浓度高的酱类更伤肠胃。大酱本身也属腌制发酵食品，除含大量亚硝酸盐外，制作过程也容易被细菌污染，很可能使幽门螺旋杆菌乘虚而入，增加癌变机会。而维生素C、维生素E、维生素A则能够抑制胃癌的形成，特别是维生素C，它能够抑制人体胃内亚硝酸形成亚硝酸铵类物质的过程。新鲜的水果和新鲜的蔬菜是我们饮食当中维生素C的主要来源，而腌制的蔬菜则几乎没有维生素C，除此之外，烟熏、油炸等食品在制作过程中也易产生致癌物质。

总之，胃癌与饮食关系密切，正确的饮食对预防胃癌有积极作用，特别对于胃肠病患者，饮食更是意义重大。要尽量采用低盐饮食，少食腌制、烟熏、油炸及不新鲜食品，如咸菜、酸菜、咸鱼、咸肉、腊肉等，多食用新鲜蔬菜水果。日常生活中，充分利用好冰箱，剩菜、剩饭一定要及时存入冰箱，因为常温下此类食物含有的亚硝酸盐会随时间推移迅速增加，当然应该尽量避免食用剩菜、剩饭。水果、蔬菜等也应及时存入冰箱保存。

25. 大肠癌与饮食因素有关吗

近几十年来，国内的肿瘤专家发现，消化道癌症的发生率有比较明显的变化，如食管癌、胃癌的发病率逐渐下降，而大肠癌的发病率却逐渐上升。大肠癌包括结肠癌和直肠癌，直肠癌占56%~70%，乙状结肠癌占12%~14%，大肠癌以中年患者居多，31~50岁患者占全部患者50%。大肠癌的高发与经济发展引起人的饮食结构改变有很大的关系。

在一些过去的大肠癌低发国家，如日本，由于当今更多地采用西方性饮食，因而大肠癌的发病率及死亡率有所上升。当前多数学者比较一致的意见是高脂肪、高热量、低纤维素及某种微量元素缺乏，有可能使大肠癌的危险性增加，高脂肪饮食，特别是有饱和脂肪酸的饮食可刺激胆汁分泌，增加大肠中胆汁酸与中性固醇的浓度，改变大肠菌群的组成，使厌氧菌增加，好厌氧菌减少。经细菌的作用，可使胆汁酸生成3-甲基胆蒽等致癌物质，这些致癌物的刺激就可形成大肠癌。另外，膳食中缺少富含纤维素食品，就会使大肠中宿便停留时间延长，肠道中有毒物质长期积累，可使致癌物浓度增高，因此发生大肠癌的机会也大大增加。所以，改变膳食结构就有可能使肠癌的发病率下降，要减少脂肪的摄入。在日常的饮食结构中，要增加红薯、香蕉、苹果、胡萝卜、大蒜、新鲜菠菜、芹菜、韭菜、豆角、木耳、土豆、菜花、卷心菜、猪血、玉米、全麦面等食品。尤其红薯（地瓜）、苹果和酸奶，这几种食品被认为有预防大肠癌的作用。红薯淀粉在肠胃的消化过程中能产生一种对癌症有遏制作用的脂肪酸，在肠道中可起到消毒剂的作用。红薯还有丰富的纤维素，会使肠中好氧菌群活跃，从而减少致癌物的产生。红薯中的纤维素还可吸附肠道致癌物，促进肠蠕动，加速粪便排空，以预防大肠癌。酸奶有助于人体分泌更多的干扰素，酸奶中的乳酸杆菌可降低结肠产生的 P-葡萄苷酸菌、硝基还原酶等的含量，而这些酶过多容易导致大肠癌。美国研究者则认为，大量服食钙质、奶制品和维生素 D 可在一定程度上预防直肠癌。英国科学家则通过实验证明牛奶与抑制癌症有直接的关系。日常中可有针对性地增加奶类食品的摄入。

另外，大肠息肉特别是腺瘤样息肉，是当前被公认的大肠癌前病变。据临床观察，平时爱吃精细食品和其他油腻食品的病人，大肠息肉恶变的机会高于吃粗粮的病人，经常便秘的病人，也高于有正常排便习惯的病人。因此有大肠息肉的患者在饮食结构上要减少脂肪和蛋白的摄入，增加富含纤维素、果胶类食品，同时加强体育锻炼，保持良好的排便习惯，以便有效预防大肠癌。

26. 如何通过饮食来调整癌症不良情绪诱因

癌症与情绪的关系很密切，不良情绪常常是癌症发生的诱因。医学研究者通常将一些癌症发生关系密切的个性特征，称为“癌症性格”。俗语说：江山易改，本性难移。性格本身与遗传等因素有关，的确不易改变，但充分认识到不良情绪对身体健康的影响意义后，在日常生活中，面对不良情绪，就该通过各种途径方法去积极调整。饮食是调整情绪的一个较实用的方法。以下简单介绍一些不良情绪的饮食调整法。

（1）焦虑。无法保持冷静，常感焦虑不安。这种情绪与盐分摄取过量致使水分代谢异常有关，患者早餐、晚餐常有一餐不吃，吃饭速度过快而容易虚胖，常喝咖啡等含有咖啡因的食物。针对这种焦虑的情绪，饮食调整的着眼点是从安定精神状态着手。

①三餐有规律，以清淡（戒咸食）、易消化饮食为主。

②增加维生素尤其是维生素 B 族摄入量，维生素 B 族对神经系统相当重要，可改善大脑功能、减轻焦虑、保护免疫系统。绿叶粗粮、豆类、牛奶、猪肝、牛肉和橘子、香蕉、葡萄、梨等水果中含有维生素 B 族较多。

③补充钙质，多吃增强体力的动物性蛋白质。

④远离有刺激性的能引起交感神经兴奋的烟酒、浓茶、咖啡、辛辣食物

等，避免食用可乐、糖和油炸、腌制、烟熏食品以及洋芋片等垃圾食品。

（2）忧郁。闷闷不乐，感觉世界是灰色的，对任何事情都失去兴趣。相信很多人都有过这种情绪体会。抑郁情绪并不可怕，可怕的是任其笼罩而不去挣脱。选择适当的食物可以扫除抑郁阴霾，带来快乐好心情。

①多吃糖类。葡萄糖是脑部唯一的“快乐燃料”，能够提高脑部色氨酸的含量，对脑部有安定作用。糖类分简单糖和复合糖。简单糖有蔗糖、葡萄糖、麦芽糖等。复合糖包括淀粉、糖原、糊精、膳食纤维。复合糖主要来源于谷类、薯类、豆类等食物。

②多吃含钙的食物。钙缺乏可引起情绪低落，而多吃含钙食物，可增进食欲，促进消化吸收，易使人保持愉快的情绪。黄豆及豆制品、牛奶、鱼、虾、红枣、柿子、韭菜、芹菜、蒜苗等含钙较多。

③注意补充镁。机体缺镁会使人变得郁郁寡欢，乏力倦怠，情绪消极。虽然含镁食物比较丰富，如肉类、鱼类、蛤类、绿色蔬菜以及大部分水果（尤其香蕉）中含有丰富的镁，但是，长期偏食、节食和消化功能紊乱的人，仍会出现镁的缺乏。而且现在粮食加工过于精细，使镁的损失很大，因此，心情抑郁者应多吃杂粮、粗粮，最好粗、细粮搭配食用。

④补充氨基酸。大脑必须利用氨基酸来制造某种神经递质。例如色氨酸可以增加5-羟色胺的合成，对缓解抑郁症状有很大帮助，酸牛奶、牛肉、火鸡肉、鸡肉、鱼肉、扁豆、豌豆、花生、黄油、坚果和大豆中均含有丰富的色氨酸。另外，成熟的香蕉、甜瓜、菠萝中含有特殊的氨基酸，有助于刺激“快乐激素”——血清素产生，可以利用这些水果来克服精神抑郁。

⑤补充维生素B族。B族维生素对改善抑郁情绪帮助很大。a. 含有丰富维生素B_1的食品：小麦胚芽、猪腿肉、大豆、花生、里脊肉、火腿、黑米、鸡肝、胚芽米等。b. 含有丰富维生素B_2的食品：七鳃鳗、牛肝、鸡肝、香菇、小麦胚芽、鸡蛋、奶酪等。c. 含有维生素B_6、B_{12}、烟酸、泛酸和叶酸的食品：肝、肉类、牛奶、酵母、鱼、豆类、蛋黄、坚果类、菠菜、奶酪等。饮食中应注意多食用以上食物。

（3）多疑。喜欢猜疑，对别人不信任。这种性格多为素食主义者，热量摄入不足，鱼肉类的蛋白质摄入不足，因此贫血而体力不足，容易紧张、不安，对人不信任。钙质的不足及糖分的过量摄取也会变成这种性格。饮食调整主要是补养。每日三餐一定要吃含蛋白质多的食物，如牛奶、猪肉等，由于贫血，要多吃乳类制品，多喝牛奶。如果持续不断吃这些食物，体力将能恢复，猜疑、不安的状态也会消失，转而变成积极、富有活力的人。

（4）烦躁。情绪易怒，易激动。与盐分及糖分摄取过量、蛋白质及钙质不足有关，喜欢吃零食及口味重的东西，容易变成攻击性强的人。饮食首先减低盐分及糖分的摄取，少吃零食，多吃含有钙质的牛奶、小鱼、蔬菜等食物，可能一周就有效果。

（5）任性。以自我为中心。偏食而引起营养不足是其主因，且暴饮暴食，偶尔吃得很随便，偶尔又吃山珍海味，而形成极端、一面倒的个性。特别是喜欢吃甜食的人，钙质、维生素不足，有易怒暴躁的倾向。饮食调整首先应改掉糖分摄取过量的习惯，鱼、肉比现在多吃一倍以上，多吃绿色蔬菜及胡萝卜，但绝对不要吃过咸的食物，以免带来焦虑情绪。

27. 胃切除术后如何进行饮食调护

胃切除后胃容量减少，食物在胃内停留的时间缩短或直接进入肠内，从而影响了食物的消化和吸收。为了保证机体的营养供应，临床上调整其饮食大致分为三个阶段，即流质饮食阶段、半流质饮食阶段、软食和普食阶段。不同阶段对饮食有不同的要求。

一般来说，在胃切除术后，通常应禁食禁饮，24~48 小时后一般情况良好，肠蠕动恢复，肛门排气，才可给予少量的温开水或葡萄糖饮入。如无不适，次日给予少量清淡流食，如米汤、菜汤、稀藕粉、淡果子水等，但不能吃蔗糖、牛奶及豆浆等，因为这些食物可产生腹胀，第四日可仍用流质饮食，但在流质饮食的基础上加用甜牛奶、甜豆浆等。第五日开始可用少渣半流质饮食，例如可选择大米粥、碎肉烩豆腐或菜汁烩挂面等。第九日可改用营养丰富、易消化、无刺激性、质软、一日五餐的胃病饮食。如进食后有恶心、腹胀等不适，则应减少或停止饮食。待症状消失、病情好转之后，再开始进食。

胃切除后的恢复饮食十分重要，应在较长时间内采用胃病五次饭，保证有足够的营养，高蛋白、高脂肪、高热量、低碳水化合物、高维生素的食物可促进创伤的修复。如蛋类，乳类及其制品，瘦肉类，豆腐、豆浆等豆制品，鲜嫩的蔬菜及成熟的水果等。烹调方法应注意采用蒸、煮、烩、炖等方法，以利于消化。患者要待虚弱的身体完全康复后，再逐渐过渡到正常普通饮食。

胃切除术后最常见的并发症是缺铁性贫血、维生素 B 族缺乏以及手术后的骨软化病。应注意饮食中补充各种维生素及铁、钾、钠、氯、钙质等。另外，吃饭后不要急于下床活动，应卧床休息，不要高糖饮食，防止倾倒综合征。

胃病五次食谱：

早餐：牛奶（鲜牛奶250克），煮鸡蛋（鸡蛋50克），蛋糕（50克），大米粥（大米50克）。

午餐：软米饭（大米75克），蒸肉饼（猪瘦肉50克），超细软胡萝卜丝（胡萝卜200克）。

加餐：煮果子水（水蜜桃150克），烤馒头干（面粉25克）。

晚餐：汤面（肉末25克），碎油菜（75克），挂面（50克），花卷（面粉75克），清蒸鱼（鲤鱼100克）。

加餐：牛奶（鲜牛奶250克）。

全日烹调用油10克。

28. 小肠切除术后如何进行饮食调护

小肠切除后的营养照顾，必须根据小肠切除的部位及长度等因素，做不同的处置。当小肠被切除2/3以上时，病人会发生严重的代谢问题及营养不良现象。病人常有体重减轻、肌肉萎缩、腹泻及营养吸收不良的症状，这些症状总称为短肠症候群。通常剩余的小肠在100厘米以上或只切除空肠而未切除回肠者，都可适应得不错。一般来说，剩余的小肠在120~180厘米或90~120厘米而结肠还存在可能需要使用全静脉营养1~6个月。剩余小肠60~90厘米而结肠还存在可能需要使用全静脉营养6~12个月。若剩余小肠少于60厘米可能需要终身使用全静脉营养。

对于小肠切除病人的营养照顾，需视具体情况随时调整饮食，可分为三个阶段。

第一阶段

术后3~30天，刚手术后，必须完全依赖静脉营养（如葡萄糖或氨基酸溶液、脂肪溶液）。

第二阶段

术后30~90天，可由等量的液态食物（如米汤、清果汁）开始小心试用。当可以接受后再增加半流质食物（如稀饭、软质咸粥、软质蔬菜等），最后逐渐增加各种固体食物（如米饭、菜、肉）。当病人由口摄食逐渐增加时，可以逐渐减少静脉营养。

第三阶段

肠道适应期已完成，约为术后 5 个月，有的甚至到 1 年，可以由口摄取大部分的营养。注意补充叶酸、维生素和锌、钾等矿物质，可参考下列食品食用。维生素 B_{12}：肝脏、蛋乳品、牛肉、猪肉；叶酸：肝脏、肾脏、新鲜绿色蔬菜、柠檬、香蕉、甜瓜；锌：肝脏；钾：橙子、香蕉、番茄、胡萝卜、菠菜、茼蒿。

29. 直肠肛门手术前后如何进行饮食调护

直肠与肛门是人体最主要的排泄通道，也是细菌的聚集地，所以该部位手术病人在手术前后的饮食调理显得尤其重要。直肠和肛门手术前 4~5 天应采用少渣或无渣饮食，可用米、面、瘦猪肉、鱼、鸡肉、鸡蛋、豆腐等，以减少粪便中的残渣，有利于手术伤口愈合。术后第二天给予无渣流质饮食，一般用米汤、藕粉、麦乳精、豆腐脑、蛋羹等，这些可以使患者大便减少，以保持伤口清洁，避免感染及疼痛，有利于伤口愈合。若病人的营养状况不佳，可给予口服无渣高能全面营养素，以改善病人的营养状况。术后 4~5 天可给予少渣半流质饮食或软饮，多喝开水，预防便秘引起的伤口疼痛或出血。一周后，可恢复正常饮食，但不宜食用辛辣及刺激性的食物。开始时应少量多餐，切忌暴饮暴食。

30. 功能性消化不良患者的饮食原则

关于功能性消化不良，目前认为可能与胃肠道动力障碍、胃肠道幽门杆菌感染、胃感觉过敏以及精神因素和应激因素有关，不少病人有饮食不当、饮酒以及精神创伤等诱发因素。因此患者除调控情绪、减缓生活节奏、及时休息外，要特别注意饮食。一般来说，应遵循以下饮食原则。

（1）三餐要有规律，忌餐时不吃，非餐时零食不断。三餐规律有助于增强胃动力。

（2）饮食上强调种类多样化，注意食物色、香、味、形，做到干稀搭配、粗细搭配。

（3）多食用开胃食物。可用山楂、话梅、陈皮等刺激食欲。草莓、甜橙有一定开胃效果。而葡萄、荔枝等因含糖较高，可能会降低食欲。在刺激食欲方面，各类调味品做到独到，不妨根据自己的口味选择。另外，三餐前禁用各类甜食或甜饮料，因其会影响食欲。

（4）忌摄入含蛋白质和钙质过多的食物。乳类、乳制品、瘦肉类、鱼、虾皮、鸡蛋黄、咸鸡蛋、松花蛋、动物软骨、豆类、豆制品、海带、紫菜等都含有大量蛋白质或钙质，若摄取过多，会使大便呈碱性，干燥而量少，难以排出，直接影响胃排空，所以应减量食用。

（5）忌胀气不消化食物。干豆类、洋葱、土豆、红薯以及甜食应适当控制，以免影响胃的运行而加重症状。

（6）减少难以消化食物的摄入，如坚硬食物、油腻食物、黏性大的食物、粗纤维食物等。

31. 便秘患者的饮食原则

便秘患者的饮食选择非常重要，也很复杂，对于单纯便秘而无其他胃肠疾病的患者来说，基本饮食原则有以下几点。

（1）多摄入富含膳食纤维的食物，如各种蔬菜、水果、粗粮、海带、豆类、芝麻等。

（2）多食产气食物，如生葱、生黄瓜、萝卜等，利用其在肠道中发酵增加肠蠕动。

（3）多饮水，适当进食含脂肪食物（如瓜子仁、杏仁、核桃等）和蜂蜜，以保持肠道中粪便的水分，增加肠蠕动，使大便变软。

（4）多食滑肠食物，如芋头、红薯、香蕉、牛奶、土豆、南瓜等。

便秘合并其他胃肠疾病如胃炎、胃溃疡等患者，要根据自己的病情合理选择接受的食物，滑肠食物多寒凉，对脾胃虚寒患者不适宜，应酌情使用，并注意采用有利于消化的烹调方法。

32. 具有通便作用的果蔬有哪些

（1）蔬菜类

①菠菜：又名菠棱菜、赤根菜，甘凉而滑，有下气调中、养血润肠之作用，对慢性便秘者有一定的调治作用。

②甘薯叶：甘润滑泄，有通便之功。以其鲜品 100 克，水煎服，或用油盐炒熟当菜吃，均能通便。

③黄瓜：性质寒凉，有清热下行之力，但多食易伤阳气。

④冬瓜：性质寒凉，有清热下气之力。多食可影响脾胃之阳气，胃虚寒者不宜多食。

⑤丝瓜：性质偏凉，有滑肠致泻作用，但多食、久食可损伤脾胃纳运功能，凡脾胃功能弱者不宜多食。

⑥番瓜：又名饭瓜，性温，味甘，有补中养胃之功。含多量糖分和纤维素，有通大便作用。

⑦黑木耳：又名木耳、云耳，性平，味甘，有补气生血之作用。其性滑利，还有润肠通便之功。年老、气血不足便秘者，常食木耳大有裨益。

⑧绿豆芽：性质寒凉，有清利之力，有利于排便。但易伤脾胃之阳气，且不易消化，脾胃阳气不足者不宜多食。

⑨油菜：性凉润滑，有通便的作用，便秘者宜，而便溏、腹泻者忌食。

⑩大白菜：性质偏凉，有滑泄清利之力，便秘者食之宜。因其偏于寒凉，多食或生食可损伤胃气，加重虚寒症状，故脾胃阳气不足者不宜多食。

⑪小白菜：又名油白菜、菘菜，性平，味甘，有清热、通利肠胃的功能。它含有较多的粗纤维，食后可增加胃肠蠕动和消化腺的分泌，促进食物消化，具有防治便秘的特殊效果。

⑫卷心菜：又名包心菜，因其叶能卷心而得名。性平，味甘，有益脾胃、滑肠道之作用，有利于缓解便秘。卷心菜比大白菜含的粗纤维多且粗糙，质硬，消化功能差的人不宜食用。

⑬茼蒿：又名蓬蒿，性平，味辛而甘，可消食开胃、滑肠道通便，但多食令人气满，固有腹胀不适者不宜食用。

⑭芫荽：又名香菜、香荽，性微温，味辛，有消食下气之作用，其所含的香精油能促进消化液的分泌，加速胃肠的蠕动，有利于通便。

⑮蕹菜：又名蓊菜、瓮菜，因其梗中心是空的，故又名空心菜。性寒，味甘，有清胃肠热、润肠通便之功，可用于便秘的辅助治疗，常食之可预防便秘的发生。

⑯莴笋：性质寒凉，有清泄之功，多食可伤脾胃之阳，阳虚者不宜多食，脾胃虽健宜不过食，过则损脾伤胃。

⑰茭白：性质寒凉，有滑泄之力，大便秘结者可食之，凡脾胃虚寒者忌食。

⑱萝卜：性质偏凉，有行气消胀之力，有利于肠道通利。

⑲茄子：性凉，味甘，有滑利之性，可宽肠利气，通导大便。

⑳竹笋：性寒，味甘，含有大量的纤维素，能促进肠道蠕动，防止便秘的发生。另外，竹笋含较多的难溶性草酸钙，凡尿路或胆道结石者不宜多食。

㉑胭脂菜：胃酸性寒，有滑肠缓泻之功，可用于便秘的治疗，常食可保持大便通畅。

㉒蘑菇：性质寒凉，有润肠道通便之力，具滋补之性，尤其适宜老年、体弱多病患者。

（2）水果类

①香蕉：性质寒凉，有润肠通便之力，常食可保持大便通畅。

②梨：性凉，味甘，微酸，有生津止渴、润燥、止咳之功效，对津亏便秘有辅助治疗作用。

③西瓜：性寒，味甘，能清热消暑，生津止渴，因瓜内粗纤维含量多，故还有通大便作用。吃西瓜后，大便量多，并带有果瓤颜色，这便是瓜内粗纤维多的缘故。

④甘蔗：性质寒凉，有下气之力，多食可通便，较重腹泻、固有腹泻者忌食。

⑤荸荠：有消积化食之力，但其性质寒凉，空腹时不宜多食，虚寒胃病食之无益，《随息居饮食谱》言“中气虚寒者忌之”。

（3）其他

①松子：性平，味甘，富含油脂，有补养和润肠通便之功，对病后体虚者、老人、产妇、热病恢复期患者的便秘，尤为适宜。

②花生：性质甘润，含丰富脂肪，有下行润肠之力。若大便干结，则生食或煮熟食均可。炒食其通便力较差，且有香燥之嫌。

③芝麻：多油质润，有滑肠通便之功，还有补虚扶正、延年益寿效果，故本品特别适用于年老体虚便秘者食用。长期服用可预防便秘。

33. 慢性腹泻患者的饮食原则

（1）低脂、少渣。每天进食脂肪 40 克左右，过多不易消化并加重胃肠道负担，刺激胃肠蠕动，加重腹泻。含粗纤维多的食物也能刺激肠蠕动，加重腹泻。可用食物有瘦肉（忌肥肉）、鸡、虾、鱼、豆制品等。而且食物宜软而易消化，故宜进食细挂面、粥、烂饭等。

（2）高蛋白、高热量。慢性腹泻病程长，常反复发作，影响食物消化吸收，并造成体内贮存的热量消耗。为改善营养状况，应给予高蛋白、高热量饮食，并用逐渐加量的方法，如增加过快，营养素不能完全吸收，反而可能加重胃肠道负担。

（3）注意烹调方法。以蒸、煮、汆、烩、烧等为主，少用煎炸、爆炒、滑溜等。

（4）适当补充维生素。少渣食物往往缺乏维生素，特别是维生素 C，可选用过滤菜汤、果汁、番茄汁等，以防止腹泻伴有出血现象，加强组织修复。

（5）禁忌生冷、辛辣食物。禁忌生冷、辛辣等刺激性食物，禁忌烟、酒，以免引起胃肠道功能紊乱。

34. 胃肠病患者起居应该注意什么

起居，包括日常生活中各种细节的安排。胃肠病患者起居需要注意一些事项，起居稍有不慎，往往可诱发胃肠病，或加重胃肠病症状。所以需要引起足够的重视。一般来说，日常起居要注意以下几点。

（1）起居有常。日常起居有规律，妥善处理好生活的各个方面，遵循生活规律，按时起卧，养成良好的作息习惯。清代医家张隐庵曾经说过："起居有常，养其神也；不妄作劳，养其精也。夫神气去，形独居，人得死。能调养神气，故能与形俱存，而尽终其天年也。"说明了起居有常对于其强身延年、增强机体免疫力非常重要。良好的起居习惯、有规律的生活方式可以使胃肠病患者保持良好的精神状态，更好地为战胜疾病做好充分的准备。

（2）防寒保暖。这一点很重要。寒冷的刺激往往可引发消化系统疾病，胃肠病患者不但在饮食中要注意忌食生冷寒凉之品，日常起卧中同样要注意保暖，夜间睡眠或天气变化的时节，都要注意加被添衣。

（3）锻炼有度。锻炼是增强机体抵抗力的有效方式，持之以恒的锻炼往往可换来强健的体魄，对于胃肠病患者来说，选择适合自己的锻炼方式，同样也可强身健体。一般来说，应选择缓慢的运动方式，避免过于激烈的运动方式。

（4）和悦情志。日常生活中保持乐观心态，少怒少恼，心胸开豁大度，有利于肠胃病的康复。

（5）讲究卫生。现已查明，幽门螺旋杆菌感染是导致胃炎、胃溃疡和胃癌大病的元凶，它可以通过餐具、牙具、接吻等相互传染。因此，讲究卫生，不用他人餐具、牙具，可以预防幽门螺旋杆菌感染，从而可以预防各种胃病。

35. 胃肠病患者睡眠应注意什么

睡眠是调整人体精神气血不可缺少的一项生活。我国传统的作息习惯是日出而作，日落而息，提倡睡前以温水洗足，保持思想安静。情绪平和，睡时不当风、不对灯、不张嘴、不掩面，以右侧卧为宜，这些都是值得提倡的好习惯，那么，对于胃肠病患者来说睡眠尤其要注意哪些方面呢？

（1）宜按时入睡，避免熬夜。近年来胃病呈高发趋势，并逐渐年轻化，与社会压力增大、人们的生活方式改变有很大关系。熬夜已经成为很多年轻人习以为常的事情。殊不知熬夜对人体危害非常大。就消化系统来说，人在清醒时，超过5小时以上不吃东西，胃液就会损伤胃黏膜，熬夜的人们常聚精会神地做事情，加餐不及时或边吃边忙，导致胃肠“唱《空城计》”，或者因胃部血液供应不足而引起消化障碍，这些因素的后果就是胃肠病的发生。胃肠病患者应尽量避免熬夜，实在必需，则备好适量夜宵，以免胃酸分泌侵蚀黏膜而引起疾病发作。

（2）睡前不要进食。睡前进食会增加胃肠消化负担，促进胃酸分泌，不利于胃肠疾病康复。胃肠道不适，也会影响睡眠质量。而且睡眠是人体修整的过程，不会消耗太多能量。睡前进食常使能量储存在体内转化成脂肪，加重心脏负担。

（3）睡眠中注意保暖。人在入睡后体表温度降低会有冷感，因此入睡要覆盖一定巾被保暖。胃肠病患者尤其要注意腹部保暖，尤其是夏天的夜晚要格外当心，睡眠时尽量不窗户大敞或对着电扇吹，在空调屋内睡觉也要用巾被遮盖一下肚脐部位，避免着凉。

36. 消化性溃疡患者如何应对“夜间痛”

“夜间痛”常提示患者患有十二指肠溃疡。夜间睡眠时，迷走神经持续兴奋，导致胃酸分泌过多，加之午夜胃内食物已大部分排空而进入肠道、不能再有效地稀释胃酸，使十二指肠球部有持续性的过度酸负荷，胃酸刺激溃疡面，使局部肌张力增高或痉挛，产生疼痛。那么，怎样有效地防止消化性溃疡的夜间痛呢？

（1）少食多餐，避免睡前小餐。少食可使胃窦扩张轻，胃泌素分泌少，使胃酸产生减少。睡前小餐应避免，因食物虽能中和胃酸，但随之继发胃酸分泌增加，有的老年患者喜欢睡前饮杯牛奶，以为可以养胃，对患有消化性溃疡的病人则不然，牛奶中蛋白质强烈刺激胃泌素分泌，引起餐后胃酸分泌过多，反而加重夜间疼痛。

（2）合理用药。制酸剂为首选药，如胃舒平、胃得乐、氢氧化铝凝胶等，起中和胃酸作用，能缓解疼痛，促进溃疡愈合。要防止夜间痛，除在餐后1~2小时服用外，睡前可加服一次。十二指肠溃疡患者在应用抗胆碱能药物时（如颠茄合剂、澳丙胺太林等），常于三餐前0.5~1小时各服一次，睡前应再服用一次，且与制酸药同用。如此用药不但能松弛胃平滑肌，而且能减少夜间胃酸分泌。如在应用西咪替丁或雷尼替丁的基础上，睡前加服一次以上药物，既可防止夜间疼痛，又能加速十二指肠溃疡愈合。

（3）治疗溃疡要彻底。溃疡病的治疗不同于伤风感冒，症状一旦消失即可停药，治疗溃疡则不同，因为溃疡病的发生与幽门螺旋杆菌的感染及胃酸分泌增加有关。在服用抑酸药期间，血中胃泌素（一种能促使胃酸分泌的激素）会升高，但若突然停用抑酸药，升高的胃泌素就会像脱缰的野马一样，刺激壁细胞，促使胃酸大量分泌，导致溃疡病复发。因此，溃疡病人当临床症状消失以后，应将药物从治疗量逐渐降低到维持量，如西咪替丁为400毫克、雷尼替丁100毫克、法莫替丁20毫克，均为睡前服用一次。服药维持时间视病情而定，一般均需用药3个月以上。

（4）临时止痛。夜间痛发作频繁期间，可在床头准备一定食品，如苏打饼干、面包、馒头干等，发生夜间痛时，适量进食以缓解疼痛。但这不是长久之计，一定要着眼于根除溃疡的治疗上。

37. 睡前洗脚对胃肠病患者有益处吗

睡前洗脚是良好的养生方法。中医学认为，人体五脏六腑在脚上都有相应的投影。用热水洗脚，可起到促进气血运行，舒筋活络，颐养五脏六腑，使人体阴阳恢复平衡的作用，因而具有催眠和祛病健身的功效，能有效提高机体的免疫力。现代医学认为，人的脚掌上密布着许多血管，用热水洗脚能使脚部毛细血管扩张，血液循环加快，供给脚部更多的养料，使脚腿部新陈代谢旺盛。热水有温和的刺激作用，由于脚掌上无数神经末梢与大脑紧密相连，刺激脚心上的神经，可使大脑皮质兴奋和抑制平衡，缓解精神紧张，使人感到舒适轻松，不仅能加快入睡，使睡眠深沉，还可有效地消除一天的疲劳。古代人对热水洗脚与健康的关系和催眠作用亦早有认识。陆游在他82岁时，还坚持睡前用热水洗脚，“老人不复事农桑，点数鸡豚亦未忘；洗脚上床真一快，稚孙渐长解烧汤”。我国有首民谣云：“春天洗脚，升阳固脱；夏天洗脚，暑湿可祛；秋天洗脚，肺润肠濡；冬天洗脚，丹田温灼。”此民谣也简练地道出了四季洗脚的益处。对胃肠病患者来说，坚持睡前洗脚，可有效改善血液循环，增强自身体质，提高免疫力，有益于胃肠病的康复。

起到养生作用的洗脚对水温、水量都有讲究。开始时水不宜过多，以浸过足趾即可，水温宜在60℃～70℃。浸泡几分钟后，再加水至踝关节以上，水温保持在40℃～50℃。两脚互相搓动，以促进水的流动，每次30分钟左右。当感到身上微热时，即可擦干，再用手将脚部按摩几分钟，然后涂些膏霜之类的护肤品。每日坚持热水洗脚，不仅是一种良好的生活习惯，而且是事关健康的大事，不可小觑之。

（1）科学沐浴。养成良好的卫生习惯对于身体健康有较大的帮助。

适时洗浴。洗澡并非越勤越好，尤其在冬春干燥季节，洗浴过频会伤害皮肤角质层，加剧皮肤干燥的程度，给皮肤带来损伤。因此要根据不同的季节特点结合个人情况适时沐浴，一般来说，夏季勤沐浴，要天天洗澡，寒冷干燥季节可每周沐浴2～3次。

掌握科学的沐浴方法，提高皮肤的免疫力。水温在24℃～29℃为宜。水温过高，易破坏皮肤表面的油脂，扩张毛细血管，同时，还会增加心脏负担。洗浴时间不宜过长。盆浴20分钟，淋浴5～10分钟即可，否则，皮肤表面会很容易脱水。如果皮肤不是很油的话，选择中性的浴液和香皂为好，但不必天天用，隔两三天用一次即可。而且，浴液和香皂在身体上停留时间不宜过长，一定要冲洗干净，否则会伤害皮肤。

（2）预防着凉。天气转凉后要注意防寒保暖。寒冷季节沐浴时，环境温度不要太低，最好事先预热一下，可用热蒸气熏蒸一会儿或使用电暖气、空调等加热。沐浴过程不要太长，洗浴结束迅速擦干全身，穿裹好睡袍或用毛巾被保暖。湿漉漉的头发在用毛巾擦干到一定程度后，可用电吹风吹干，当然经常用电吹风也会造成头发的干枯现象，所以尽量自然晾干。睡前沐浴要注意避免头发未干就卧床睡觉，那样会使湿气伤阳，不仅仅是容易着凉，还会带来其他疾病。

38. 胃肠病患者日常穿衣应注意什么

（1）适时添减衣服。衣着不仅是人类仪表美观的外在装饰，而且对人的体温具有保暖作用。晋代葛洪主张“先寒而衣，先热而解”，意思是要根据季节或一日之中的气温变化，经常添减衣服，在寒冷到来之前就添衣，在天热之前就减衣。另外，民间所讲的“春捂秋冻”，是指春天虽暖和，但别急着减衣，可捂暖点；秋天虽凉，别忙着添衣，不妨先冻着点。这是因为季节的转换有个逐渐变化的过程，人体也需要逐渐适应这个变化，有利于人体进行阴阳调节。胃肠病患者可根据自己的情况适时添减衣服，尽量避免只要风度不要温度的举动。

（2）不穿露脐装。爱美是人的天性，很多年轻人尤其是女性喜欢追逐服装时尚潮流，然而时尚的东西并不代表健康，也不一定适宜于每个人。近年来流行的露脐装就是典型的例子。处于人体黄金分割点的肚脐，并非仅仅是出生后脐带脱落形成的小凹陷，它与人体的健康关系密切，善于养生的人都知道保护肚脐的重要性。肚脐外露易于感受风寒，引起肠胃不适，任何人都要避免穿着这一类衣服，胃肠病患者更要避免。

（3）注意衣服卫生。衣服宜经常换洗、晾晒。这不仅仅关系到仪表的美观与否，还直接关系到身体的健康。

39. 胃肠病者如何应对过度劳累

良好的起居习惯，必须要有劳有逸。唐代医学家孙思邈说“人欲劳于形，百病不能成”，说明适当的劳动有益身体。但“人体欲得动摇，但不当使极耳”（汉代华佗语），强调劳动要适度，无论脑力劳动或体力劳动，都不能过于疲劳，否则，便会生病。在现代人生活起居中，过劳却是一个普遍的现象。生活节奏的加快，工作压力的增大等，都使人们普遍处于心理疲惫或身体劳累的状态。过度劳累会引起消化器官供血不足，胃膜分泌失调，从而导致种种胃病发生。因此，日常生活中要学会应对疲劳。以下给出一些建议，供大家参考。

（1）学会“忙中偷闲”。忙中偷闲并不是说不认真对待工作，而是要学会在工作中见缝插针地休息。有句话说得好，只有会休息的人才会工作好。每个人的工作性质、工作环境都不同，要学会适当的休息方法，坐一会儿，喝杯水，或是摘下眼镜，揉揉眼睛，或者向远处眺望一下，或者站起来，走一走，等等，不一而足。不要小看这些简单的休息，长期养成会休息的习惯，对身体大有裨益。

（2）一定要午休。德国精神病研究所的睡眠专家研究发现，人体除夜晚外，白天也需要睡眠。在上午 9 时、中午 1 时和下午 5 时，有三个睡眠高峰，尤其是中午 2 时的高峰较明显，因此说，午睡是正常睡眠和清醒的生物节律的要求，是保持清醒必不可少的条件。

不少人尤其是脑力劳动者都有体会，午睡后工作效率会大大提高。午睡能使心血管系统舒缓，并使人体紧张度降低，有利于身心健康。所以，有人把午睡比喻为最佳的“健康充电”，一定要重视午睡。

（3）经常闭闭眼睛。眼睛是心灵的窗户，是接收信息的重要途径之一。通过眼睛你会看到色彩缤纷的大千世界，经过脑的加工，形成你对这个世界各种各样的认知。当你感到疲劳时，不妨学会闭上眼睛（工作允许时），切断这个感受外界刺激的窗口，给自己一个主动休息的机会。闭上眼睛，心无杂念地放松一下（配合眼保健操更好），当你再睁开眼睛，你会感到头脑清亮许多。

（4）学会排解压力。生活在社会中的人，外界环境往往会带来很多压力，很多人任其重压而不采取积极有效的应对措施，迟早要给自己带来心理或身体的麻烦，胃肠病与存在压力、精神紧张有很大关系，因此患者更要学会排解压力。解压方法有很多，积极应对，寻找有效解决问题的措施，多与亲朋好友沟通交流，休闲娱乐，体育锻炼，亲近大自然等都是很好的方法。

40. 胃肠病患者过节应该注意什么

节日是身心放松的美好时光，同时也不能忽视一些会影响健康的因素，胃肠病患者过节主要应注意以下几方面。

（1）防止暴饮暴食。中国的节日有个很大的共同点，就是注重餐饮。制作美食聚餐往往是节日的重要内容。这时候胃肠病患者需要坚强的意志抵制美食的诱惑。节日期间吃油腻食物机会较多，本就不易消化，若一时贪嘴，碰到特别喜欢吃的，容易饮食过量，加重本就功能较弱的胃肠负担，因此一定要控制饮食量。同时也要注意忌口，平时注意的一些饮食禁忌在节日里也不能违背。

（2）远离烟酒。节日里礼尚往来较多，烟酒接触机会较多，胃肠病患者一定要注意戒烟忌酒，平时未能成功戒掉烟酒的患者，节日里要严格控制烟酒量。可喝适量葡萄酒，但千万不要饮用烈性酒，更要避免醉酒，以免诱发胃肠病。

（3）避免过于劳累。在节日期间特别要注意劳逸结合，尽可能遵守原来的生活规律，尤其是节日期间人来人往，加上电视文娱节目丰富多彩，使之休息、睡眠时间减少或混乱，也有很多人选择外出旅行或探访远方的亲友等，劳累过度，极易加重病情。

41. 胃肠病患者运动应该注意什么

适当的体育锻炼能增强人体的胃肠功能，使胃肠蠕动加强，消化液分泌增加，促进食物的消化和营养成分的吸收，并能改善胃肠道本身的血液循环，促进其新陈代谢，推迟消化系统的老化。因此，胃肠病患者一定要坚持参加适当的体育活动。那么胃肠病患者运动应该注意什么呢？

（1）运动强度要适当。掌握好运动强度，运动不可过于激烈。适度的运动可促进胃肠蠕动，但运动过于激烈，则可能引起胃痉挛。可选择一些节奏相对舒缓的运动项目，如散步、慢跑、打太极拳、做瑜伽等，运动量也不可过大，不可使自己感觉过于疲劳。有些人看到别人每天爬山锻炼身体，便也效仿，可是没有考虑到自己体力承受不了，还没爬几次山，就病倒了。胃肠病患者一定要综合考虑自己的身体情况，选择适合自己的运动方式。

（2）运动时间的选择。一般来说，在时间安排上，有晨练和暮练。科学研究证实，还是暮练比较科学。因为晨练存在诸多弊端，如早晨人体的组织和器官机能运转较迟，对外界的反应敏感性也差，特别是那些年老体弱者，在晨练时容易发生意外。早晨近地面的空气污染物尚未扩散，气温较低，易患伤风感冒，引发旧疾。另外，在春秋季节，早晨多雾，空气中含有的有害物质对健康不利。对于年轻人来说，事物繁杂，时间有限，可灵活选择自己的锻炼时间。胃肠病患者还要注意在感觉饥饿的状态下不要运动，在进餐后也不要立即运动。

（3）运动地点的选择。适宜锻炼的地点要环境幽静、阳光柔和、氧气充足、空气清新、地势平坦，既不偏僻也不繁华。尤其老人应该选择周围有人的地方锻炼，遇到紧急情况的时候好有人照应。同时，还要结合自身的健康状况、季节、天气等因素，选择离家近的小区内，或是稍微远些的公园里。

（4）运动要热身。运动前一定要热身，活动一下四肢，逐渐进入运动状态。由于运动会消耗体内液体，因此运动中及运动后都要饮用适量的温开水，不要到口渴时才喝水。锻炼结束后，一定要根据身体反应随时调整运动量和运动方式。经过锻炼，睡眠和饮食状况是否得到了改善，这样的运动量身体是否吃得消，可以自己测量一下运动后的心率、血压，定时称体重，判断自己的运动量是大了还是小了，适当增加或减少运动时间，确保获得最佳运动效果。

（5）衣着的调整。进行户外运动时，尤其要注意气候的变化，随身携带衣物及时增减，避免受凉感冒。一定要有恒心，每天坚持运动。另外，若条件允许，可根据运动的项目来选择合适的背景音乐来陪伴你进行运动。美国马里兰州立大学的一项研究表明，音乐是运动过程中最有力的驱动工具。美妙的旋律会一直萦绕在你的脑海中，驱动你的身体舞动，并让你享受运动中自我放松陶醉的乐趣，随着优美的节拍，达到最理想的运动效果。

42.“饭后百步走”有利于胃肠病患者吗

“饭后百步走，活到九十九”是流传很广的健身民谚。从人体消化生理功能来说，饭后胃处于相对充盈的状态，胃需要分泌更多的消化酶与食物充分混合，进行初步消化，这时就必须保证胃肠道要有充足的血液供应。饭后适当休息一下，就能减少其他部位的血液流量而保证胃肠道能得到更多的血液供应量，从而使胃内食物得以充分的消化。因此，饭后百步走的“后”绝不是刚吃完饭就“立即”“马上”出去散步，而是在饭后20~30分钟以后再开始百步走（散步）。如果饭后立即开始散步，人体内的血液就会更多地分布于躯干、四肢等活动部位，使胃肠道血液供应量相应减少，消化酶的分泌也随之减少，必然影响食物的充分消化吸收，本有胃肠病的患者会因此加重病情，而且由于重力作用的关系，饭后胃的位置被降低很多，如果这时进行运动，会使胃受到一定程度的牵拉，若运动较剧烈，可引起胃痛。

因此，胃肠病患者若喜欢“饭后百步走”，一定要在饭后半小时以后再散步，并且散步要悠闲舒适，避免有劳累感。

43. 气候变化对胃肠病患者有何影响

胃肠喜暖恶寒，因此气候变化、季节更替对胃肠功能影响较大的就是由温热转入寒凉的时节，寒冷刺激对胃肠系统不利。较为明显的是夏秋之交，暑寒交替，气温变凉，昼夜温差变化大，往往胃肠疾病易发作。另外，秋季是食物丰裕的季节，进食过量、饮食不洁会加重消化系统的负担。秋季一来，一些消化系统疾病就会乘机而发。消化性溃疡、秋季腹泻、功能性胃肠病等都是秋季易患的消化系统疾病。

因此天气转凉时节，胃肠病患者就要格外注意保暖，避免寒凉对胃肠的刺激，同时注意饮食卫生，以免因气候等因素使疾病复发。

44. 胃肠病患者春天应注意什么

中医认为，春多风温，气候干燥，一些传染性疾病在这个季节较易流行。

其实除传染病外，慢性胃病和消化性溃疡也易反复发作，也需要防范。胃肠病患者在春天主要注意以下几个方面。

（1）防寒保暖。虽然春天已经到来，但气候仍忽冷忽热，不注意保暖，一旦受凉，可使原有的胃病复发或加重。

（2）饮食卫生。春节过后，许多人家里还存有不少的食物和水果，随着天气的转暖，这些食物可能变质或腐烂，食用后可能诱发胃肠道疾病的发作。所以一定要注意食物的新鲜情况，发现变质就不要吃了，即使冷藏或冷冻保存的食物，时间过长也最好不要再食用。食用前注意加热。这个季节气温还较低，日常生活中人们还是喜欢食用辛辣食品或饮酒，而这些都会造成食管和胃黏膜的刺激和损伤。

（3）防止药物对胃黏膜的损伤。春天是呼吸道疾病的高发季节，人们在患上呼吸道感染后经常服用一些抗炎药物以及治疗感冒的药物，而这些药物或多或少或轻或重都会造成对胃黏膜的损伤，因此有慢性胃病的患者，在服用上述药物时，可加用胃黏膜保护剂或抑酸剂，以防药物对胃黏膜的损伤，防止慢性胃病的复发和发作。

45. 胃肠病患者夏天应注意什么

夏天天气炎热，空调带来的凉爽、祛暑的冷饮、啤酒及晚上乘凉时的夜宵都备受大家的青睐，然而这些也恰恰都是引发夏季肠胃病的因素。在整个夏季里，如果不注意自己的生活起居就很容易被胃肠病困扰。所以，夏天一定不能放松警惕，在起居中要格外注意以下几个方面。

（1）饮食卫生。这是一个需要格外引起重视的方面，夏天气温较高，微生物繁殖较快，食物容易腐败，稍不注意，饮食就成了引发胃肠病的罪魁祸首。而且夏天天气炎热，大量饮水后消化道里正常的消化液被稀释，容易造成抵抗力下降，身体更“脆弱”，饮食不卫生极易引起各种胃肠病。不洁食物引发急性胃肠炎在夏天较多见，也可引起肠道传染性疾病，如伤寒、副伤寒，尤其以副伤寒更多见。另外，细菌性痢疾会通过患者吃剩的食物、手接触和污染过的食具、物品等传染给其他人。所以，在夏天一定要注意饮食的清洁。饮食尽量新鲜；剩饭剩菜及时放入冰箱，再次食用一定要热透；腐败的食物，尤其是水果不要吃。若在外面用餐，要选择条件较好的饭馆，不要随便在街边摊点吃东西，接受送餐也要选择正规的公司。饭前便后一定要洗手。

另外，夏季夜晚，人们往往喜欢聚餐，吃烧烤，喝啤酒或是喝大量的饮料，由于高脂肪饮食会增加胰腺的负担，这时候一定要警惕急性胰腺炎的发生。若腹部出现像刀割一样疼痛，伴呕吐、腹泻等症状，要及时去医院急诊治疗。

（2）不要贪凉。酷暑高温，很多人长时间待在空调房间里或是对着风扇猛吹，或是打开冰箱，恨不能将所有的冷饮、冰糕一口气消灭掉，这些都是诱发胃肠病的危险因素。长时间在空调房里生活会降低身体的抵抗力，这时感染的可能性就会增加。胃肠病患者一定不要贪图凉快，使用空调时，温度控制在27℃左右为宜。室内比室外低3℃～5℃为佳。在室温和外界温差大时要增加衣服，可在低温的空调房间里（尤其工作环境）预先准备长袖的衣服御寒。冰箱里放的冷饮、水果都要吃得有节制，少喝冰啤酒，吃室温的东西更安全。胃肠病患者胃肠功能本来就弱，夏天一定不能贪凉贪嘴，及时添加衣物，避免寒凉刺激。

（3）保持心情愉快。注意劳逸结合，防止过度疲劳。夏日天气易使人焦虑不安，烦躁恼怒，容易出现食欲减退、腹胀疼痛、腹泻或便秘交替等症状，还会导致消化性溃疡、慢性胃炎加重或复发。因此，要调节好自己的心态，清晨和傍晚要到户外进行适度运动。

46. 胃肠病患者如何安然度秋

秋天对胃肠系统来说，的确是个多事之“秋”。秋天寒暑交替，昼夜温差较大，冷暖多变，胃肠道对寒冷的刺激非常敏感，如果胃肠病患者不注意防护，不注意饮食和生活规律，往往会引发或加重胃肠病。那么如何安然度秋呢？可从以下几方面注意。

（1）调节情绪，宁心安神。胃肠病的发生与紧张、焦虑、抑郁等情绪关系密切，而秋天往往人的情绪比较低落。在中医学中，“秋”与“悲”同属五行之金，二者相通。“愁”即秋天之心。悲愁是秋天人们易于出现的情绪。“秋风秋雨愁煞人”，秋季日照减少，气温渐降，一派肃杀之气，面对草枯叶落，花木凋零，很多人常因此产生凄凉、垂暮之感，悲愁情怀油然而生，这也是天人相应的正常表现。因此，若出现忧郁、愁苦、烦躁等情绪，不必紧张，一定要学会主动调整摆脱，不要被这种悲观情绪笼罩控制。可采取听音乐、与朋友聊天、购物等方式调节情绪，保持神志安宁，以减缓秋季肃杀之气对人体的影响，避免不良情绪对胃肠系统的刺激。

（2）防寒保暖。秋凉之后，昼夜温差变化大，要特别注意腹部的保暖，特别是患有慢性胃肠病的人，要随气候的变化适时增加衣服，夜间睡觉时要盖好被褥，以防止腹部着凉而引发胃痛或加重旧病。体质好的人可以轻衣薄衫为主，遵循“春捂秋冻”的规律锻炼耐寒能力，但也要尽量避免腹部受凉。

（3）调摄饮食。秋天要多吃些滋阴润燥的食物，避免燥邪伤害，少吃辛辣之品，多食酸性食物。饮食应以温、软、淡、素、鲜为宜，要注意忌口，不吃过冷、过烫、过硬、过辣的食物；多吃些易消化的食物，少吃生菜、色拉等凉性食物。要做到少吃多餐，定时定量，使胃中经常有食物中和胃酸，防止侵蚀胃膜和溃疡面而加重病情。

另外，腹胀、消化不良者应多喝乳酸菌奶。乳酸菌可以分解鲜奶中的乳糖而产生大量的乳酸，使人体肠道呈酸性。这种酸性环境不利于腐败菌的生存和繁殖，可抑制腐败菌在人体内的产毒作用。常喝乳酸菌奶更有利于解决消化不良、便秘、腹泻、胃溃疡等胃肠四大毛病，从而保护胃肠的健康。

（4）劳逸结合。秋天光照强度减小，同时秋高气爽的环境温度适宜于户外锻炼，胃肠病患者要结合自己的身体状况，选择适合的方式，加强户外运动锻炼，提高机体抗病能力，增强人体对季节的适应性，从而减少胃肠病的发生，促进身心健康。运动也是休整的一种方式，要注意适度运动，劳逸结合，防止过度疲劳而殃及肠胃。

（5）避免各种药物对胃肠道的刺激。秋天不单是胃肠疾病易发的季节，同时也容易患上其他疾病。治疗这些疾病的有些药物对食道和胃黏膜有刺激性，服后可出现胃肠道不良反应，如阿司匹林、布洛芬、消炎痛、保泰松等，如需要服用这些药物的话，选择在餐后或就餐中服用为好，胃中的食物可减少药物对胃肠道刺激。

47. 胃病患者冬天应注意什么

俗话说：“十个胃病九个寒。”这确是经验之谈。寒冷是冬天的气候特点，人体受到寒冷刺激后，胃酸分泌增加，胃肠易发生痉挛性收缩，自身的抵抗力和对气候适应性均有所下降，起居不注意容易发生胃肠病，患有慢性胃炎、胃溃疡等疾病的患者，更应格外小心，以防旧病复发。因此，冬天的防范重点就是防寒。具体而言，要注意以下几点。

（1）起居防寒。胃肠病患者尤其有虚寒性胃痛病的患者要注意保暖，避免受冷，及时添加衣物，入睡时盖好被子，沐浴时注意浴室温度适宜等，在生活起居的各种细节中要注意避免寒冷刺激。

（2）饮食防寒。冬天饮食禁忌生冷，剩饭菜再次食用要热透，尽量避免吃生冷瓜果等，如感到胃部发冷，可用生姜片泡水喝或喝姜糖水。

48. 胃病患者日常服药要注意什么

不少药物久服都会损伤胃黏膜，导致糜烂性胃炎和出血性胃炎以及胃溃疡发生。因此胃病患者日常服用各类药物时要谨慎。

常用的能损伤胃黏膜的药物有三类：一类是解热镇痛药，如阿司匹林、保泰松、消炎痛等；一类是激素类药，如强的松、地塞米松等；还有一类是抗菌药，如红霉素等。这些药物损伤胃黏膜的机制是多方面的：造成黏膜的局限性损伤，如辛可芬、乙酰水杨酸和水杨酸盐、保泰松；刺激盐酸的过度分泌，如利舍平、组胺等；降低黏膜的抵抗力，如辛可芬、促肾上腺皮质激素和糖皮质激素、保泰松、消炎痛、乙酰水杨酸和水杨酸盐、利舍平、组胺等。此外，促肾上腺皮质激素和糖皮质激素类还可以影响溃疡的修复过程，从而延缓溃疡的愈合。

一般来说，有溃疡病的患者通常要禁用有潜在致溃疡作用的药物。如果患者同时患有必须应用这类药物的疾病（如类风湿性关节炎），应尽量采用肠溶衣剂型和小剂量间断服药法；整个服药期间，应进行充分的抗酸治疗，抗酸治疗甚至应持续到停用糖皮质激素后的 2~3 周。注意应用这类药物时，要严格遵医嘱慎而用之，以避免对胃造成损伤。

49. 为什么说精神心理因素是胃肠病的重要诱因

精神心理因素常常成为胃肠病发作的重要诱因。医学研究已经认识到，消化道本身具有肠神经系统，可以不依赖中枢神经系统而独立行使功能，称之为“肠之脑”，有学者也称之为“人的第二大脑”。中枢神经系统、自主神经系统和肠神经系统通过神经、体液、免疫机制联系起来，称为“脑–肠轴”。肠神经系统的反射可传到中枢神经系统，同时又会受到中枢神经系统的调节，称为“脑–肠互动”，以此维持胃肠道功能的协调。包括精神心理因素在内的各种因素，可以通过影响脑–肠轴而引起胃肠道运动障碍和感觉异常，从而导致胃肠道的功能异常。由此引发胃肠病的发生。

50. 胃肠病的心理社会因素有哪些

一般来说，胃肠病与紧张的工作、生活环境、个性特征和各种不良情绪有密切的关系。长期的紧张和精神压力加上自负、认真、固执的性格，可产生不良情绪反应，使得大脑机能紊乱，自主神经功能失调，从而使胃肠黏膜组织血管痉挛而引起缺血，造成营养障碍，促进胃肠病的形成。另一方面，不良情绪引起内分泌功能改变，皮质激素分泌增加，也加速了胃肠疾病的形成。具体来说，胃肠病的精神心理因素主要有以下两点。

（1）精神紧张。精神紧张与胃炎、胃溃疡的发生关系密切。人的胃肠道拥有的神经细胞在体内居第二位，反应很灵敏，也很容易接受情绪刺激。胃是人们情绪的一面镜子，精神愉快时胃口大开，心情忧郁时茶饭不思，这样的例子在生活中比比皆是，所以有人说胃是一个“情绪器官”，这种说法很贴切。因此胃病患者保持良好的情绪和心态，对胃病的康复非常重要。当一个人精神紧张、心理压力太大时，胃酸的分泌就会过多，同时胃黏膜血液循环障碍，削弱了胃黏膜的防御机能，使胃酸腐蚀胃黏膜，从而引起胃的炎症反应。

（2）不良情绪。机体处于不良情绪状态中，能兴奋中枢神经，使自主神经功能性紊乱，从而导致胃肠蠕动减慢，消化液分泌减少，容易出现食欲下降等消化不良症状。同时，不良情绪的人更容易胃口大开，常吃夜宵，又会扰乱人的正常消化、吸收功能，为诱发胃肠病提供了条件。中医学早在两千多年前就认识到情绪失常能引起本病，清代《临证指南医案》说：“情志不遂，肝木之气，横行犯胃，呕吐隔胀。”这些不良情绪包括恼怒、怨恨、狂躁、失意、焦虑等。胃肠病患者常有这种自身体会，疾病临床症状变化与情绪波动关系十分明显，情绪好则症状轻，情绪差则症状重。反之，病情重导致情绪更差，情绪不好更加重病情，形成恶性循环。还有典型的肠易激综合征患者，生活中一遇到负性事件引起恼怒情绪反应，就极易引发腹痛、腹泻。

51. 如何消除精神紧张

现代社会生活节奏加快，世事变幻不定，各方压力增加，很容易引起人的精神紧张。日常生活中我们也随时处于紧张状态，比如，交通堵塞或繁忙的电话铃声响个不停，家庭或工作上、人际关系或经济问题遇到困难，以及搬迁引致朋友分离和重新适应新环境。不过，无论什么原因引起精神紧张，我们都应知道怎样应付这种情绪反应，减低它对身心健康影响的危险。在这里我们介绍几种放松精神的方法。

（1）让放松成为习惯。美国“成人教育之父”卡耐基在《人性的弱点》

中明智地告诫我们：紧张是一种习惯，放松也是一种习惯。当我们每天在职场忙碌时，常常会感到疲倦，但是科学家却发现了一个让人惊讶的事实：仅从事脑力劳动，是不会让人疲倦的，或者说，大脑是不会累的。那么，很多脑力劳动者的疲倦从哪儿来的呢？精神病理学家认为，辛勤工作很少会导致疲劳，大多数疲劳现象源于精神或情绪的状态。美国著名的精神病理学家布利尔更加肯定地宣称："健康状况良好而常坐着工作的人，他们的疲劳百分之百是由于心理因素，或是我们所谓的情绪因素。"厌烦、不满、焦虑等情绪直接消耗着人体的能量，带来身体的疲倦。同时，日常活动尤其是工作中，很多人都肌肉紧绷而浑然不觉。肌肉紧绷不代表工作努力，但紧绷的肌肉本身却在消耗大量的能量，因此，我们必须要学会放松。放松是解除精神紧张疲劳的好方法。既然放松也是一种习惯，那么没有这种习惯也就可以慢慢培养。在任何时候，无论工作还是学习的时候都要让自己放松。

这里摘录卡耐基先生学会放松的建议，希望给患者朋友以启迪。"随时保持轻松，让身体像只旧袜子一样松弛。我在办公桌上就放着一只褐色的袜子，好随时提醒自己。如果找不到袜子，猫也可以。你见过睡在阳光底下的猫吗？它全身软绵绵的，就像泡湿的纸。懂得一点瑜伽术的人也说过，要想精通松弛术，就要学学懒猫。我从未见过疲倦的猫，或精神崩溃，因无法入眠、忧虑、胃溃疡而大受折磨的猫。"（《人性的弱点》）学会随时随地自察自省，有意识地看看自己的肌肉是否在紧绷着，慢慢就会养成放松的习惯，随着放松习惯的养成，你就会发现紧张焦虑的情绪再也不会时时光顾你的心扉了。

（2）深呼吸法。只要空气质量不是太差，你随时随地都可以进行深呼吸。深呼吸是一种很好的缓解紧张的方法。进行深呼吸，一定要注意动作到位，深吸气，直到再也不能吸，然后缓缓呼气，感觉将胸腔气体都呼尽了，如此反复几个回合，你会发现自己紧绷的神经松弛了不少。

（3）学会忙里偷闲。工作中，忙里偷闲数分钟，有助于松弛神经，使你对四周发生的事情有更清醒的认识。每周安排娱乐、消遣或运动的时间。经常运动是缓解精神紧张的良方。身体健康使你精神焕发，影响你对周围事情的看法。事实上，很多大公司都为员工提供健身计划，借此消除压力，提高工作效率。

（4）尝试拥有自己的信仰。宗教信仰令人健康愉快，生活正常。一旦真正拥有自己的信仰，你会感觉生活不再漫无目的，任何事情都有了存在的意义。在面临压力或某种突发事件时，不会再束手无策，坚定的信念会帮助你渡过难关。

(5) 静坐放松法。静坐是一种松弛神经的好方法。找个舒适、安静的地方，尽量排除外界的干扰。可找一把椅子，也可像坐禅一样选择盘腿姿势，然后闭上双眼，全身放松，吸气时，心中默念“1”，呼气时则默念着“2”，不要故意去控制或改变呼吸频率，要很规律地吸气、呼气，如此持续20分钟。当你睁开眼睛的时候，你会发现紧张不翼而飞，取而代之的是非常平静的心态。

52. 如何学会制怒

愤怒尤其是暴怒对胃肠病患者的伤害很大，突然的应激刺激使内分泌改变，无异于一颗定时炸弹。很多人都会说“江山易改，秉性难移”，生就的脾气长就的肉，改换个好脾气太难了！的确很难，但并不是绝对不可以改的。如果热爱自己的生命，就必须要学会制怒。这就需要发挥个人的主观能动性，在盛怒的那一刻，就要暴跳如雷的关节眼上，能否闪现出自己的清醒意识，突然扭转局面，让烈焰熄灭于星火之中。这就如同佛家讲的“好坏出自一念”。《菜根谭》里有这样一句话，说得很实在：“当怒火欲水正沸腾处，明明知得，又明明犯着，知的是谁？犯的又是谁？此处能猛然转念，那魔便为真君矣！”当我们为个什么事情怒气满胸的时候，其实不就是太执着这件事情了吗！而说到底执着的无非是名，无非是利，无非是情，为了这些生不带来死不带去的东西伤害了最宝贵的健康，不是太得不偿失了吗？其实许多人也都明白这个道理，就是实际中做不到。做不到的原因是不想做，不想发挥自己的主观能动性，如果真有决心改正自己暴躁的脾气，是完全有能力在发怒的时候去转念、去制怒的。一旦转念一想了，一旦制怒了，这就是很大的进步，然后在日常生活的点滴中学会用平稳的心态去面对。逐渐你就会发现自己发怒的次数越来越少，自己的心态在逐渐平和，脾气也变得越来越好。有句话说得好：性躁心粗者一事无成，心和气平者百福自集。当你真能每天都心平气和了，你就会逐渐体会到《菜根谭》里所说的妙处：世人为荣利缠缚，动日尘世苦海，不知云白山青，川行石立，花迎鸟笑，谷答樵讴，世亦不尘，海亦不苦，彼自尘苦其心尔。

另外，要学会移情于物。即用转移注意力移情于物的方法来缓解不良情绪，暂时忘记一些不愉快，让眼前的美景充盈自己的内心，把不良的因素挤出去。如默默地侍花弄草，观赏鸟语花香，或挥毫书画，垂钓河边，专心地听一首喜欢的老歌或者舒缓的音乐，或者自己动手做一些手工装饰品点缀卧房或者小家等。这些看似与排除不良情绪无关的行为恰是一种独特的宣泄方式，它是以清静雅致的态度平息心头怒气，从而排除沉重的压抑。这种方式往往是知识型社会成员的选择。

53. 如何保持精神乐观

精神乐观是人体健康长寿的重要因素之一。乐观对人体生理的促进作用主要有两个方面：一个是调剂精神，摒除不利于人体的精神情志因素；二是流通营卫，和畅血气，精神调达。气血和畅，则生机旺盛，从而有益于健康。

（1）笑一笑，十年少。当一个人极度低落失意的时候笑一笑就有可能缓解气氛，调节心情。呵呵一笑，多少不快俱灰飞烟灭！笑还有许多生理作用。美国福莱博士指出：“笑，实际上起到了全身大部分肌肉运动的效果，每当一次大笑停止，肌肉就会比笑之前放松得多，心率和血压也随之降低，这些都有益于慢性病的康复。此外，笑能够刺激人体的内分泌系统，使之产生有益于健康的激素、酶和乙酰胆碱，从而促进血液循环，增强机体的抗病能力，并使神经细胞活跃，把机体内部调整到最佳状态。”德国医学家研究表明：笑能增强人的心脏功能及血液循环。一个人一天笑上 100 次，对其心脏和肺的锻炼相当于划船 10 分钟。笑一次可以活动从头部到腹部的 80 块肌肉，笑甚至可以产生腹痛，实际上是腹部肌肉运动所致。笑不仅可以运动体表的肌肉，还可以运动放松内脏。发自内心的愉悦的笑，尤其是因幽默而引发的轻松的笑，对健康是有益的。最新的一项研究表明：5 分钟开怀的笑可代替 40 分钟软弱无力的休息。近年来，许多国家创办了各种新奇的幽默组织以消除疲劳，松弛情绪，增进健康。如美国健康学家创办的幽默杂志《疯狂》，被评为西方世界最佳幽默杂志，被它挖苦过的社会时弊，常成为美国公民口中流传的笑料。许多人在操劳之余，从《疯狂》那滑稽又不庸俗、深刻又不尖锐的幽默中松弛了绷紧的心弦。

（2）经常做做“白日梦”。我们所说的白日梦也就是科学上的想象疗法。这种疗法是依据现代哲学、现代心理学的观点和一定的免疫学依据提出并形成的。想象疗法可充分发挥意识、精神、心理对人体自身生理功能的能动作用，充分调动人体潜能，可给人们带来巨大力量。巴甫洛夫曾说过：“无论躯体和精神上的愉快，都可以使身体发展，身体健康。”首先，想象疗法需要在平静、充满信心、乐观的良好情绪下进行。正是这样一个前提，使人们暂时将苦恼、悲戚、郁闷等消极情绪摒弃在个人意识之外。有的人应付情绪低落的办法是避不见人，直至这种心情消散为止，以为这样可以避免因为情绪低落带给自己更多的不愉快，但是事实越是这样，你越是觉得郁闷，不良的情绪更是难以摆脱，以至于在很长一段时间你都觉得透不过气来。如果你肯应用一下这种方法或许你会发现自己以前的方法有多可怜。想象疗法的进行，对胃肠病患者而言，首先要使全身放松，然后想象自己的患病部位，舒缩异常的血管开始恢复正常，血液在血管中畅通无阻，营养着胃肠部的组织，最后想象自己身体日益康复、强壮。这样，每天想象 3 次，病情即会大大减轻，甚至痊愈。健康者或者处于亚健康状态的人，不妨坐在舒适的椅子上，闭目入静，想 30 分钟让你非常高兴的任何事情，想象你活力十足，能力很强，身体矫健，万事如意，使自己仿佛步入那蓝天白云、山清水秀的美妙世界。这一切做完后，脑子非常清醒，你一定会觉得心旷神怡，精神焕发。

54. 如何克服完美主义

很多患者在心理上有完美主义倾向，事事总是力求尽善尽美，结果将自己搞得疲惫不堪。这是要不得的。你要明白，世界是丰富多彩的，人与人也是各不相同的。正因为事物与事物、人与人的不同才构成了我们这个多姿多彩的世界。在这个世界上，从来就不存在完美的事情。即使一件事情你觉得做得很完美，可能在另一个人来看，还是存在缺陷。所以绝对的完美是不存在的。既然完美不存在，为什么还要事事追求这种本不存在的完美呢？要明白，你不可能取悦所有的人，你不可能让所有的人都满意。很多人都知道这样一句话，“岂能尽如人意，但求无愧我心”。其实真能做到这样的心态就很好了，何况在这个世界上，往往是“不如意事常八九”。非人力所能改变的事很多，所以，应该以健康乐观的心态来面对紧张的现代生活。不过度追求完美，该慢的就慢下来，该放弃的要放弃，改变不良生活方式，注重生活质量，积极投入工作并懂得享受生活。

附录

常见食物营养成分列表

（每百克食物所含的成分。仅供参考）

类别	食物名称	蛋白质（克）	脂肪（克）	碳水化合物（克）	热量（千卡）	无机盐类（克）	钙（毫克）	磷（毫克）	铁（毫克）
谷面类	大米	7. 5	0. 5	79	351	0. 4	10	100	1. 0
	小米	9. 7	1. 7	77	362	1. 4	21	240	4. 7
	米饭	2. 6	0. 3	25. 9	116				
	粥	1. 1	0. 3	9. 9	46				
	玉米粥	7. 2	3. 7	81. 9	390				
	高粱米	8. 2	2. 2	78	385	0. 4	17	230	5. 0
	玉署黍	8. 5	4. 3	73	365	1. 7	22	210	1. 6
	大麦仁	10. 5	2. 2	66	326	2. 6	43	400	4. 1
	面粉	12. 0	0. 8	70	339	1. 5	22	180	7. 6
	馒头	7	1. 1	47	221				
	面包	8. 3	5. 1	58. 6	312				
	面条	8. 3	0. 7	61. 9	284				
	油条	6. 9	17. 6	51	386				
	方便面	9. 5	21. 1	60. 9	472				
	花卷	6. 4	1. 0	45. 6	217				
	燕麦粥（1碗）	6	2	25	145				
	全谷类食物	3	1	24	110				
	全麦面包（1片）	3	1	13	69				
	小煎饼（1块）	26	2	20	128				
	松糕（1块）	5	1	25	127				
	果酱馅饼（1块）	6	2	35	170				
	白米饭（1碗）	4	0	44	205				
	黑米饭（1碗）	5	1	45	216				
	通心粉（1碗）	7	1	40	197				

续表

类别	食物名称	蛋白质（克）	脂肪（克）	碳水化合物（克）	热量（千卡）	无机盐类（克）	钙（毫克）	磷（毫克）	铁（毫克）
谷面类	面条（1碗）	7	1	40	197				
	全麦饼干（5片）	2	3	14	89				
	全麦点心（1块）	3		23	103				
干豆类	黄豆（大豆）	39. 2	17. 4	25	413	5. 0	320	570	5. 9
	青豆	37. 3	18. 3	30	434	5. 0	240	530	5. 4
	黑豆	49. 8	12. 1	19	384	4. 0	250	450	10. 5
	赤小豆	20. 7	0. 5	58	318	3. 3	67	305	5. 2
	绿豆	22. 1	0. 8	59	332	3. 3	34	222	9. 7
	花豇豆	22. 6	2. 1	58	341	2. 5	100	456	7. 9
	豌豆	24. 0	1. 0	58	339	2. 9	57	225	0. 8
	蚕豆	28. 2	0. 8	49	318	2. 7	71	340	7. 0
鲜豆类	青扁豆荚（鹊豆）	3. 0	0. 2	6	38	0. 7	132	77	0. 9
	白扁豆荚（刀子豆）	3. 2	0. 3	5	36	0. 8	81	68	3. 4
	四季豆（芸豆）	1. 9	0. 8	4	31	0. 7	66	49	1. 6
	豌豆（准豆、小寒豆）	7. 2	0. 3	12	80	0. 9	13	90	0. 8
	蚕豆（胡豆、佛豆）	9. 0	0. 7	11	86	1. 2	15	217	1. 7
	菜豆角	2. 4	0. 2	4	27	0. 6	53	63	1. 0
豆类制品	黄豆芽	11. 5	2. 0	7	92	1. 4	68	102	6. 4
	豆腐浆	1. 6	0. 7	1	17	0. 2	–	–	–
	北豆腐	9. 2	1. 2	6	72	0. 9	110	110	3. 6
	豆腐乳	14. 6	5. 7	5	30	7. 8	167	200	12. 0
	绿豆芽	3. 2	0. 1	4	30	0. 4	23	51	0. 9
	豆腐渣	2. 6	0. 3	7	41	0. 7	16	44	4. 0
	豆浆	1. 8	0. 7	1. 1	14				
	豆腐	8. 1	3. 7	4. 2	81				
	豆腐丝	21. 5	10. 5	5. 1	201				
	豆腐干	16. 2	3. 6	10. 7	140				
根茎类	小葱（火葱、麦葱）	1. 4	0. 3	5	28	0. 8	63	28	1. 0
	大葱（青葱）	1. 0	0. 3	6	31	0. 3	12	46	0. 6
	葱头（大蒜）	4. 4	0. 2	23	111	1. 3	5	44	0. 4
	芋头（土芝）	2. 2	0. 1	16	74	0. 8	19	51	0. 6

续表

类别	食物名称	蛋白质（克）	脂肪（克）	碳水化合物（克）	热量（千卡）	无机盐类（克）	钙（毫克）	磷（毫克）	铁（毫克）
根茎类	红萝卜	2. 0	0. 4	5	32	1. 4	19	23	1. 9
	荸荠（乌芋）	1. 5	0. 1	21	91	1. 5	5	68	0. 5
	甘薯（红薯）	2. 3	0. 2	29	127	0. 9	18	20	0. 4
	藕	1. 0	0. 1	6	29	0. 7	19	51	0. 5
	白萝卜	0. 6	–	6	26	0. 8	49	34	0. 5
	马铃薯（土豆、洋芋）	1. 9	0. 7	28	126	1. 2	11	59	0. 9
叶菜类	黄花菜（鲜金针菜）	2. 9	0. 5	12	64	1. 2	73	69	1. 4
	黄花（金针菜）	14. 1	0. 4	60	300	7. 0	463	173	16. 5
	菠菜	2. 0	0. 2	2	18	2. 0	70	34	2. 5
	韭菜	2. 4	0. 5	4	30	0. 9	56	45	1. 3
	苋菜	2. 5	0. 4	5	34	2. 3	200	46	4. 8
	油菜（胡菜）	2. 0	0. 1	4	25	1. 4	140	52	3. 4
	大白菜	1. 4	0. 3	3	19	0. 7	33	42	0. 4
	小白菜	1. 1	0. 1	2	13	0. 8	86	27	1. 2
	洋白菜（椰菜）	1. 3	0. 3	4	24	0. 8	100	56	1. 9
	生菜	1. 4	0. 4	2. 1	15				
	香菜（芫荽）	2. 0	0. 3	7	39	1. 5	170	49	5. 6
	芹菜茎	2. 2	0. 3	2	20	1. 0	160	61	8. 5
菌类	蘑菇（鲜）	2. 9	0. 2	3	25	0. 6	8	66	1. 3
	口蘑（干）	35. 6	1. 4	23	247	16. 2	100	162	32. 0
	香菌（香菇）	13. 0	1. 8	54	384	4. 8	124	415	25. 3
海菜类	木耳（黑）	10. 6	0. 2	65	304	5. 8	357	201	185. 0
	海带（干，昆布）	8. 2	0. 1	57	262	12. 9	2250	–	150. 0
	海带	1. 8	0. 1	17. 3	77				
	海参	6. 0	0. 1	0	24				
	紫菜	24. 5	0. 9	31	230	30. 3	330	440	32. 0
茄瓜果类	南瓜	0. 8	–	3	15	0. 5	27	22	0. 2
	西葫芦	0. 6	–	2	10	0. 6	17	47	0. 2
	瓠子（龙蛋瓜）	0. 6	0. 1	3	15	0. 4	12	17	0. 3
	丝瓜（布瓜）	1. 5	0. 1	5	27	0. 5	28	45	0. 8
	茄子	2. 3	0. 1	3	22	0. 5	22	31	0. 4

续表

类别	食物名称	蛋白质（克）	脂肪（克）	碳水化合物（克）	热量（千卡）	无机盐类（克）	钙（毫克）	磷（毫克）	铁（毫克）
茄瓜果类	冬瓜	0. 4	–	2	10	0. 3	19	12	0. 3
	西瓜	1. 2	–	4	21	0. 2	6	10	0. 2
	甜瓜	0. 3	0. 1	4	18	0. 4	27	12	0. 4
	菜瓜（地黄瓜）	0. 9	–	2	12	0. 3	24	11	0. 2
	黄瓜	0. 8	0. 2	2	13	0. 5	25	37	0. 4
	西红柿（番茄）	0. 6	0. 3	2	13	0. 4	8	32	0. 4
水果类	柿子	0. 7	0. 1	11	48	2. 9	10	19	0. 2
	枣	1. 2	0. 2	24	103	0. 4	41	23	0. 5
	苹果	0. 2	0. 6	15	60	0. 2	11	9	0. 3
	香蕉	1. 2	0. 6	20	90	0. 7	10	35	0. 8
	橘子	0. 7	0. 2	11. 9	51				
	梨	0. 1	0. 1	12	49	0. 3	5	6	0. 2
	杏	0. 9	–	10	44	0. 6	26	24	0. 8
	李	0. 5	0. 2	9	40	–	17	20	0. 5
	桃	0. 8	0. 1	7	32	0. 5	8	20	1. 0
	猕猴桃	0. 8	0. 6	14. 5	56				
	樱桃	1. 2	0. 3	8	40	0. 6	6	31	5. 9
	葡萄	0. 2	–	10	41	0. 2	4	15	0. 6
干果及硬果类	花生仁（炒熟）	26. 5	44. 8	20	589	3. 1	71	399	2. 0
	栗子（生及熟）	4. 8	1. 5	44	209	1. 1	15	91	1. 7
	杏仁（炒熟）	25. 7	51	9	597	2. 5	141	202	3. 9
	菱角（生）	3. 6	0. 5	24	115	1. 7	9	49	0. 7
	红枣（干）	3. 3	0. 5	73	309	1. 4	61	55	1. 6
爬虫	田鸡（青蛙）	11. 9	0. 3	0. 2	51	0. 6	22	159	1. 3
	甲鱼	16. 5	1	1. 5	81	0. 9	107	135	1. 4
走兽类	牛肉	20. 1	10. 2	0	172	1. 1	7	170	0. 9
	牛肉（瘦）	20. 2	2. 3	1. 2	106				
	上等牛腰肉	30.	6	0	180				
	酱牛肉	31. 4	11. 9	3. 2	246				
	烤牛肉	8	1	2	50				
	牛肝	18. 9	2. 6	9	135	0. 9	13	400	9
	羊肉	11. 1	28. 8	0. 5	306	0. 9	11	129	2
	羊肉（瘦）	20. 5	3. 9	0. 2	118				

续表

类别	食物名称	蛋白质（克）	脂肪（克）	碳水化合物（克）	热量（千卡）	无机盐类（克）	钙（毫克）	磷（毫克）	铁（毫克）
走兽类	小羊腿	28	8	0	191				
	羊肝	18. 5	7. 2	4	155	1. 4	9	414	6. 6
	猪肉	16. 9	29. 2	1. 1	335	0. 9	11	170	0. 4
	猪肉（肥瘦）	13. 2	37	2. 4	395				
	猪肉（瘦）	20. 3	6. 2	1. 5	143				
	嫩猪肉	28	5	0	164				
	熏猪肉	11	4	1	86				
	火腿	21	6	2	145				
	火腿肠	14	10. 4	15. 6	212				
	猪肝	20. 1	4. 0	2. 9	128	1. 8	11	270	25
乳类	牛奶（鲜）	3. 1	3. 5	4. 6	62	0. 7	120	90	0. 1
	牛奶	3	3. 2	3. 4	54				
	酸奶	2. 5	2. 7	9. 3	72				
	奶酪	25. 7	23. 5	3. 5	328				
	全脂奶粉	20. 1	21. 2	51. 7	478				
	脱脂奶粉	35. 9	0. 8	52. 3	360				
	豆奶	19	8	68. 7	423				
	牛奶粉	25. 6	26. 7	35. 6	48. 5	–	900	–	0. 8
	羊奶（鲜）	3. 8	4. 1	4. 6	71	0. 9	140	–	0. 7
飞禽	鸡肉	23. 3	1. 2	–	104	1. 1	11	190	1. 5
	鸡腿	16	13	0	181				
	鸡翅	17. 4	11. 8	4. 6	194				
	鸡胸肉	19. 4	5	2. 5	133				
	去皮鸡胸脯肉	31	4	0	165				
	去皮火鸡胸脯肉	30	1	0	135				
	鸭肉	16. 5	7. 5	0. 1	134	0. 9	11	145	4. 1
蛋类	鸡蛋（全）	14. 8	11. 6	0	164	1. 1	55	210	2. 7
	鸡蛋白	11. 6	0. 1	3. 1	60				
	鸭蛋（全）	13	14. 7	0. 5	186	1. 8	71	210	3. 2
	咸鸭蛋（全）	11. 3	13. 2	3. 3	178	6	102	214	3. 6
	鹅蛋	11. 1	15. 6	2. 8	196				
蛤类	河螃蟹	1. 4	5. 9	7. 4	139	1. 8	129	145	13. 0
	虾	21	1	0	99				

续表

类别	食物名称	蛋白质（克）	脂肪（克）	碳水化合物（克）	热量（千卡）	无机盐类（克）	钙（毫克）	磷（毫克）	铁（毫克）
蛤类	虾肉	16. 6	1. 5	1. 5	0. 8				
	虾皮	30. 7	2. 2	2. 5	153				
	明虾	20. 6	0. 7	0. 2	90	1. 5	35	150	0. 1
	青虾	16. 4	1. 3	0. 1	78	1. 2	99	205	0. 3
	虾米（河产及海产）	46. 8	2	–	205	25. 2	882	–	–
	田螺	10. 7	1. 2	3. 8	69	3. 3	357	191	19. 8
	蛤蜊	10. 8	1. 6	4. 8	77	3	37	82	14. 2
鱼类	鱼肉	16. 6	5. 2	0	113				
	鲫鱼	13	1. 1	0. 1	62	0. 8	54	20. 3	2. 5
	鲤鱼	18. 1	1. 6	0. 2	88	1. 1	28	17. 6	1. 3
	鳝鱼	17. 9	0. 5	–	76	0. 6	27	4. 6	4. 6
	带鱼	15. 9	3. 4	1. 5	100	1. 1	48	53	2. 3
	鲑鱼	27	7	0	184				
	比目鱼	27	3	0	140				
	金枪鱼	25	1	0	116				
	黄花鱼（石首鱼）	17. 2	0. 7	0. 3	76	0. 9	31	204	1. 8
油脂及其他	猪油（炼）	–	99	–	891	–	–	–	–
	食用油	0	99. 9	0	899				
	黑芝麻	19. 1	46. 1	10	531				
	芝麻油	–	100	–	900	–	–	–	–
	花生油	–	100	–	900	–	–	–	–
	芝麻酱	20. 0	52. 9	15	616	5. 2	870	530	58
	豆油	–	100	–	900	–	–	–	–
	醋	2. 1	0. 3	4. 9	31				
	白糖	0	0	98. 9	396				
	冰糖	0	0	99. 3	397				
	奶糖	2. 5	6. 6	84. 5	407				
	巧克力	4. 3	40. 1	51. 9	586				